国家卫生健康委员会"十四五"规划教材

全国高等学校药学类专业研究生规划教材

供药学类专业用

# 新药审评与注册

U0292377

主　编　杨　波

副主编　都述虎

编　　者（以姓氏笔画为序）

刘　颜　重庆医科大学

杨　波　浙江大学药学院

杨　莉　沈阳药科大学

杨建宏　宁夏医科大学

何俏军　浙江大学药学院

都述虎　南京医科大学

梁锦锋　浙江省药品化妆品审评中心

人民卫生出版社

·北 京·

**图书在版编目（CIP）数据**

新药审评与注册 / 杨波主编 . -- 北京 ： 人民卫生出版社，2025. 1. --（全国高等学校药学类专业研究生规划教材）. -- ISBN 978-7-117-37433-0

I . R97

中国国家版本馆 CIP 数据核字第 20252LS421 号

| 人卫智网 | www.ipmph.com | 医学教育、学术、考试、健康，购书智慧智能综合服务平台 |
| --- | --- | --- |
| 人卫官网 | www.pmph.com | 人卫官方资讯发布平台 |

**新药审评与注册**
Xinyao Shenping yu Zhuce

主　　编：杨　波
出版发行：人民卫生出版社（中继线 010-59780011）
地　　址：北京市朝阳区潘家园南里 19 号
邮　　编：100021
E - mail：pmph @ pmph.com
购书热线：010-59787592　010-59787584　010-65264830
印　　刷：人卫印务（北京）有限公司
经　　销：新华书店
开　　本：850×1168　1/16　　印张：16
字　　数：406 千字
版　　次：2025 年 1 月第 1 版
印　　次：2025 年 3 月第 1 次印刷
标准书号：ISBN 978-7-117-37433-0
定　　价：89.00 元

打击盗版举报电话：010-59787491　E-mail：WQ @ pmph.com
质量问题联系电话：010-59787234　E-mail：zhiliang @ pmph.com
数字融合服务电话：4001118166　　E-mail：zengzhi @ pmph.com

# 出版说明

研究生教育是高等教育体系的重要组成部分，承担着我国高层次拔尖创新人才培养的艰巨使命，代表着国家科学研究潜力的发展水平，对于实现创新驱动发展、促进经济提质增效具有重大意义。我国的研究生教育经历了从无到有、从小到大、高速规模化发展的时期，正在逐渐步入"内涵式发展，以提高质量为主线"的全新阶段。为深入贯彻党的二十大精神，落实习近平总书记关于教育的重要论述和研究生教育工作的重要指示精神，充分发挥教材在医药人才培养过程中的载体作用，更好地满足学术与实践创新发展需要，人民卫生出版社和全国药学专业学位研究生教育指导委员会在充分调研和论证的基础上，共同启动了全国高等学校药学类专业研究生规划教材的编写出版工作。

针对当前药学类专业研究生教育概况，特别是研究生课程设置与教学情况，本套教材重点突出如下特点：

**1. 以思政教育为核心，促进人才全面发展**　本套教材以习近平新时代中国特色社会主义思想为指导，落实立德树人的根本任务，遵循学位与研究生教育的内在规律与分类发展要求，将专业知识与思政教育有机融合，增强研究生使命感、责任感，全面提升研究生知识创新和实践创新能力，旨在培养国家战略人才和急需紧缺人才。

**2. 以科学性为基石，引领学科前沿探索**　科学性不仅是教材编写的首要原则，更是其作为知识传播与教学实施核心载体的根本要求。因此，本套教材在内容选择上，严格遵循科学严谨的标准，原则上不纳入存在较大学术争议或尚未形成定论的知识点，以确保知识的准确性和可靠性。同时，作为新时代培养高层次药学创新型人才的重要工具，本套教材紧密跟踪学科发展动态，充分吸纳并展现药学领域的最新研究成果与科研进展，旨在通过前沿知识的传递，激发研究生的科研热情，启迪其学术创新思维，为实施高质量的研究性教学提供有力支撑。

**3. 以问题为导向，合理规划教材内容**　相较于本科生教育，研究生阶段更加注重培养学生运用专业知识分析解决实际问题的能力，以及挖掘其职业发展潜力。本套教材在内容组织上，坚持以问题为导向，从实际科研与行业需求出发，围绕关键问题构建知识体系，强调对理论知识的深入剖析与批判性思考。通过引入丰富多样的案例分析，引导学生在解决实际问题中深化理解，培养其分析、综合、概括、质疑、发现与创新的思维模式，从而有效提升学生的问题解决能力和职业发展潜力。

**4. 以适用性为基准，避免教材"本科化"**　本套教材在设计与编写过程中，高度重视其适用性和针对性，确保教材内容符合研究生教育的层次定位。在知识内容的选择与组织上，既注重与本科教材的衔接与过渡,又适当提升理论内容的深度与广度,突出理论前沿性,拓宽学术视野。同时,本套教材还强化了科学方法的训练及学术素养的提升,旨在为学生创新性思维的培养提供坚实的基础知识与基本技能,有效避免"本科化"倾向,确保研究生教育的独特性和高级性。

**5. 以实践性为纽带,培养创新型人才**　鉴于药学始终以解决实际健康问题为导向,使其具有极强的实践性和社会服务功能,本套教材在内容设计上,特别注重理论与实践的有机结合。通过强化能力培养类内容,实现从"知识传授为主"向"能力培养为主"的转变,强调基础课程与行业实践课程的深度融合,旨在培养具有较强实践能力和职业素养,能够创造性地从事实际科研与产业工作的创新型人才,满足新时代药学领域对高端人才的需求。

**6. 以信息平台为依托,升级教材使用模式**　为适应新时期教学模式数字化、信息化的需要,本套教材倡导以纸质教材内容为核心,借用二维码的方式,突破传统纸质教材的容量限制与内容表现形式的单一,从广度和深度上拓展教材内容,增加相关的数字资源,以满足读者多元化的使用需求。

作为药学类专业研究生规划教材,编写过程中必然会存在诸多难点与困惑,来自全国相关院校、科研院所、企事业单位的众多学术水平一流、教学经验丰富的专家教授,以高度负责的科学精神、开拓进取的创新思维、求真务实的治学态度积极参与了本套教材的编写工作,从而使教材得以高质量地如期付梓,在此对有关单位和专家教授表示诚挚的感谢!教材出版后,各位老师、学生和其他广大读者在使用过程中,如发现问题请反馈给我们(renweiyaoxue2019@163.com),以便及时更正和修订完善。

人民卫生出版社

2024 年 11 月

## 主编简介

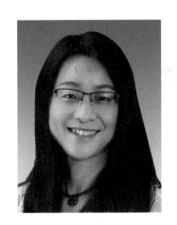

　　杨波，教授、博士研究生导师，浙大城市学院副校长（主持工作）、党委副书记。国家杰出青年基金获得者、浙江大学求是特聘教授、百千万人才工程"有突出贡献中青年专家"、国家万人计划科技创新领军人才，享受国务院政府特殊津贴，入选科技部重点领域创新团队。获评全国五一巾帼标兵、浙江省"有突出贡献中青年专家"、浙江省特级专家等称号。兼任中国药学会药学教育委员会主任委员、教育部高等学校药学类专业教学指导委员会副主任委员、国家药品监督管理局药品审评中心药理毒理咨询委员会专家等职。从事教育工作二十余载，主编、参编多部教材及专著，获浙江省高等教育教学成果奖一等奖。针对恶性肿瘤等重大疾病，围绕原创靶点发现、药物作用机制研究和创新药物研发，坚持原始创新，以人工智能等学科交叉融合为特色，构建了基于肿瘤关键蛋白稳态调控机制和抗肿瘤药物毒性干预等的原创药物靶点发现理论体系，相关成果在 *Science*、*NC*、*JCI*、*Blood*、*Hepatology*、*PNAS* 等期刊发表论文 117 篇。先后承担国家杰出青年基金、国家基金重点项目等国家级项目 16 项；主持研发创新药物 17 项；获 1 类新药临床试验批件 4 项；授权发明专利 69 项（含国际专利 7 项）；获浙江省自然科学奖一等奖等科技奖励 17 项。

# 副主编简介

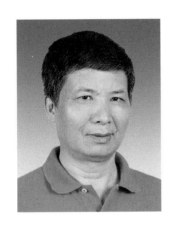

都述虎,南京医科大学教授、博士生导师、江苏省"六大人才高峰"入选者;长期从事药物研发和药物分析教学工作;在天然药物分离与生命分析化学新技术新方法等领域,先后主持国家自然科学基金项目5项(在研1项)、国家863计划项目1项、高等学校博士学科点专项科研基金1项和中国学位与研究生教育研究课题1项;获江苏中医药科学技术奖二等奖1项(排名第一)、华夏医学科技奖三等奖1项(排名第一)和首届全国药学专业学位研究生教育教学成果奖二等奖1项(排名第一);主编、参编国家卫生健康委员会"十四五"规划教材/全国高等学校药学类专业第九轮规范教材《天然药物化学》(人民卫生出版社,第8版)等多部教材;在 *Anal. Chem.*、*J. Nat. Prod.*、*J. Chromatogr. A*、*Biosens. Bioelectron.* 和 *Biomaterials* 等重要期刊发表论文100余篇。

# 前　言

　　新药审评与注册是我国药品监管体系的重要组成部分,也是药事管理学科的一个分支。本书从新药审评与注册的发展概况、管理体系和法律法规视角出发,重点介绍新药审评与注册过程中涉及的技术要求、研究方法和基本策略,旨在全面提高药学高级人才的新药审评与注册基本知识、基本技能,掌握新药研发各阶段需要开展的研究内容,了解新药申报的流程,培养新药研发的国际视野、跟踪和判断新药研发趋势的能力。本书与常见的新药评价类书籍不同,后者是以新药研究技术角度出发,全面介绍新药发现、评价方法和实验技术等,解决的问题是如何以实验的方法进行新药评价。本书则是基于新药全生命周期管理的需求,系统介绍新药的行政管理体系、注册分类和申报要求、非临床和临床研究技术以及国内外新药研发和注册相关的法律法规,试图全方位展示新药审评与注册科学管理体系。新药审评与注册课程的任务是掌握新药审评与注册管理相关法律法规;了解新药研发的全流程;理解新药注册和申请的具体要求;熟悉新药审评与注册相关理论、技术、发展趋势及法律问题。新药审评与注册是一门非常新兴的发展中的学科,它既具有自然科学和社会科学的特点,也是关乎带动新药研发和提高药品质量的重要环节。新药审评与注册涉及新药研发、新药非临床研究、新药临床研究、法律法规、指南和指导原则等多个领域的知识,要求相关人员具有扎实的理论知识。本书作为国内首本系统性介绍新药审评与注册相关内容的研究生教材,不仅弥补了国内新药审评与注册教材上的空缺,也将在药学高等教育中发挥重要的作用。

　　本书共分为十三章。第一章是绪论,主要介绍新药审评与注册的性质和任务以及发展概况。第二章是新药审评与注册行政管理体系,主要介绍各药品监督管理部门的组成和职责。第三章是新药审评与注册法律体系,主要介绍现行的新药审评与注册相关法律法规和指导原则。第四章是新药审评与注册管理,主要介绍新药审评与注册基本制度和分类管理要求。第五章是新药加快上市注册程序,主要介绍四种不同的加快上市注册程序的要求和工作程序。第六章是新药药学资料研究,主要介绍新药药学研究内容和研发策略。第七章是新药非临床研究与评价,主要介绍新药非临床研究涉及的指导原则的基本原则和基本内容。第八章是新药临床研究与评价,主要介绍临床研究应遵循的基本原则和各期临床试验的研究内容。第九章是新药审评与注册中的知识产权保护,主要介绍 Bolar 例外制度、专利期补偿制度、专利链接制度的基本内容。第十章是美国新药审评与注册行政管理体系及相关法律体系,主要介绍美国药品监督管理部门的组织结构和审评与注册政策。第十一章是欧洲新药审评与注册行政管理体系及相关法律体系,主要介绍欧洲药品监督管理部门的组织结构和审评与注册政策。第十二章是日本新药审评与注册体系,主要介绍日本药品监督管理部门的组织结构和审评与注册政策。第十三章是新药注册策略,主要介绍新药注册人员必备技能和新药注册策略。

本书由杨波担任主编,都述虎担任副主编,编写分工如下:杨波负责拟定本书的编写方案,并编写第一章、第四章、第五章;何俏军负责编写第二章、第十一章;梁锦锋负责编写第三章;都述虎、何俏军共同编写第六章、第七章;刘颜负责编写第八章;杨莉负责编写第九章、第十二章;杨建宏负责编写第十章;都述虎负责编写第十三章;何俏军、杨波等人负责全书统稿和校对。

本书根据新药审评与注册涉及的管理机构、法律法规、指导原则进行梳理,根据药品全生命周期管理理念系统进行阐述,从药学研究、非临床评价、临床试验到药品注册审评等各环节全过程、全链条详细描述,对比分析了中国、美国、欧洲、日本之间新药审评与注册策略的差异,加大了对新药审评与注册相关的最新技术要求、管理程序和关注重点的介绍。希望本书能够为应对目前创新药物快速研发机遇、满足临床用药需求、推动和优化新药审评与注册制度改革,以及药事管理类专业研究生教育起到基础支持和参考作用。

本书作者都是从事新药研发和新药审评与注册相关领域的专家,本书是在充分借鉴并综合了国内外相关出版书籍和多篇最新发表的研究论文的基础上编著而成的,限于编者的学识和水平,且时间仓促,本书难免存在不足之处,敬请各位同行专家、使用本书的师生及其他读者批评指正。

杨波

2024 年 8 月

# 目　录

## 第十三章　新药注册策略 216

# 第一章　绪　论

**学习目标**

掌握中国新药审评与注册的定义；中国新药审评与注册的性质和任务；新药审评与注册的发展概况。

药品是一种直接与人类生命健康相关联的特殊商品，是指用于预防、治疗、诊断人的疾病，有目的地调节人的生理功能并规定有适应证或者功能主治、用法和用量的物质，包括中药、化学药和生物制品等。新药是指未曾在中国境内上市销售的药品，对已上市药品改变剂型、改变给药途径、增加新适应证等且具有明显临床优势的改良型新药和古代经典名方中药复方制剂等也按照新药申报管理。国家对药品管理实行药品上市许可持有人（marketing authorization holder，MAH）制度，新药作为商品进行市场销售和流通，需先进行审评申请和注册获得上市许可。新药审评是指新药从发现到批准生产上市前，药品监督管理部门结合药学、药理学、毒理学和临床试验等多方面内容，对新药的安全性、有效性和质量可控性，以及申请人的质量管理、风险防控和责任赔偿等能力进行系统审评的活动。另外，上市后新药的管理监督也视作新药审评过程的延续。新药注册是指药品监督管理部门根据药品注册申请人的申请，依照法定程序，对审评合格的拟上市新药颁发药品注册证书的活动。新药审评与注册是指药品注册申请人依照法定程序和相关要求提出药物临床试验、药品上市许可、再注册等申请以及补充申请，药品监督管理部门基于法律法规和现有科学认知对拟上市新药进行安全性、有效性和质量可控性等审评，决定是否同意其申请，对审评合格的颁发药物临床试验批准通知书、药品注册证书、药品再注册批准通知书或补充申请批准通知书等的活动。

新药从研发到上市要经历一个漫长的过程，其中新药审评与注册是创新药物研发和新药上市之间的重要桥梁和关键节点。通过新药审评与注册可以促使企业在新药研发、申报、注册、上市和上市后管理等多个环节的合规化和标准化，引导企业在药品全生命周期中下游阶段的研究更为科学和高效，实现创新药产业的可持续发展。

# 第一节　新药审评与注册的性质和任务

新药审评与注册是关乎带动新药研发和提高药品质量的重要环节。新药审评与注册涉及新药研发、新药非临床研究、新药临床研究、法律法规、指南和指导原则等多个领域的知识,要求相关人员具有扎实的理论知识。随着生物医学和药物研发的飞速发展,新药审评注册的方法、内容、法规要求都发生了巨大变化,特别是国内药品监督管理局、药品审评中心等机构重视药物审评并相继发布了法规和指导原则,有助于推动我国新药研发规范化发展。此外,与全球同步为导向的中国药物监管体系的建设,对于引领我国新药创制的全球化至关重要,有助于推动我国新药的同步研发、注册与审评,提升我国药物研发能力,更好地融入全球创新。

## 一、新药审评与注册的性质

新药审评与注册是一门非常新兴的发展中的学科,它是自然科学和社会科学相互交叉、融合而形成的药学类管理学科,它具有涉及领域广、专业性强的特点,其性质主要体现在以下几个方面:

第一,它是我国药品监管体系的重要组成部分,也是药事管理学科的一个分支。《中华人民共和国药品管理法》(简称《药品管理法》)规定了药品审评与注册的管理部门和管理要求,也明确了药品审评与注册的条件、要求、流程和方法。《药品注册管理办法》对药品审评与注册相关内容进行了进一步细化,要求药品进行分类注册管理。

第二,它是保证药品安全与有效的关键要素。通过严格把控药品审评与注册可以最大程度确保药品的安全性、有效性和质量可控性。质量不过关的药品一旦流入市场将严重威胁广大人民群众的健康,同时也会阻碍医药产业的可持续发展。新药审评从源头上进行监管,促使新药研发企业构建更为科学的质量管理体系,将研发出质量合格的药品视为企业生存发展的前提。

第三,它体现了新药全生命周期管理的监管理念。新药审评与注册要求药品的非临床研究、临床试验、药品生产、上市前检查核查、上市许可、上市后研究以及不良反应报告与处理等符合相应的管理规范、标准和要求,建立了从药品研制、上市、上市后管理到药品注册证书注销等各环节全过程、全链条的监管制度,极大推动了新药研发的科学化、标准化和合规化。

第四,它综合反映了获益-风险评估的监管原则。获益-风险评估是根据药物显示的获益与风险特征,针对拟定适应证判定其预期获益是否大于风险,并作出决策的过程。获益是指药物对目标人群产生的任何有益影响,例如延长生存期、治愈疾病、改善疾病、延缓疾病进展、改善功能或生活质量、缓解症状、预防疾病、提高患者依从性。风险是与药品质量、安全性或药效相关的,涉及患者或公众健康的不良事件和其他不利影响的可能性,主要从频率和/或严重程度等方面进行评价。获益-风险评估是新药审评与注册的重要考虑因素。

第五,它是推动创新药快速发展的重要手段。创新是推动药品高质量发展的力量源泉,国家持续推进新药审评与注册制度改革,优化审评审批流程,提高审评审批效率,建立以审评为主导,检验、核查、监测与评价等为支撑的药品注册管理体系,鼓励药物研制和创新的内容,以提高药品可及性。一方面,结合我国医药产业发展和临床治疗需求实际,参考国际经验,建立了药品加快上市注册程序,设立突破性治疗药物、附条件批准、优先审评审批、特别审批四个快速通道。另一方面,将临床急需的短缺药、儿童用药、罕见病用药、重大传染病用药、疾病防控急需疫苗和创新疫苗等均明确纳入加快上市注册范围,极大推动了有临床价值的创新药的快速上市。鼓励创新是药品审评审批和注册制度改革的核心要义。随着越来越多的药品相关的法律法规的颁布和药物研究指导原则的施行,新药审评与注册制度持续细化,逐步与国际接轨。药品审评机构对新药实行早期介入、研审联动、全程服务,组建专门的审评团队跟进新药的创新研发过程,同时允许企业滚动递交研究资料,在沟通交流、核查检验、综合审评等重点环节,建立了无缝衔接机制,激活医药产业走向真正为患者创造价值的新阶段,从中长维度来看,政策导向倾向于以临床价值为导向的具有创新活力的医药企业,将推动医药产业步入高质量发展。

### 二、新药审评与注册的任务

新药审评与注册的任务主要包括新药审评与注册管理相关法律法规和规范性文件的制定,新药审评与注册规范和新药研究技术指导原则的制定,药物临床试验、药品上市许可申请的受理和技术审评,以及新药审评与注册相关理论、技术、发展趋势及法律问题的研究等,其最终目的是促进新药药学事业的发展,保证人民用药安全、有效、质量可控,为保护人民群众的身心健康作出贡献。新药审评与注册的内容一般可按流程管理阶段和按管理部门的职能进行分类。

#### (一)按流程管理阶段分类

新药审评与注册流程涵盖了新药临床试验(investigational new drug,IND)申请、新药申请(new drug application,NDA)和上市后监测(post-market surveillance,PMS)三个阶段。新药审评与注册的主要工作内容是针对这三个阶段开展的。申请人在完成支持药物临床试验的药学、药理毒理学等研究后,提出新药临床试验申请,按照新药申报资料要求提交相关研究资料。药品监督管理部门对已受理的新药临床试验申请进行审评,同时根据药物创新程度、药物研究机构既往接受核查情况等,基于风险决定是否开展药品注册研制现场核查。审评结论通过的获准开展药物临床试验,颁发药物临床试验批准通知书。申办者在开展后续分期药物临床试验前,应当制订相应的药物临床试验方案,经伦理委员会审查同意后开展,提交相应的药物临床试验方案和支持性资料,并在药物临床试验结束后登记药物临床试验结果。申请人在完成支持药品上市注册的药学、药理毒理学和药物临床试验等研究,确定质量标准,完成商业规模生产工艺验证,并做好接受药品注册核查检验的准备后,提出药品上市许可申请,按照申报资料要求提交相关研究资料。药品监督管理部门根据申报注册的品种、工艺、设施、既往接受核查情况等因素,基于风险决定是否启动药品注册生产现场核查,同时根据药品注册申报资料、核查结果、注册检验结果等,对药品的安全性、有效性和质量可控性等进行综合审评。综合审评结论通过的,批准药品上市,发给药品注册证书。持有人在药品上市后应主动开展药品上市后研究,对药品的安全性、有效性和质量可控性进行进一步确证,加强对已上市药品的持续管理。药品监督管理部门根据药品不良反应监测和药品上市后评价结果等,可要求持有人对说明书和标签进行修订。

#### (二)按管理部门的职能分类

新药审评与注册管理涉及多个管理部门,其中国家药品监督管理局主管全国药品注册管理工作,负责建立药品注册管理工作体系和制度,制定药品注册管理规范,依法组织药品注册审评审批以及相关的监督管理工作。国家药品监督管理局药品审评中心负责药物临床试验申请、药品上市许可申请、补充申请和境外生产药品再注册申请等的审评。中国食品药品检定研究院、国家药典委员会、国家药品监督管理局食品药品审核查验中心、国家药品监督管理局药品评价中心、国家药品监督管理局行政事项受理服务和投诉举报中心、国家药品监督管理局信息中心等药品专业技术机构,承担依法实施药品注册管理所需的药品注册检验、通用名称核准、核查、监测与评价、制证送达以及相应的信息化建设与管理等相关工作。

当前,我国医药创新正步入更高层次的发展阶段,我国药品审评与监管逐渐实现科学化、现代化,全面引入了全球通行的药品研发与注册技术要求,推动了我国药品审评审批制度改革创新,我国医药创新在社会经济发展中的战略性更加显著。推动研发、注册与审评环节的同步进行,将有助于推动创新药在我国的研发与全球进度实现一致,将促进我国进一步融入全球创新药研发体系,推动行业可持续、高质量发展。

# 第二节  新药审评与注册发展概况

新药审评与注册是药品管理法律法规条文中特有的名词,它最开始是从新药评价演化而来。新药评价工作的发展是随着人类对新药认识的发展而发展的。人们发现使用某种新药会产生特殊的药物作用就尝试用能反映这种作用的手段去评价它,新药出现毒性就尝试用能反映毒性的手段去评价,认识到新药质量的差异会影响新药的药效和毒性,那新药的质量控制就成为了必不可少的评价要求。人类对新药认识的不断深入,既促进了药物化学、药物分析、药物制剂、药理学、药物毒理学、生物统计学、医学等学科的技术进步,同时也促进了新药评价工具和手段的快速发展,而正是这些发展取得的成就推动了新药审评与注册法律法规的不断完善。因此,理清新药评价和新药审评与注册的历史沿革,将有助于我们更好地理解新药审评与注册的本质和要求。

## 一、新药审评与注册发展历程

现今世界上大部分国家都存在新药审评与注册相关的法律法规,对新药的审评与注册的要求、流程、方法和标准等有着非常详细的规范化表述,不仅对新药研发有着极大的推动作用,也保障了人民群众用药及时、方便、安全、有效,对维护生命健康有着重大意义。但回顾新药研发和评价历史,很多国家早期的药学行业都是在没有法律法规背景下自由发展而来,药物很多由私人或小作坊配制、提炼后直接销售使用,不存在特定的监管机构和监管法规。但是,随着新药种类越来越多和应用范围越来越广,无序化发展和其他各种各样的主客观原因,出现了许多"药疗事故",有些甚至危害极大,形成了灾难性的"药害事件",这些"事故"和"事件"至今仍有发生。人们在震惊于这些"事故"和"事件"造成的人员危害的同时,也开始反思,逐渐认识到新药审评的必要性,新药审评审批制度的改革也正是在这种背景下不断深入和完善的。

### (一)国外新药审评与注册发展历程

作为西欧社会重要的经济组织之一,公会在中世纪晚期、近代早期的英国城市经济生活中占有重要地位。英国中世纪就成立了同业公会,药业管理是其下属的一个分支,它主要负责制定药物标准,惩罚违规行为以遏制药业同行间的"不公平竞争"。从 1540 年开始,英国的皇家医学会即被授权对药店进行监督检查以查处"有缺陷商品"。19 世纪早期英美等国家对药品质量控制行为依然没有有效手段,使得药品掺假现象陡然增多。1850 年,英国医师亚瑟·希尔·哈塞尔(Arther Hill Hassall)对掺假药物进行了全面系统的显微镜鉴定,人们开始对药品管制问题给予了更多关注。1868 年英国顺利通过了《制药法案》,将对掺假药物行为管制写入了政府法律。1875 年英国又通过《食品和药品销售法》,要求政府设立"公共分析师"对药品质量进行监管,但是这些法律存在诸多不确定因素,概念模糊,实际执行收效甚微。

20 世纪初,美国医药工业的技术创新使得其药品生产能力成倍增长,供求数量同步增加。新的药品研究开发模式对标准的要求越来越高,同时药品贸易中也出现了种种掺假和伪造行为,这一切促成了美国在 1906 年 6 月通过了《纯净食品和药品法》,这一法案对药品消费者权益给予了一定程度上的保护,禁止药品销售商对药效进行虚假宣传。1910 年,美国药学教育联合会首次在药学教育中提出"商业药学"课程,相对完整地对药学在商业流通领域中如何规范运作进行了阐述。这一时期的观念更看重的是药品效果和医药贸易销售产值,并没有对药品对消费者权益可能的侵害给予充分关注。

1937 年造成 100 多人死亡的磺胺酏剂事件轰动美国,打破了药品立法的长久沉寂,这场药害事件使人们注意到已有的立法没有对药物安全性进行规定。1938 年 6 月美国通过《联邦食品、药品和化妆品法案》,要求所有新药必须进行安全性试验,经美国食品药品管理局(Food and Drug Administration,FDA)审批后才能上市销售,药企必须证明其安全性,药品监管部门有权检查工厂,这是一次重要的变革,药企开始更多关注产品本身性能,药企研发模式逐渐成型。

1961 年震惊全球的"反应停事件"不断发酵,给公众情感带来强烈冲击,加强药品监管呼声日盛。反应停(沙利度胺,thalidomide)是一种用于妊娠反应的药物,它未经严格临床试验即上市流通,最终造成全球数万胎儿致死致畸。在美国市场,负责审批该药物的一位官员弗朗西丝·奥尔德姆·凯尔西(Frances Oldham Kelsey)因其对反应停药物的安全性问题存在疑问,故延迟了反应停批准上市。美国之所以能不受反应停事件侵害,一方面是基于审查官员良好的职业素养,另一方面也表明制定的《联邦食品、药品和化妆品法案》所要求的安全性评价规定发挥了作用。

"反应停事件"之后,美国药品法律法规改革的重点开始逐渐集中在药品安全性和有效性问题上来。1962 年美国通过《科夫沃 - 哈里斯修正案》,要求进行临床试验同时证明药品的安全性和有效性才能获批,并且严格规范了临床试验的流程和药品上市前审批流程,并授权 FDA 加强对所有药品上市前的生产和销售监管,要求药品生产企业必须建立药品生产质量管理规范后方可获得生产许可,并接受药品上市许可持有人的委托生产。1962 年的《科沃夫 - 哈里斯修正案》一般被认为是新药审评历史上最重要的改革,它奠定了"有效性和安全性临床试验"在新药审评中的核心价值,也奠定了药品监管部门在新药研发中的关键地位,这一药品监管模式被其他国家所模仿,逐渐成为全球药品监管的主要范式。

大幅提高临床试验标准、提高上市产品质量的同时,在一定程度上也阻碍了市场的竞争,比如仿制药也必须经历耗时耗钱的临床试验来证明安全和有效性才有可能上市,因此在 1984 年美国通过《药品价格竞争与专利期补偿法》,该法案也被称为 Hatch-Waxman 法案,它是一个专门管理药品注册批准程序的特别法案,包括申请书的受理、新药技术审评、现场考察、通知审评结果、双方交流等。它一方面在新药申请(NDA)流程基础上,又通过建立简化新药申请(abbreviated new drug application,ANDA)流程,鼓励药企开发仿制药;另一方面通过延长专利保护期,大大强化了药企开发新药的动机。1992 年美国又通过《处方药使用者付费法案》,允许 FDA 通过收取新药注册费,雇用更多审评人员而加速新药审评。同时,FDA 正式运行"加速批准"和"优先审评"两个快速审评审批通道,加速批准明确对严重疾病可以用替代终点或中期终点提前上市;优先审评不限于严重疾病,但要求疗效有显著提升或不良反应有显著降低。1998 年 FDA 设立"快速通道",要求监管部门在临床早期主动与企业沟通,在研发方案、临床试验设计、数据收集等方面提供指导,让研发少走弯路,而且可以采用"滚动审查"的方式分阶段提交材料,加速批准进度。FDA 在 2012 年又设立第四个快速通道——突破性治疗认定(breakthrough therapy designation,BTD),强调对显著临床受益的药物可提供早期的介入指导,综合了"优先审评"和"快速通道"的优点。这几个快速通道的施行极大地推动了美国创新药物的快速研发和上市。

欧洲作为药品消费的主流市场之一,最早于 1965 年即提出了 MAH 制度,MAH 制度既考虑了其整体性,又兼顾各成员国的自主性,经过多年发展已形成多部指令和条例相互配套、相互补充的法律体系。1965 年,欧洲经济共同体理事会颁布第 65 号指令(65/65/EEC)规定药品的上市程序为:①企业提交药品生产申请文件;②由监管部门进行评估,然后提供一个评估文件。MAH 制度的出现使得药品的生产与注册相分离,优化了资源配置和产业分工。随着药品监管的需要,欧盟委员会陆续颁布了一系列药事管理指令,如 1991 年的第 356 号指令制定了人用药品生产质量管理规范;1993 年的第 2309 号指令规定新药上市若是向欧盟申请的,发证后各成员国通用;2001 年的第 83 号指令作为欧盟全面、系统的药事法规要求若在欧盟各成员国售药,必须符合欧盟要求。该法规对药品上市许可的概念和程序、标识和标签管理、药物警戒等作出了详细规定,如第 6 条规定:药品上市许可持有人应当为其上市的药品负责,承担药品上市后的安全信息、药物警戒、不良反应报告管理等。这些职责的规定,强化了药品上市许可持有人对药品上市的安全和质量管理的职能。2004 年,欧盟委员会发布第 726 号指令,对药品上市许可的有效期和重新注册作出了规定。2005 年又发布《人用药品风险管理制度指南》,通过风险最小化评估、制订风险最小化计划,管控药品安全风险。

欧洲的药品监管机构主要包括欧洲药品管理局(EMA)、药品局总部(HMA)以及欧洲药品质量管理局(EDQM)等。欧洲药品管理局主要职责是通过评估和监督人用和兽用药物来保护和促进公共及动物健康,协调集中审批药物的评估和监控,制定技术指南并提供科学建议。药品局总部主要负责审查和协调在相互认可程序和分散审评程序中成员国间药品上市许可有关的问题。欧洲药品质量管理局致力于实现统一的安全药物质量标准。为了整合审评资源,提升审评效率,欧盟对药品上市审批设立了四种程序:①集中审批程序(centralized procedure,CP);②非集中审批程序(decentralized procedure,DCP);③相互认可程序(mutual recognition procedure,MRP);④单一成员国审批程序(national procedure,NP)。欧盟的药品上市许可人和药品生产许可人可以是同一主体,也可以是两个独立的主体。只要药品注册申请人获批了某一产品的上市申请,便成为药品上市许可持有人,每种产品都有对应的药品上市许可持有人。欧盟从 2004 年开始陆续增加了新药加快上市注册审评审批通道,主要包括加速审评(accelerated assessment)(2004 年)、附条件上市许可(conditional marketing authorization)(2006 年)、适应性审评(adaptive pathways)(2014 年)和优先药物审批(priority medicines,PRIME)(2016 年)等四种通道。加速审评主要用于紧急公共需求用药;附条件上市许可主要用于有未满足的临床需求的严重危及生命情况、紧急使用的药品和孤儿药;适应性审评主要用于医疗需求较大,且较难通过传统方式收集数据的疾病用药;优先药物审批主要用于符合重大公共卫生利益且有未满足的医疗需求的药物。从药物研发的早期阶段,欧洲药品监管机构就为制药企业提供了诸多政策支持,并创新了监管手段,加大针对医疗需求尚未满足的患者的药物研发支持,进一步促进了患者更早地获得医疗需求大或具有治疗优势的创新药。

(二) 中国新药审评与注册历史

我国古代的新药评价具有辉煌的历史,在世界新药评价史中占有重要的地位。早在公元前 11 世纪,《周礼》记载周武王已设立医师掌管医药行政诸事。东汉时期的《神农本草经》是世界上最早的药学专著,系统地总结了古代医家等各方面的用药经验,对已经掌握的药物知识进行了一次全面而系统的整理。隋唐时期医药管理机构进一步扩大,分工日细,设有药藏局,局内有药库,由药丞、药监等专职人员负责药品的收发、存储工作。《唐律疏义》记载有:诸合和御药,误不如本方及封题者,医绞;料理拣择不精者,徒一年;诸以毒药毒人及卖者,绞。唐高宗时期编著的《新修本草》是我国也是世界上最早的一部药典,全书 54 卷,共载药 850 种。宋时期设置了药事管理机构,有御药院和尚药局,御药院掌管帝王用药,尚药局为掌管药物的最高药政机构。明代李时珍著《本草纲目》共载药物 1 892 种,总结了 16 世纪前中国用药经验,批判、更正了医学中的多处错误,确定了许多药物的真正疗效,在世界科学史上有较高的地位。19 世纪 90 年代前后,清王朝对其政府机构进行变革,1905 年始建全国卫生行政机构,设卫生科和卫生司。1912 年后全国先后创办多个高等药学学校进行药学教育。1930 年 5 月颁布《中华药典》共收载药物 708 种。历代政府组织编修和颁布的本草、药局方,以及被公认为鉴定药材、炮制加工成药的权威性本草、药局方,在一定程度上起统一中药、中成药质量标准,促进中药炮制加工规范化的作用,推动了我国新药事业的发展,在我国药物评价史上占有重要地位。

中国现代药品审评制度的发展起步较晚,1953 年《中华人民共和国药典》(以下简称《中国药典》)的颁布代表了中国现代药品监管的开始。1963 年出台了中华人民共和国成立以来药政的第一个综合性法规《关于药政管理的若干规定(草案)》。在新药研发方面,草案的第二章规定了药品新产品的管理原则,包括新产品的定义、设立药品审定委员会、新产品的报批程序、临床和生产的审批以及审批机构等。1965 年卫生部、化工部下达了《药品新产品管理暂行办法(草案)》,该办法规定了新药的定义,临床、生产审批的具体要求。1978 年国务院批准了卫生部颁发的《药政管理条例(试行)》,条例第三章对"新药的临床鉴定和审批"作了规定(共 4 条),根据当时的情况对新药的定义、申报、临床、鉴定和审批作了具体规定。1979 年 2 月,卫生部发布了《新药管理办法(试行)》,本办法共 16 条,对新药的分类、科研、临床、鉴定、审批、生产到管理进行了比较全面的规定。其中对新药的定义为:新药系指我国创制和仿制的中西药品(包括放射性药品和中药人工合成品)。1984 年 9 月《中华人民共和国药品管理法》颁布,将药品的生产、经营活动和国家对药品的监督管理纳入了法制化轨道,这部法律也被看作是中国药品管理制度的雏形。1985 年卫生部药品审评委员会成立,下设药品审评办公室,主要对新药进行技术审评。1985 年 7 月卫生部颁布了《新药审批办法》,它是我国第一个专门的药品注册法规,标志着我国新药的管理审批进入了法制化阶段。《新药审批办法》对新药定义、分类进行了重新梳理,并对新药申请生产之前必须呈报的临床试验、各类新药安全性和有效性评价及有关技术要求,以及审批和生产作了更为系统详细的规定。新药被定义为:系指我国未生产过的药品。已生产的药品,凡增加新的适应证,改变给药途径和改变剂型的亦属新药范围。新药由卫生部集中统一审批,各省级卫生行政部门为初审单位。1988 年卫生部又颁发了《关于新药审批管理的若干补充规定》,进一步完善了新药审批。1992 年卫生部再次颁发了《关于药品审批管理若干问题的通知》,同时对中药和生物制品也分别作了补充规定。

1993 年,药品审评办公室更名为卫生部药品审评中心。1998 年 8 月国家药品监督管理局(State Drug Administration,SDA)正式成立,卫生部药品审评中心划归国家药品监督管理局,更名为国家药品监督管理局药品审评中心。为加强药品监督管理和依法行政力度,重新制定颁布了既能与国际接轨又符合我国国情的一系列管理法规。1999 年 5 月 SDA 正式颁布了《新药审批办法》《新生物制品审批办法》《进口药品管理办法》《仿制药品审批办法》《新药保护和技术转让的规定》等 5 个法规。《新药审批办法》首次提出加快审评的程序规定,其中凡符合第二十六条、第二十七条规定的第一类化学药品、第一类中药新药,根据国家保密法已确定密级的中药改变剂型,或增加新的适应证的品种,以及对属国内首家申报临床研究的新药、国内首家申报的对疑难危重疾病(如艾滋病、肿瘤、罕见病等)有治疗作用的新药,以及制备工艺确有独特之处的中药,研制单位可直接向国家药品监督管理局提出申请,国家药品监督管理局应加快审评进度,及时审理。

2001 年,修订后的《中华人民共和国药品管理法》颁布。2002 年国务院又颁布《中华人民共和国药品管理法实施条例》,对新药的概念作出了权威性界定,规定“新药是指未曾在中国境内上市销售的药品”。2002 年 SDA 修订的《药品注册管理办法(试行)》进一步补充了“已上市药品改变剂型、改变给药途径的,按照新药管理”,同时又提出了实行快速审批的规定,其中凡符合第四十九条规定的未在国内上市销售的来源于植物、动物、矿物等药用物质制成的制剂和从中药、天然药物中提取的有效成分及其制剂;未在国内外获准上市的化学原料药及其制剂、生物制品;抗人类免疫缺陷病毒及用于诊断、预防艾滋病的新药,治疗恶性肿瘤、罕见病等的新药;治疗尚无有效治疗手段的疾病的新药,都可以申请快速审批。

2003 年,国家食品药品监督管理局(State Food and Drug Administration,SFDA)成立。同年 9 月,国家食品药品监督管理局发布施行《药物临床试验质量管理规范》(GCP),要求药物临床试验研究必须按此规范执行。同年 12 月国家食品药品监督管理局研究制定了《关于药品注册管理的补充规定》,对新药商品名、技术转让、监测期等一系列问题作了补充规定。2005 年修订了《药品注册管理办法》,规范了药品注册受理方式,确立了新的药品注册审批模式:即省局首先进行形式审查,确认符合完整性后即予受理,受理后省局开展现场核查,审查其规范性和真实性,同时启动药品注册检验,省局审查完成后将审查结论和全部申报资料上报国家食品药品监督管理局,国家局组织进行技术审评,最后作出是否批准的决定。

尽管新办法的施行极大促进了药品的审批与注册管理进程,但是药品的注册管理仍存在问题,尤其是新药的审批,造成大量的仿制药泛滥、制药产业低水平重复建设。为了彻底解决这一问题,2007 年《药品注册管理办法》经过再一次的修订后颁布。新办法对新药概念的界定更加严格,对于“已上市药品改变剂型、改变给药途径或增加适应证”,不再按照新药管理,注册时只能按照程序申报,只发给药品批准文号,不再颁发“新药证书”,这一举措鼓励了药品实质性的技术创新,有效解决了新药管理过于宽泛的问题。新办法首次提出特殊审批的规定,其中凡符合第四十五条规定的未在国内上市销售的从植物、动物、矿物等物质中提取的有效成分及其制剂;新发现的药材及其制剂;未在国内外获准上市的化学原料药及其制剂、生物制品;治疗艾滋病、恶性肿瘤、罕见病等疾病且具有明显临床治疗优势的新药;治疗尚无有效治疗手段的疾病的新药,都可以申请特殊审批。同年,国家食品药品监督管理局发布通知要求新药临床前安全性评价研究必须在经过 GLP(即《药物非临床研究质量管理规范》)认证的实验室进行。

2013 年,新建国家食品药品监督管理总局(China Food and Drug Administration,CFDA),直属国务院。2015 年《国务院关于改革药品医疗器械审评审批制度的意见》试点药品实行"上市许可持有人(MAH)"和"生产许可持有人(PLH)"相分离的药品市场准入制度,使药品上市许可与生产企业不再捆绑,有效防止了利益冲突。2017 年 6 月中国正式加入人用药品技术要求国际协调理事会(ICH),意味着中国的药品监管部门、制药行业和研发机构将逐步转化和实施国际最高技术标准和指南,并积极参与规则制定,同时也标志着国内的药品管理体系获得了国际范围的认可。

2017 年 11 月国家食品药品监督管理总局发布《总局关于调整药品注册受理工作的公告》,将由省级药品监督管理部门受理、国家药品监督管理部门审评审批的药品注册申请,调整至国家药品监督管理部门集中受理。2018 年,重新设立国家药品监督管理局(National Medical Products Administration,NMPA),划归新成立的国家市场监督管理总局。2019 年全国人民代表大会常务委员会重新修订颁布《中华人民共和国药品管理法》,正式明确药品上市许可持有人制度,取消了药品生产质量管理规范、药品经营质量管理规范这两项前置性认证,确立了自律与检查相结合的动态监管模式。将我国对药物临床试验的监管,从严格批准制转为复合备案制,并明确了监管部门审核决定的时限。2020 年国家市场监督管理总局修订《药品注册管理办法》(局令第 27 号),对药品注册仍按照中药、化学药和生物制品等进行分类注册管理,但在中药、化学药和生物制品类别下细化分类的思路发生很大的改变,按照创新、改良、仿制的路径对注册分类进行重新表述。同时优化了审评审批流程,根据拟申请上市药品的不同特点设置不同的药品上市许可路径,包括完整的申请路径、直接上市许可申请路径以及非处方药的上市申请路径三种,进一步提高药品的可及性。为了灵活适应临床用药要求以及应对突发严重疾病,办法还明确了加快上市注册的程序,包括突破性治疗药物、附条件批准、优先审评审批以及特别审批程序。

不断完善的新药审评与注册管理法律法规不仅使不同监管部门机构的权责更为明确,为医药企业在药品注册环节提供更加科学和详细的指引,也对注册环节所涉主体提出了更高的质控和日常监管要求。此外,药品审评审批流程的多维度优化,大大提升了审评审批事项的完成实效,将有助于医药行业高质量健康发展。

### 二、中国新药审评与注册现状

21 世纪以来,伴随着全球生物科学领域颠覆性技术的突破迭出,各类新技术、新疗法成为创新药研发的热门,推动全球创新药产业持续高速发展,一个又一个的药物神话不断刺激国内外各大药企的神经。随着政策的持续完善以及国内医药制造产业链逐渐成熟,国内创新药产业也迎来快速发展的契机,创新药企业大量涌现并逐渐形成产业集群,与全球创新药企竞逐于各细分赛道。国内新药研发及注册呈现出新的特点和趋势。

#### (一) 仿制药研发向高端仿制及创新药研发转变

仿制药是指在活性成分、剂型、规格、给药途径、用法用量及适应证等方面与已上市品牌药相同的药品。目前我国制药企业中大部分以仿制药为主,药品也是仿制药占主流。我国仿制药的生产一直存在质量参差不齐、部分药品疗效不确切等问题,随着一致性评价政策的推行,有利于推进仿制药结构调整,确保仿制药的质量,实现优质仿制药替代进口。可以预见,未来低壁垒仿制药份额会缓慢下降,这类产品将会去产能化,带动行业集中度提高;高壁垒仿制药份额逐渐提升,优质品种获得更为广阔的市场空间。另外,国家通过《国务院关于改革药品医疗器械审评审批制度的意见》(国发〔2015〕44号)、《关于深化审评审批制度改革鼓励药品医疗器械创新的意见》(厅字〔2017〕42号)及药品上市许可持有人(MAH)制度的执行,进一步推动医药产业实现由仿制为主向自主创新为主的升级转变。

### (二)新药审评注册制度优化,有效推动药品研发

2015年国务院印发的《国务院关于改革药品医疗器械审评审批制度的意见》(国发〔2015〕44号)拉开了我国鼓励新药研发政策的序幕。2019年12月1日新修订的《中华人民共和国药品管理法》正式施行,将我国新时期鼓励新药研发政策实践成果以法律的形式得以确定。我国新药政策改革以审评审批制度为突破口,建立加快上市注册制度、关联审评审批制度、沟通交流制度、专家咨询制度等一系列有利于新药研发的制度,并逐渐覆盖至临床试验管理、知识产权保护、药品上市许可持有人(MAH)制度试点、创新药入医保药品目录等多个产业环节。良好地促进新药研发的政策环境,有效地推动了新药研发的快速发展。

### (三)多学科交叉融合改变新药研发模式

现代药物的研发越来越倾向于多学科的交叉融合,各种新理论、新方法、新技术综合集成,改变了原有的新药研发模式,提高了新药研发的进程。药物的研发过程中融合了化学、物理学、生物科学、医学等各个分支学科,尤其是材料科学、计算机、分子生物学等学科的加入以及一些变革性新药创制技术的应用,极大地扩展了新药研发的广度和深度,在新靶点发现、构效关系研究、药物评价、质量控制、载药系统等方面发挥了拓展作用。如计算机人工智能(AI)技术和大数据库的深入应用,可以在计算机上进行快速分子模拟、虚拟筛选,在原创靶点发现、候选化合物筛选及结构优化等方面提高研发的效率。

### (四)生物药物研发蓬勃发展

生物药物是指运用微生物学、生物学、医学、生物化学等的研究成果,从生物体、生物组织、细胞、体液等,综合利用微生物学、化学、生物化学、生物技术、药学等科学的原理和方法制造的一类用于预防、治疗和诊断的制品。生物药物由于其高度的特异性、有效性及相对较高的安全性,成为新药研发的热点,越来越多的品种上市,其中也不乏明星品种。如"药王"阿达木单抗注射液是一种治疗自身免疫性疾病的生物药物,在大约20年的时间里创造了超过2 000亿美元的收入,尤其是2021年全球销售额达206.94亿美元。随着近年来我国生物药行业的快速发展,生物药物在整体医药市场的占比也随之不断增加。中国新药注册临床试验进展年度报告(2023)显示,按化学药品、生物制品和中药分类,近几年来,化学药品和生物制品的新药临床试验占比均较高,化学药品最高,均超过50%,生物制品约为40%。总体上看,化学药物新药临床试验登记数量占比最多,但生物制品新药临床试验数量紧随其后。

### (五)基础研究的转化促进创新药物的发展

创新药物的研发关键在于新靶点、新机制、新结构的发现,尤其是新靶点的发现,是新药研发的"卡脖子"问题。目前由我国科学家首次发现能够成为创新药物的新靶点仍然很少,现在的新药研发往往都是跟随国外医药跨国公司开展的靶点药物研究。如何解决新靶点的发现问题,关键在于基础研究。基础研究通过先驱性的科学发现和颠覆性的技术发明,不断拓宽人类对生命机制的认知边界,丰富人类应对疾病威胁的手段工具,是生物医药源头创新的基础和引擎。近年来,我国新药重大品种研发成果显著,新药研发发展迅速,国产新药获批数量和临床试验数量都呈现加速上升态势,已初步建成药物创新

体系,带动医药产业快速发展。但是在基础研究领域,国内生命科学和生物医药领域基础研究依然薄弱,原始创新知识供给与转化不足,对早期的基础研究支持力度不够,原始创新成为新药创制的薄弱环节。基础研究向应用的转化匮乏,产业转化亟待加速。

# 本 章 小 结

本章介绍了新药审评与注册的性质和任务及发展的历史和现状。新药审评与注册是我国药品监管体系的重要组成部分,是保证药品安全与有效的关键要素,体现了新药全生命周期管理的监管理念,综合反映了获益-风险评估的监管原则,是推动创新药快速发展的重要手段。新药审评与注册的任务主要包括新药审评与注册管理相关法律法规和规范性文件的制定,新药审评与注册规范和新药研究技术指导原则的制定,药物临床试验、药品上市许可申请的受理和技术审评,以及新药审评与注册相关理论、技术、发展趋势及法律问题的研究等。随着政策的持续完善以及国内医药制造产业链逐渐成熟,国内创新药产业也迎来快速发展的契机,国内创新药的研发越来越趋于国际化,呈现出高速发展的势头。

（杨　波）

# 第二章 新药审评与注册行政管理体系

## 第一节 概 述

随着市场经济体制的不断发展和审评科学的不断进步,我国的新药审评和注册行政管理体系经过几十年的建设不断完善。根据药品审评与注册行政管理部门的职能调整,可以将我国药品注册监管行政体系分为初始、形成、发展和完善四个阶段(表 2-1)。

1. 初始阶段 省级卫生部门接收,省级卫生部门审批。

中华人民共和国成立初期,原中央人民政府卫生部下设的原卫生部药政司,组织并颁布了第一部《中国药典》(1953 年版)及《生物制品规程》,成立了大量检验机构,协调管理药品生产经营等各个环节。原卫生部、商务部和化学工业部联合发布了《关于药政管理的若干规定(草案)》(1963 年版),设立药品审定委员会,明确新产品的定义,规范临床和生产的报批程序,要求各省(自治区、直辖市)卫生厅(局)承接药品申报资料的接收和审批工作,自此开启了我国药品规范化监管的历史篇章。

2. 形成阶段 省级卫生部门接收,国家卫生部门审批。

改革开放之后,药品审批监管要求被提到了更高的位置,省级卫生管理部门的药品生产审批权,按照风险等级程度逐步上收,由国务院卫生部门审核批准。

1985 年,《中华人民共和国药品管理法》颁布,药品监管正式步入法制化时代。国产新药由省级卫生行政部门接收并初审,国务院卫生行政部门下属新药审评委员会办公室组织专家审评,国务院卫生行政部门审核批准;国产仿制药(已有国家标准或省级标准的药品)仍由省级卫生行政部门接收并审核批准;进口药品由原卫生部国际交流中心负责。

3. 发展阶段 省级药品监管部门受理,国家药品监管部门审批。

表 2-1　我国药品注册监管行政体系的阶段

| 阶段 | 覆盖年份 | 法规文件 | 受理／接收部门 | 审批部门 |
|------|----------|----------|----------------|----------|
| 初始阶段 | 1963—1977 | 《关于药政管理的若干规定(草案)》(卫生部、化学工业部、商业部,1963)<br>《药品新产品管理暂行办法(草案)》(卫生部和化学工业部,1965) | 省级卫生行政部门 | 省级卫生行政部门 |
| 形成阶段 | 1978—1997 | 《药政管理条例(试行)》(国务院,1978)<br>《新药管理办法(试行)》(卫生部,1979)<br>《中华人民共和国药品管理法》(全国人民代表大会常务委员会,1984)<br>《新药审批办法》(卫生部,1985)<br>《新生物制品审批办法》(卫生部,1985) | 省级卫生行政部门 | 仅国内重大创新品种、放射性药品、麻醉药品、中药人工合成品、避孕药品等 5 类药品由国务院卫生行政部门审批,其他品种由省级卫生行政部门审批 |
| 发展阶段 | 1998—2014 | 《新药审批办法》(国家药品监督管理局,1999)<br>《新生物制品审批办法》(国家药品监督管理局,1999)<br>《新药保护和技术转让的规定》(国家药品监督管理局,1999)<br>《仿制药品审批办法》(国家药品监督管理局,1999)<br>《进口药品管理办法》(国家药品监督管理局,1999)<br>《中华人民共和国药品管理法实施条例》(国务院,2002)<br>《药品注册管理办法(试行)》(国家药品监督管理局,2002)<br>《中华人民共和国行政许可法》(全国人民代表大会常务委员会,2003)<br>《药品注册管理办法》(国家食品药品监督管理局,2005,2007) | 新药由省级药品监管部门接收,国家药品监管部门受理;仿制药由省级药品监管部门受理;进口药由国家药品监管部门受理<br>国产药由省级药品监管部门受理;进口药由国家药品监管部门受理 | 除人体生物等效性试验外,均由国家药品监管部门审批 |
| 完善阶段 | 2015 年至今 | 《国务院关于改革药品医疗器械审评审批制度的意见》(国务院,2015)<br>《总局关于调整药品注册受理工作的公告》(国家食品药品监督管理总局,2017) | 国家药品监管部门委托药品审评部门受理 | 国家药品监管部门审批(人体生物等效性试验备案) |

1998 年 8 月,药品监管职能从卫生部剥离,卫生部药典委员会等 5 个单位更名,建制划转国家药品监督管理局(SDA);1999 年,SDA 对执行了 14 年的《新药审批办法》及《新生物制品审批办法》进行修订;办法中明确,国产新药申报(含临床研究和生产上市)的初审由省级药品监管部门负责,复审由国家药品监管部门负责;国产仿制药报送省级药品监管部门,除进行人体生物等效性试验外,其余由国家药品监管部门审核后发予批准文号;进口药品由国外制药厂商驻中国的办事机构或其在中国的注册代理报国家药品监管部门审批。

2002 年,《药品注册管理办法(试行)》(局令第 35 号)开始施行。办法要求,国产新药申请,应向所在地省、自治区、直辖市药品监督管理部门报送,省局完成形式审查后,将审查意见、考察报告及申报资料报送国家局进行审查,符合要求的予以受理,发给受理通知书;国产仿制药(已有国家标准药品)由省局受理、初审后报送国家局审评审批;进口药品申报资料直接报送国家局受理、审评、审批。

2003 年 3 月,SDA 增加食品、保健食品、化妆品等监管职能,更名为国家食品药品监督管理局(SFDA);2005 年修订的《药品注册管理办法》(局令第 17 号)规定新药一律改为省局受理,初审后将审查意见、核查报告及申报资料统一报送国家局,进口药品申报程序不变。

2013 年 3 月,SFDA 更名为国家食品药品监督管理总局(CFDA)。

4. **完善阶段**    国家药品监管部门受理,国家药品监管部门审批。

2015 年,国务院发布《国务院关于改革药品医疗器械审评审批制度的意见》(国发〔2015〕44 号),开始了药品审评审批制度的改革。2017 年 11 月发布了《总局关于调整药品注册受理工作的公告》(2017 年第 134 号),自 2017 年 12 月 1 日起,将药品注册申请改为国家药品监督管理部门集中受理,该变动在 2020 年的《药品注册管理办法》(局令第 27 号)中固化下来:辖区内药品 5 年 1 次再注册,及上市后的中等变更由省、自治区、直辖市药品监督管理部门负责外,其他药品注册申请的行政受理工作均由国家药品监管部门负责。

2018 年,药品监管部门进行机构调整,国家食品药品监督管理总局改为国家药品监督管理局(NMPA),划归新成立的国家市场监督管理总局。

机构调整后,国家药品监督管理局主管全国药品注册管理工作,负责建立药品注册管理工作体系和制度,制定药品注册管理规范,依法组织药品注册审评审批以及相关的监督管理工作。国家药品监督管理局药品审评中心负责药物临床试验申请、药品上市许可申请、补充申请和境外生产药品再注册申请等的审评。中国食品药品检定研究院、国家药典委员会、国家药品监督管理局食品药品审核查验中心、国家药品监督管理局药品评价中心、国家药品监督管理局行政事项受理服务和投诉举报中心、国家药品监督管理局信息中心等药品专业技术机构,承担依法实施药品注册管理所需的药品注册检验、通用名称核准、核查、监测与评价、制证送达以及相应的信息化建设与管理等相关工作。省、自治区、直辖市药品监督管理部门负责本行政区域内药品注册相关管理工作。

# 第二节　国家药品监督管理局

国家药品监督管理局是国家市场监督管理总局管理下的国家局,为副部级单位,主管全国药品监督管理工作。

### 一、国家药品监督管理局的主要职责

1. 负责药品(含中药、民族药,下同)、医疗器械和化妆品安全监督管理。拟订监督管理政策规划,组织起草法律法规草案,拟订部门规章,并监督实施;研究拟订鼓励药品、医疗器械和化妆品新技术新产品的管理与服务政策。

2. 负责药品、医疗器械和化妆品标准管理。组织制定、公布国家药典等药品、医疗器械标准,组织拟订化妆品标准,组织制定分类管理制度,并监督实施;参与制定国家基本药物目录,配合实施国家基本药物制度。

3. 负责药品、医疗器械和化妆品注册管理。制定注册管理制度,严格上市审评审批,完善审评审批服务便利化措施,并组织实施。

4. 负责药品、医疗器械和化妆品质量管理。制定研制质量管理规范并监督实施;制定生产质量管理规范并依职责监督实施;制定经营、使用质量管理规范并指导实施。

5. 负责药品、医疗器械和化妆品上市后风险管理。组织开展药品不良反应、医疗器械不良事件和化妆品不良反应的监测、评价和处置工作;依法承担药品、医疗器械和化妆品安全应急管理工作。

6. 负责执业药师资格准入管理。制定执业药师资格准入制度,指导监督执业药师注册工作。

7. 负责组织指导药品、医疗器械和化妆品监督检查。制定检查制度,依法查处药品、医疗器械和化妆品注册环节的违法行为,依职责组织指导查处生产环节的违法行为。

8. 负责药品、医疗器械和化妆品监督管理领域对外交流与合作,参与相关国际监管规则和标准的制定。

9. 负责指导省、自治区、直辖市药品监督管理部门工作。

10. 完成党中央、国务院交办的其他任务。

### 二、国家药品监督管理局的组成与部门职责

（一）组成

国家药品监督管理局的机构组成包括内设机构和直属单位(图 2-1),其中内设机构包括综合和规划财务司、政策法规司、药品注册管理司(中药民族药监督管理司)、药品监督管理司、医疗器械注册管理司、医疗器械监督管理司、化妆品监督管理司、科技和国际合作司(港澳台办公室)、人事司、机关党委、离退休干部局;直属单位包括药品审评中心、中国食品药品检定研究院、国家药典委员会、食品药品审核查验中心、药品评价中心(国家药品不良反应监测中心)、医疗器械技术审评中心、行政事项受理服务和投

诉举报中心、机关服务中心、信息中心、高级研修学院、执业药师资格认证中心、新闻宣传中心、中国健康传媒集团、中国食品药品国际交流中心、南方医药经济研究所、一四六仓库、中国药学会等。2020年12月,国家药品监督管理局分别在上海市和广东省深圳市建立药品审评检查长三角分中心、医疗器械技术审评检查长三角分中心和药品审评检查大湾区分中心、医疗器械技术审评检查大湾区分中心,支持医药企业研发创新,推进当地审评检查工作。

另外,国家药品监督管理局还负责指导省、自治区、直辖市药品监督管理部门工作。

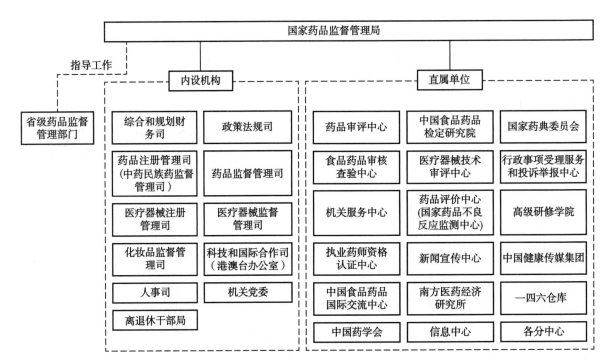

图 2-1    国家药品监督管理局机构组成

(二)部门职责

国家药品监督管理局内设机构和直属单位与药品审评与注册相关的主要如下。

### 1. 内设机构

(1)政策法规司:研究药品、医疗器械和化妆品监督管理重大政策;组织起草法律法规及部门规章草案;承担规范性文件的合法性审查工作;承担执法监督、行政复议、行政应诉、重大案件法制审核工作;承担行政执法与刑事司法衔接管理工作;承担普法宣传和涉及世界贸易组织的相关工作;承担全面深化改革的有关协调工作;承担疫苗质量管理体系(QMS)办公室日常工作。

(2)药品注册管理司(中药民族药监督管理司):组织拟订并监督实施国家药典等药品标准、技术指导原则,拟订并实施药品注册管理制度;监督实施药物非临床研究和临床试验质量管理规范、中药饮片炮制规范,实施中药品种保护制度;承担组织实施分类管理制度、检查研制现场、查处相关违法行为工作;参与制定国家基本药物目录,配合实施国家基本药物制度。

(3)药品监督管理司:组织拟订并依职责监督实施药品生产质量管理规范,组织拟订并指导实施经营、使用质量管理规范;承担组织指导生产现场检查、组织查处重大违法行为;组织质量抽查检验,定期发布质量公告;组织开展药品不良反应监测并依法处置;承担放射性药品、麻醉药品、毒性药品及精神药品、药品类易制毒化学品监督管理工作;指导督促生物制品批签发管理工作。

(4) 科技和国际合作司(港澳台办公室):组织研究实施药品、医疗器械和化妆品审评、检查、检验的科学工具和方法;研究拟订鼓励新技术新产品的管理与服务政策;拟订并监督实施实验室建设标准和管理规范、检验检测机构资质认定条件和检验规范;组织实施重大科技项目;组织开展国际交流与合作,以及与港澳台地区的交流与合作;协调参与国际监管规则和标准的制定。

**2. 直属单位**

(1) 国家药品监督管理局药品审评中心:职能介绍见本章第三节。

(2) 中国食品药品检定研究院:职能介绍见本章第四节。

(3) 国家药品监督管理局药品审核查验中心:职能介绍见本章第五节。

(4) 国家药典委员会:职能介绍见本章第六节。

(5) 国家药品监督管理局药品评价中心:职能介绍见本章第七节。

(6) 国家药品监督管理局行政事项受理服务和投诉举报中心:负责药品、医疗器械、化妆品行政事项的受理服务和审批结果相关文书的制作、送达工作;受理和转办药品、医疗器械、化妆品涉嫌违法违规行为的投诉举报;负责药品、医疗器械、化妆品行政事项受理和投诉举报相关信息的汇总、分析、报送工作;负责药品、医疗器械、化妆品重大投诉举报办理工作的组织协调、跟踪督办,监督办理结果反馈;参与拟订药品、医疗器械、化妆品行政事项和投诉举报相关法规、规范性文件和规章制度;负责投诉举报新型、共性问题的筛查和分析,提出相关安全监管建议;承担国家局执法办案、整治行动的投诉举报案源信息报送工作;承担国家局行政事项受理服务大厅的运行管理工作;参与国家局行政事项受理、审批网络系统的运行管理;承担国家局行政事项收费工作;参与药品、医疗器械审评审批制度改革以及国家局"互联网＋政务服务"平台建设、受理服务工作;指导协调省级药品监管行政事项受理服务及投诉举报工作;开展与药品、医疗器械、化妆品行政事项受理及投诉举报工作有关的国际(地区)交流与合作;承办国家局交办的其他事项。

(7) 国家药品监督管理局药品审评检查长三角分中心:协助国家药品监督管理局药品审评中心开展长三角区域内药品审评事前事中沟通指导及相关检查等工作;在国家药品监督管理局药品审评中心的统一管理下,协助开展长三角区域内药品注册申请的受理、审评工作;在国家药品监督管理局食品药品审核查验中心(国家疫苗检查中心)的统一管理下,协助开展长三角区域内药品注册申请相关核查、研制环节的有因检查工作;参与拟订药品注册管理相关法律法规和规范性文件;参与拟订相关药品技术审评规范、技术指导原则和检查制度规范、技术文件并组织实施;开展药品审评检查相关理论、技术、发展趋势及政策、法律问题研究;开展药品审评检查相关业务咨询、学术交流和国际(地区)交流与合作;承办国家药品监督管理局交办的其他事项,以及国家药品监督管理局药品审评中心、国家药品监督管理局食品药品审核查验中心(国家疫苗检查中心)交办的其他业务事项。

(8) 国家药品监督管理局药品审评检查大湾区分中心:协助国家药品监督管理局药品审评中心开展粤港澳大湾区区域内药品审评事前事中沟通指导及相关检查等工作;在国家药品监督管理局药品审评中心的统一管理下,协助开展粤港澳大湾区区域内药品注册申请的受理、审评工作;在国家药品监督管理局食品药品审核查验中心(国家疫苗检查中心)的统一管理下,协助开展粤港澳大湾区区域内药品注册申请相关核查、研制环节的有因检查工作;参与拟订药品注册管理相关法律法规和规范性文件;参与拟订相关药品技术审评规范、技术指导原则和检查制度规范、技术文件并组织实施;开展药品审评检查相关理论、技术、发展趋势及政策、法律问题研究;开展药品审评检查相关业务咨询、学术交流和国际(地区)交流与合作;承办国家药品监督管理局交办的其他事项,以及国家药品监督管理局药品审评中心、国家药品监督管理局食品药品审核查验中心(国家疫苗检查中心)交办的其他业务事项。

3. **省级药品监督管理部门**　省、自治区、直辖市药品监督管理部门负责本行政区域内以下药品注册相关管理工作。

(1) 境内生产药品再注册申请的受理、审查和审批。

(2) 药品上市后变更的备案、报告事项管理。

(3) 组织对药物非临床安全性评价研究机构、药物临床试验机构的日常监管及违法行为的查处。

(4) 参与国家药品监督管理局组织的药品注册核查、检验等工作。

(5) 国家药品监督管理局委托实施的药品注册相关事项。

# 第三节　国家药品监督管理局药品审评中心

国家药品监督管理局药品审评中心(简称药品审评中心,CDE)负责药物临床试验申请、药品上市许可申请、补充申请和境外生产药品再注册申请等的审评。2020年版《药品注册管理办法》中明确了"国家药品监督管理局持续推进审评审批制度改革,优化审评审批程序,提高审评审批效率,建立以审评为主导,检验、核查、监测与评价等为支撑的药品注册管理体系。"药品审评中心在新药的审评与注册中起到了关键的作用。

### 一、国家药品监督管理局药品审评中心的主要职责

1. 负责药物临床试验、药品上市许可申请的受理和技术审评。

2. 负责仿制药质量和疗效一致性评价的技术审评。

3. 承担再生医学与组织工程等新兴医疗产品涉及药品的技术审评。

4. 参与拟订药品注册管理相关法律法规和规范性文件,并组织实施拟订药品审评规范和技术指导原则。

5. 协调药品审评相关检查、检验等工作。

6. 开展药品审评相关理论、技术、发展趋势及法律问题研究。

7. 组织开展相关业务咨询服务及学术交流,开展药品审评相关的国际(地区)交流与合作。

8. 承担国家局ICH相关技术工作。

9. 承办国家局交办的其他事项。

### 二、国家药品监督管理局药品审评中心的组成与部门职责

#### （一）部门组成

国家药品监督管理局药品审评中心内设中心领导、业务管理处、办公室、质量管理处、人事处（老干部服务与管理处）、合规处、财务处、临床试验管理处、党委办公室、数据管理处、纪律检查室、中药民族药药学部、化药药学一部、化药药学二部、生物制品药学部、药理毒理学部、中药民族药临床部、化药临床一部、化药临床二部、生物制品临床部和统计与临床药理学部（图2-2）。

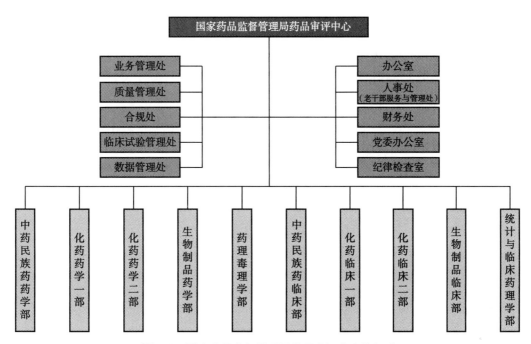

图 2-2　国家药品监督管理局药品审评中心的组成

#### （二）部门职责

1. **业务管理处**　负责药品申请受理；负责审评资料管理；负责审评任务的综合管理；负责协调与注册申请人的沟通交流和业务咨询；负责审评专家咨询委员会的相关工作；承办中心交办的其他事项。

2. **办公室**　负责中心行政事务和综合协调工作等；承办中心交办的其他事项。

3. **质量管理处**　组织拟订中心管理制度等规范性文件并监督实施；组织拟订药品审评技术指导原则；承担药品审评质量管理；承担药品审评相关法务工作；承担复审组织工作；承担药品审评科研课题管理；组织开展相关理论研究；承担国家局ICH相关技术工作；承担药品监管科学研究相关工作；承办中心交办的其他事项。

4. **人事处（老干部服务与管理处）**　拟订中心人事管理、干部监督制度及人才队伍建设规划并组织实施等；承办中心交办的其他事项。

5. **合规处**　承担与药品审评相关的检查、检验等合规性审查的沟通协调，并提出处理建议；承办中心交办的其他事项。

6. **财务处**　承担中心事业发展所需资金的保障与筹措等；承办中心交办的其他事项。

7. **临床试验管理处**  负责药物临床试验登记与信息公示平台的信息审核等相关工作;负责组织与药品审评相关的药物临床试验期间非预期严重不良反应及药物研发期间安全性更新报告的接收、分析和评估;负责拟订并实施相关技术性文件;承办中心交办的其他事项。

8. **党委办公室**  承担中心党委日常工作等;承办中心党委交办的其他事项。

9. **数据管理处**  负责药品审评信息化相关工作;承办中心交办的其他事项。

10. **纪律检查室**  承担中心纪委日常工作等;承办中心党委、纪委交办的其他事项。

11. **中药民族药药学部**  负责中药民族药、天然药物临床试验申请、上市申请、进口再注册申请、相关补充申请及其他申请的药学技术审评工作;负责拟订并实施相关技术审评指导原则;承办中心交办的其他事项。

12. **化药药学一部**  负责化学药物新药、改良型新药和原研药品未在国内上市的仿制药、原研进口药临床试验申请、上市申请及其他申请的药学技术审评工作;负责拟订并实施相关技术审评指导原则;承办中心交办的其他事项。

13. **化药药学二部**  负责化学药物原研药品已在国内上市的仿制药临床试验申请、上市申请,化学药物进口再注册申请、相关补充申请及其他申请的药学技术审评工作;负责拟订并实施相关技术审评指导原则;承办中心交办的其他事项。

14. **生物制品药学部**  负责生物制品临床试验申请、上市申请、进口再注册申请、相关补充申请及其他申请的药学技术审评;负责血源筛查诊断试剂的临床试验申请、上市申请、进口再注册申请、相关补充申请及其他申请的药学技术审评;负责拟订并实施相关技术审评指导原则;承办中心交办的其他事项。

15. **药理毒理学部**  负责各类药物临床试验申请、上市申请、进口再注册申请、相关补充申请及其他申请的药理毒理学技术审评;负责拟订并实施相关技术审评指导原则;承办中心交办的其他事项。

16. **中药民族药临床部**  负责中药民族药、天然药物临床试验申请、上市申请、进口再注册申请、相关补充申请及其他申请的临床技术审评;负责拟订并实施相关技术审评指导原则;承办中心交办的其他事项。

17. **化药临床一部**  负责精神疾病药物、镇痛药及麻醉药、内分泌疾病药物、风湿免疫病药物、呼吸系统疾病药物、抗过敏药物、抗肿瘤药物、血液病药物、医学影像学用药等化学药物和治疗用生物制品(血液制品、基因治疗产品、细胞治疗产品除外)临床试验申请、上市申请、相关补充申请、进口再注册申请及其他申请的临床技术审评;负责拟订并实施相关技术审评指导原则;承办中心交办的其他事项。

18. **化药临床二部**  负责神经系统疾病药物、循环系统疾病药物、泌尿系统疾病药物、生殖系统疾病药物、消化系统疾病药物、抗感染药物、调节电解质酸碱平衡药物及营养药、扩容药、皮肤科及五官科疾病药物、器官移植用药、外科用药等化学药物和治疗用生物制品(血液制品、基因治疗产品、细胞治疗产品除外)临床试验申请、上市申请、相关补充申请、进口再注册申请及其他申请的临床技术审评;负责拟订并实施相关技术审评指导原则;承办中心交办的其他事项。

19. **生物制品临床部**  负责预防用生物制品、血液制品及新型医疗产品(基因治疗、细胞治疗及其他再生医学与组织工程中涉及药品的产品)临床试验申请、上市申请、进口再注册申请、相关补充申请及其他申请的临床技术审评;负责拟订并实施相关技术审评指导原则;承办中心交办的其他事项。

20.　统计与临床药理学部　负责各类药物临床试验申请、上市申请、进口再注册申请、相关补充申请及其他申请的生物统计学、临床药理学及生物等效性试验的技术审评;承办中心交办的其他事项。

# 第四节　中国食品药品检定研究院

中国食品药品检定研究院(简称中检院),前身是 1950 年成立的中央人民政府卫生部药物食品检验所和生物制品检定所。中检院是国家药品监督管理局的直属事业单位,是国家检验药品、生物制品质量的法定机构和最高技术仲裁机构,依法承担实施药品、生物制品、医疗器械、食品、保健食品、化妆品、实验动物、包装材料等多领域产品的审批注册检验、进口检验、监督检验、安全评价及生物制品批签发,负责国家药品、医疗器械标准物质和生产检定用菌毒种的研究、分发和管理,开展相关技术研究工作。

### 一、中国食品药品检定研究院的主要职责

1. 承担食品、药品、医疗器械、化妆品及有关药用辅料、包装材料与容器(以下统称为食品药品)的检验检测工作;组织开展药品、医疗器械、化妆品抽验和质量分析工作;负责相关复验、技术仲裁;组织开展进口药品注册检验以及上市后有关数据收集分析等工作。

2. 承担药品、医疗器械、化妆品质量标准、技术规范、技术要求、检验检测方法的制修订以及技术复核工作;组织开展检验检测新技术新方法新标准研究;承担相关产品严重不良反应、严重不良事件原因的实验研究工作。

3. 负责医疗器械标准管理相关工作。

4. 承担生物制品批签发相关工作。

5. 承担化妆品安全技术评价工作。

6. 组织开展有关国家标准物质的规划、计划、研究、制备、标定、分发和管理工作。

7. 负责生产用菌毒种、细胞株的检定工作;承担医用标准菌毒种、细胞株的收集、鉴定、保存、分发和管理工作。

8. 承担实验动物饲育、保种、供应和实验动物及相关产品的质量检测工作。

9. 承担食品药品检验检测机构实验室间比对以及能力验证、考核与评价等技术工作。

10. 负责研究生教育培养工作;组织开展对食品药品相关单位质量检验检测工作的培训和技术指导。

11. 开展食品药品检验检测国际(地区)交流与合作。

12. 完成国家局交办的其他事项。

二、中国食品药品检定研究院的组成与部门职责

(一) 组成

中国食品药品检定研究院内设办公室、综合业务处、食品检定所、技术监督中心、中药民族药检定所、化学药品检定所、生物制品检定所、化妆品检定所、医疗器械检定所、体外诊断试剂检定所、药用辅料和包装材料检定所、实验动物资源研究所、标准物质和标准化管理中心、安全评价研究所、医疗器械标准管理研究所、化妆品安全技术评价中心、仪器设备管理中心、检验机构能力评价研究中心(质量管理中心)、科研管理处、人事处、教育培训中心(研究生院)、后勤服务中心(基建处)、国际合作处(港澳台办公室)、党委办公室、纪律检查室、计划财务处、信息中心(档案室)、离退休干部处、安全保卫处。

(二) 部门职责

1. **办公室**  负责院行政事务和综合协调工作;承办院交办的其他事项。

2. **综合业务处**  组织协调全院检验检测业务工作;承办院交办的其他事项。

3. **食品检定所**  承担食品相关检验检测工作;承办院交办的其他事项。

4. **技术监督中心**  拟订药品、医疗器械、化妆品年度国家级监督抽验方案,并按要求组织实施,汇总、分析和上报监督抽验数据,拟订医疗器械质量公告草案;承办院交办的其他事项。

5. **中药民族药检定所**  承担中药(含天然药物,下同)、民族药相关检验检测工作;负责中药、民族药安全监管所需的相关复验和技术仲裁等工作;组织开展进口天然药物注册检验以及质量标准复核等工作;承担中药、民族药质量标准的制修订以及相关技术复核工作;承担中药、民族药标准物质研究和标定工作;开展中药、民族药检验检测、质量标准等相关新方法、新技术研究;负责中药、民族药标本的收集、鉴定、整理及中药标本馆管理工作;承担世界卫生组织传统医药合作中心的日常工作;承办院交办的其他事项。

6. **化学药品检定所**  承担化学药品相关检验检测工作;负责化学药品安全监管所需的相关复验和技术仲裁等工作;组织开展进口化学药品注册检验以及质量标准复核等工作;承担化学药品质量标准的制修订以及相关技术复核工作;承担化学药品标准物质研究和标定工作;开展化学药品检验检测、质量标准等相关新方法、新技术研究;承担仿制药质量相关技术研究和检验检测工作;承担国家麻醉品检定实验室、世界卫生组织药品质量保证中心的日常管理工作;承办院交办的其他事项。

7. **生物制品检定所**  承担生物制品相关检验检测工作;负责生物制品安全监管所需的相关复验和技术仲裁等工作;组织开展进口生物制品注册检验以及质量标准复核等工作;承担生物制品质量标准的制修订以及相关技术复核工作;承担生物制品批签发相关检验、资料审核等具体技术工作;承担生物制品标准物质研究和标定工作;承担生物制品生产用菌毒种、细胞株的检定以及医用标准菌毒种、细胞株的收集、鉴定、保存、分发和管理工作;开展生物制品检验检测、质量标准等相关新方法、新技术研究;承担世界卫生组织生物制品标准化和评价合作中心、国家病毒性肝炎研究中心、中国医学细菌菌种保藏管理中心日常管理工作;承办院交办的其他事项。

8. **化妆品检定所**  承担化妆品相关检验检测工作;负责化妆品安全监管所需的相关复验和技术

仲裁等工作;参与制订化妆品风险监测、风险评估计划并组织实施;承担化妆品标准物质研究和标定工作;开展化妆品检验检测新方法、新技术研究,组织开展化妆品动物替代实验方法研究验证工作;承担化妆品质量安全标准和技术规范制修订相关研究工作;承担化妆品标准委员会秘书处和风险监测秘书处工作;承办院交办的其他事项。

9. **医疗器械检定所**　承担医疗器械(不含体外诊断试剂,本部分下同)的相关检验检测工作;组织开展医疗器械安全监管所需的相关复验和技术仲裁等工作;承担医疗器械质量标准、产品技术要求的制修订及技术复核工作;承担医疗器械标准物质研究和标定工作;开展医疗器械检验检测、质量控制以及技术要求等相关新方法、新技术研究;承办院交办的其他事项。

10. **体外诊断试剂检定所**　承担体外诊断试剂的相关检验检测和批签发工作;组织开展体外诊断试剂安全监管所需的相关复验和技术仲裁等工作;承担体外诊断试剂质量标准及产品技术要求的技术复核工作;开展体外诊断试剂标准物质研究和标定工作;开展体外诊断试剂检验检测、质量控制以及技术要求等相关新方法、新技术研究;承办院交办的其他事项。

11. **药用辅料和包装材料检定所**　承担食品药品有关药用辅料、包装材料与容器的检验检测工作,负责相关复验和技术仲裁等工作;承担有关药用辅料、包装材料与容器的质量标准、技术要求的制修订以及相关技术复核工作;承担有关药用辅料、包装材料与容器标准物质的研究和标定工作;开展药用辅料、包装材料与容器检验检测、质量控制的新方法、新技术以及相关新材料研究;承办院交办的其他事项。

12. **实验动物资源研究所**　承担实验动物饲育、保种和供应工作;负责动物实验管理及相关条件保障工作;承担实验动物质量和相关环境设施与设备检测工作;承担动物源性产品安全性检测、病毒去除和灭活效果验证工作;开展遗传修饰动物和动物模型研发工作;开展与实验动物饲育、保种、质量评价以及动物实验等相关新标准、新方法和新技术研究;承担国家啮齿类实验动物种子中心、国家实验动物质量检测中心的日常工作;承办院交办的其他事项。

13. **标准物质和标准化管理中心**　负责药品、医疗器械、化妆品及有关包装材料与容器的标准物质管理工作;组织开展相关标准物质计划、研究、制备、标定、审核、分发和质量监测等工作;开展标准物质相关新方法、新技术及其标准化研究工作;承办院交办的其他事项。

14. **安全评价研究所**　组织开展食品药品相关药理毒理安全性实验研究工作;开展与药理毒理相关非临床安全性检测的新技术、新方法研究;组织开展药品、化妆品严重不良反应以及由包装材料、容器和药用辅料引起的严重不良反应、医疗器械严重不良事件原因的非临床实验研究;承担对总局认可的非临床安全评价检验检测机构的业务指导和相关技术人员的培训工作;承办院交办的其他事项。

15. **医疗器械标准管理研究所**　承担国家药品监督管理局医疗器械标准管理中心日常工作;承办院交办的其他事项。

16. **化妆品安全技术评价中心**　负责组织特殊用途化妆品及化妆品新原料安全技术评价工作;承办院交办的其他事项。

17. **仪器设备管理中心**　制订院仪器设备发展规划及年度购置计划并组织实施;承办院交办的其他事项。

18. **检验机构能力评价研究中心(质量管理中心)**　负责院质量管理体系的日常管理工作;承办院交办的其他事项。

19. **科研管理处**　负责全院科研活动的组织管理工作;承办院交办的其他事项。

20. **人事处**　拟订院人事管理、干部监督制度及人才队伍建设规划并组织实施;承办院交办的其他事项。

21. **教育培训中心(研究生院)**　负责组织管理院培训工作;承办院交办的其他事项。

22. **后勤服务中心(基建处)**　负责院后勤服务保障工作;承办院交办的其他事项。

23. **国际合作处(港澳台办公室)**　负责院外事综合管理工作;承办院交办的其他事项。

24. **党委办公室**　承担院党委日常工作;承办院党委交办的其他事项。

25. **纪律检查室**　承担院纪委日常工作;承办院党委、纪委交办的其他事项。

26. **计划财务处**　拟订院财务管理制度并组织实施;承办院交办的其他事项。

27. **信息中心(档案室)**　负责院信息化建设工作;承办院交办的其他事项。

28. **离退休干部处**　承担院离退休干部服务管理工作;承办院交办的其他事项。

29. **安全保卫处**　承担院安全保卫和秩序维护工作;承办院交办的其他事项。

# 第五节　国家药品监督管理局食品药品审核查验中心

国家药品监督管理局食品药品审核查验中心(CFDI)是国家药品监督管理局直属事业单位,主要承担药品注册过程的审核查验工作。

### 一、国家药品监督管理局食品药品审核查验中心的主要职责

1. 组织制定修订药品、医疗器械、化妆品检查制度规范和技术文件。

2. 承担药物非临床研究质量管理规范认证检查及相关监督检查,药物临床试验机构监督检查。承担药品注册核查和研制、生产环节的有因检查。承担药品境外检查。

3. 承担疫苗研制、生产环节的有因检查,疫苗、血液制品的生产巡查。承担疫苗境外检查。

4. 承担医疗器械临床试验监督抽查和研制、生产环节的有因检查。承担医疗器械境外检查。

5. 承担特殊化妆品注册、化妆品新原料注册备案核查及相关有因检查,生产环节的有因检查。承担化妆品和化妆品新原料境外检查。

6. 承担国家级职业化专业化药品、医疗器械、化妆品检查员管理。指导省级职业化专业化药品、医疗器械、化妆品检查员管理工作。

7. 指导省、自治区、直辖市药品检查机构质量管理体系建设工作并开展评估。

8. 开展检查理论、技术和发展趋势研究、学术交流、技术咨询以及国家级检查员等培训工作。

9. 承担药品、医疗器械、化妆品检查的国际(地区)交流与合作。

10. 承担国家市场监督管理总局委托的食品检查工作。

11. 承办国家局交办的其他事项。

## 二、国家药品监督管理局食品药品审核查验中心的组成与部门职责

### (一)组成

国家药品监督管理局食品药品审核查验中心内设办公室、综合业务处(质量管理处)、信息管理处、检查一处、检查二处、检查三处、检查四处、检查五处、检查六处、人事处(党委办公室)、财务处。

### (二)部门职责

1. **办公室** 负责中心行政事务和综合协调工作;承办中心交办的其他事项。

2. **综合业务处(质量管理处)** 负责中心检查业务的综合管理和质量管理体系的日常管理;承办中心交办的其他事项。

3. **信息管理处** 负责中心信息系统、数据库及网站的建设管理工作;承办中心交办的其他事项。

4. **检查一处** 组织制修订药物、医疗器械临床试验相关检查制度规范和技术文件。组织开展药物临床试验机构监督检查。组织开展药物临床试验注册核查、有因检查。组织开展医疗器械临床试验的监督抽查、有因检查。开展相关领域境外检查、国际(地区)交流合作及相关技术研究。承担药物、医疗器械临床试验机构备案系统日常维护和管理。承担相关领域国家级检查员管理工作。承办中心交办的其他事项。

5. **检查二处** 组织制修订药物非临床研究相关检查制度规范和技术文件。组织开展药品注册相关的药理毒理学研究及生物等效性试验现场核查、有因检查。组织开展药物非临床研究质量管理规范认证检查及相关监督检查。开展相关领域境外检查、国际(地区)交流合作及相关技术研究。承担药物非临床安全性评价研究机构信息平台日常维护和管理。承担相关领域国家级检查员管理工作。承办中心交办的其他事项。

6. **检查三处** 组织制修订生物制品检查制度规范和技术文件。组织开展生物制品注册相关的药学研制、生产现场核查。承担生物制品药学研制、生产环节的有因检查。承担疫苗、血液制品的生产巡查。组织相关药物警戒检查。开展相关领域境外检查、国际(地区)交流合作及相关技术研究。承担相关领域国家级检查员管理工作。承办中心交办的其他事项。

7. **检查四处** 组织制修订化学药品、中药检查制度规范和技术文件。组织开展化学药品、中药注册相关的药学研制、生产现场核查。承担化学药品、中药药学研制、生产环节的有因检查。开展相关领域境外检查、国际(地区)交流合作及相关技术研究。承担相关领域国家级检查员管理工作。承办中心交办的其他事项。

8. **检查五处** 组织制修订医疗器械检查制度规范和技术文件。组织开展医疗器械临床试验用产品的监督抽查及研制、生产环节的有因检查。开展相关领域境外检查、国际(地区)交流合作及相关技术研究。承担相关领域国家级检查员管理工作。承办中心交办的其他事项。

9. **检查六处** 组织制修订化妆品检查制度规范和技术文件。组织开展特殊化妆品注册、化妆品新原料注册备案核查及相关有因检查,生产环节的有因检查。开展相关领域境外检查、国际(地区)交

流合作及相关技术研究。承担相关领域国家级检查员管理工作。指导实施药品、医疗器械经营和使用质量管理规范检查的技术工作。承担市场监管总局委托的食品相关检查工作。承办中心交办的其他事项。

10. **人事处(党委办公室)** 负责中心党组织建设和人事管理工作;承办中心交办的其他事项。

11. **财务处** 负责中心财务管理工作;承办中心交办的其他事项。

# 第六节  国家药典委员会

国家药典委员会(原名为卫生部药典委员会)成立于1950年,根据《中华人民共和国药品管理法》的规定,负责组织编纂《中国药典》(ChP)及制定、修订国家药品标准,是法定的国家药品标准工作专业管理机构。

## 一、国家药典委员会的主要职责

1. 组织编制、修订和编译《中国药典》及配套标准。

2. 组织制定修订国家药品标准。参与拟订有关药品标准管理制度和工作机制。

3. 组织《中国药典》收载品种的医学和药学遴选工作。负责药品通用名称命名。

4. 组织评估《中国药典》和国家药品标准执行情况。

5. 开展药品标准发展战略、管理政策和技术法规研究。承担药品标准信息化建设工作。

6. 开展药品标准国际(地区)协调和技术交流,参与国际(地区)间药品标准适用性认证合作工作。

7. 组织开展《中国药典》和国家药品标准宣传培训与技术咨询,负责《中国药品标准》等刊物编辑出版工作。

8. 负责药典委员会各专业委员会的组织协调及服务保障工作。

9. 承办国家局交办的其他事项。

## 二、国家药典委员会的组成与部门职责

### (一) 组成

国家药典委员会的常设办事机构实行秘书长负责制,下设办公室、业务综合处(质量管理处)、中药处、化学药品处、生物制品处、通则辅料包材处、人事党务处(纪律检查室)、财务处、信息管理处(编辑部)等处室(图2-3)。

### (二) 部门职责

国家药典委员会根据业务工作分类将职责分工对应着不同的责任处室,具体部门职责见表2-2。

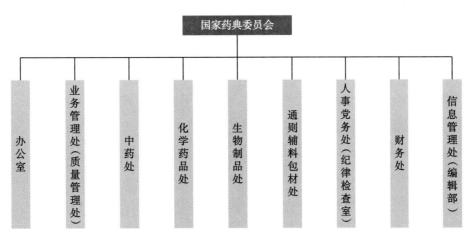

图 2-3　国家药典委员会的组织机构

表 2-2　国家药典委员会各部门职责

| 职责 | 责任处室 | 责任事项落实责任制 |
|---|---|---|
| 药品标准制定 | 业务管理处 | 在与企业沟通药品标准制修订程序中明确岗位职责和廉政风险点；杜绝在药品名称命名发生不公正或不廉洁行为；杜绝在药典品种遴选过程中发生不公正或不廉政行为；在上述工作程序中落实有效监督 |
| 药品名称命名(其中中药仅包括上市后中成药修改名称) | | |
| 药典品种遴选 | | |
| 药品标准科研项目的管理 | 各业务处室、财务处 | 合理分配使用；落实使用过程中的有效监督，落实责任制 |
| 药典委员的遴选、聘任 | 各业务处室 | 公正合理遴选、聘任药典委员和专家，落实责任制 |
| 财务管理 | 财务处 | 按照财务制度办理，落实责任制 |
| 人事管理、党风廉政、纪检监察、工会工作 | 人事党务处 | 按照人事管理规定落实责任制 |
| 信息化建设 | 信息管理处 | 按规章制度办事，落实责任制 |
| 日常采购、办公楼维修、物业管理、车辆管理 | 办公室 | 加强票据、合同管理，按财务规定办理，落实责任制 |

# 第七节　国家药品监督管理局药品评价中心

　　国家药品监督管理局药品评价中心是国家药品监督管理局的直属事业单位，经中央机构编制委员会办公室批准，2006 年 6 月起加挂"国家药品不良反应监测中心"牌子。

### 一、国家药品监督管理局药品评价中心的主要职责

1. 组织制定修订药品不良反应、医疗器械不良事件、化妆品不良反应监测与上市后安全性评价以及药物滥用监测的技术标准和规范。

2. 组织开展药品不良反应、医疗器械不良事件、化妆品不良反应、药物滥用监测工作。

3. 开展药品、医疗器械、化妆品的上市后安全性评价工作。

4. 指导地方相关监测与上市后安全性评价工作；组织开展相关监测与上市后安全性评价的方法研究、技术咨询和国际（地区）交流合作。

5. 参与拟订、调整国家基本药物目录。

6. 参与拟订、调整非处方药目录。

7. 承办国家局交办的其他事项。

### 二、国家药品监督管理局药品评价中心的组成与部门职责

#### （一）组成

国家药品监督管理局药品评价中心内设办公室（人事党务处）、综合业务处、化学药品监测和评价部、生物制品监测和评价部、中药监测和评价部、医疗器械监测和评价部、化妆品监测和评价部、科研和信息管理处、党委纪委办公室（人事处）。

#### （二）部门职责

1. **办公室** 负责中心行政事务和综合协调工作；承办中心交办的其他事项。

2. **综合业务处** 负责中心业务工作的综合协调和组织管理；承办中心交办的其他事项。

3. **化学药品监测和评价部** 承担化学药品不良反应监测与上市后安全性评价工作。参与拟订、调整国家基本药物目录。承办中心交办的其他事项。

4. **中药监测和评价部** 承担中药、民族药及天然药物不良反应监测与安全性评价工作。组织开展非处方药转换评价工作，参与拟订、调整非处方药品种目录。承办中心交办的其他事项。

5. **生物制品监测和评价部** 承担疫苗疑似预防接种异常反应监测数据分析与评价工作。承担生物制品不良反应监测与上市后安全性评价工作。承担药物滥用监测工作。承办中心交办的其他事项。

6. **医疗器械监测和评价部** 承担医疗器械不良事件监测与上市后安全性评价工作。承办中心交办的其他事项。

7. **化妆品监测和评价部** 承担化妆品不良反应监测与上市后安全性评价工作。承办中心交办的其他事项。

8. **科研和信息管理处** 负责中心科研活动的组织管理。承办中心交办的其他事项。

9. **党委纪委办公室（人事处）** 负责中心党委、纪委日常工作。承办中心交办的其他事项。

# 本 章 小 结

　　本章重点介绍了我国药品审评与注册行政管理体系中各机构的职能及组成。其中国家药品监督管理局主管全国药品注册管理工作,负责建立药品注册管理工作体系和制度,制定药品注册管理规范,依法组织药品注册审评审批以及相关的监督管理工作。国家药品监督管理局药品审评中心、中国食品药品检定研究院、国家药典委员会、国家药品监督管理局食品药品审核查验中心、国家药品监督管理局药品评价中心等专业技术机构分别承担依法实施药品注册管理所需的审评、检验、通用名称核准、核查、监测与评价等相关工作。

**(何俏军)**

# 第三章 新药审评与注册法律体系

**学习目标**

1. 掌握国内新药审评与注册相关法律法规；ICH 指导原则的类别及制定程序。
2. 熟悉世界主要国家和地区新药审评与注册监督管理部门法规。

药品安全事关人民群众身体健康和生命安全，事关健康中国建设，是重大的基本民生问题。药品审评决定的是与否、快与慢，直接关系到药品的安全、有效和质量可控，关系到公众用药的可及性，关系到医药产业的创新和发展，关系到医药产业的国际竞争力。药品审评与注册作为国家设立的药品市场准入的前置性管理制度，是通过药品注册实现药品上市的事前管理，尽管各国由于社会经济制度不同而采用不同的注册管理模式，但其管理的出发点与核心是通过药品上市许可保障人体用药安全，而药品注册管理采用规范的法定程序控制药品准入，从而对进入市场的药品数量和质量起到关键的调控作用。因此，世界各国的药品审评与注册管理都在实践中不断探索，以寻求不断获得新药和保障群众安全用药的平衡点。新药审评与注册作为药品监督管理工作的重要组成部分，必然要纳入法制轨道。从我国首部《药品管理法》颁布实施以来，我国新药审评与注册相关的法律法规也在不断补充和完善。药品审评审批工作中鼓励创新、突出申请人和上市许可持有人责任主体地位、优化审评审批程序、加快"好药新药"上市的特征愈发明显。新药审评与注册相关的法律法规不仅包括立法机构制定的各类药品管理法律法规，还包括了药品监管部门颁布的指导原则。

## 第一节 药品管理法律法规

我国的法律体系是以宪法为统帅，以法律为主干，以行政法规和地方性法规为重要组成部分。具体到药品领域的立法形式主要包括法律、行政法规和部门规章。法律，由全国人民代表大会（常务委员会）审议通过并颁布，一般以中华人民共和国开头，比如《中华人民共和国药品管理法》。另外像《中华人民共和国疫苗管理法》《中华人民共和国中医药法》也是由全国人民代表大会（常务委员会）审议颁布，与《中华人民共和国药品管理法》具有同级别的法律地位。行政法规，由国务院颁布，常以实施条例作结尾，如《中华人民共和国药品管理法实施条例》。部门规章,由国务院各部委、直属机构等制定发布实施,具体到药品领域,就是由国家市场监督管理总局制定发布,如《药品注册管理办法》《药物非临床研究质量管理规范》《药物临床试验质量管理规范》等。

### 一、药品管理法律法规体系

我国药品注册法律法规体系由法律、法规、部门规章和规范性文件构成,包括《中华人民共和国药品管理法》《中华人民共和国中医药法》《中华人民共和国疫苗管理法》《中华人民共和国药品管理法实施条例》《药品注册管理办法》等。其中《中华人民共和国药品管理法》是药品注册法规体系中的上位法,属于我国药事法律体系的核心,是最基本、最直接的法律依据。

#### (一)《中华人民共和国药品管理法》

1978 年卫生部制定了《药政管理条例(试行)》,是《药品管理法》的早期雏形。1984 年我国出台了《中华人民共和国药品管理法》(1985 年 7 月 1 日起施行),成为我国第一部药品注册评审的法律。2019 年 8 月 26 日,新修订的《中华人民共和国药品管理法》经第十三届全国人民代表大会常务委员会第十二次会议表决通过,为现行药品管理法(于 2019 年 12 月 1 日起施行),是我国药品管理的基本法。

《中华人民共和国药品管理法》共十二章:第一章总则,包括第 1~15 条;第二章药品研制和注册,包括第 16~29 条;第三章药品上市许可持有人,包括第 30~40 条;第四章药品生产,包括第 41~50 条;第五章药品经营,包括第 51~68 条;第六章医疗机构药事管理,包括第 69~76 条;第七章药品上市后管理,包括第 77~83 条;第八章药品价格和广告,包括第 84~91 条;第九章药品储备和供应,包括第 92~97 条;第十章监督管理,包括第 98~113 条;第十一章法律责任,包括第 114~151 条;第十二章附则,包括第 152~155 条。

2019 年新修订的药品管理法修改内容涉及 45 处,明确体现了药品管理应当以人民健康为中心的立法目的,主要集中在调整假药劣药范围、鼓励研究和创制新药、新增药品上市许可持有人制度、允许网络销售处方药、加重违法行为惩处力度等方面。主要内容包括:

1. 明确药品管理应当以人民健康为中心,坚持风险管理、全程管控、社会共治原则,围绕鼓励创新、全生命周期管理要求,作出药品上市许可持有人、药品追溯、药物警戒、药品安全信息统一公布、处罚到人等多项重大制度创新,对药品研制、注册、生产、经营、使用、上市后管理以及药品价格和广告、储备和供应、监督管理、法律责任等作出全面规定。

2. 建立了全新的药品上市许可持有人制度,药品上市许可持有人可以是取得药品注册证书的企业,也可以是药品研制机构等;可以自行生产药品,也可以委托药品生产企业生产。药品上市许可持有人对药品全生命周期承担主体责任。

3. 网售处方药合法化,明确了一定条件下,允许网络销售处方药,但仍禁止销售疫苗、血液制品、麻醉药品、精神药品、医疗用毒性药品、放射性药品等多种特殊管理类药品。

4. 强化动态监管,取消《药品生产质量管理规范》(GMP)认证和《药品经营质量管理规范》(GSP)认证,药品监督管理部门随时对 GMP、GSP 等执行情况进行检查,企业的 GMP、GSP 标准执行情况将直接与药品生产许可和经营许可挂钩。

5. 完善药品安全责任制度,明确企业主体责任,加强事中事后监管,重典治乱,严惩重处违法行为。

现行的《中华人民共和国药品管理法》明确了药品监督管理部门的执法主体地位,增加了实践中行之有效的和新的药品监督管理制度,对从事药品研制、生产、经营、使用和监督管理的单位和个人应遵守的内容作了原则性规定。

（二）《中华人民共和国中医药法》

为继承和弘扬中医药,促进中医药事业发展,保护人民健康,中华人民共和国第十二届全国人民代表大会常务委员会第二十五次会议于 2016 年 12 月 25 日通过《中华人民共和国中医药法》,自 2017 年 7 月 1 日起施行。

《中华人民共和国中医药法》共九章:第一章总则,包括第 1~10 条;第二章中医药服务,包括第 11~20 条;第三章中药保护与发展,包括第 21~32 条;第四章中医药人才培养,包括第 33~37 条;第五章中医药科学研究,包括第 38~41 条;第六章中医药传承与文化传播,包括第 42~46 条;第七章保障措施,包括第 47~52 条;第八章法律责任,包括第 53~59 条;第九章附则,包括第 60~63 条。

中医药法的制定总体思路主要有以下几点:一是大力发展中医药事业,充分发挥中医药在医药卫生事业中的作用;二是遵循中医药发展规律,建立符合中医药特点的管理制度,保持和发挥中医药特色和优势;三是坚持扶持与规范并重,在推动中医药事业发展的同时,注意预防和控制风险,保障医疗服务和用药安全;四是处理好与《执业医师法》《药品管理法》等法律的关系。

中医药是中华民族的瑰宝,是我国医药卫生体系的特色和优势,是国家医药卫生事业的重要组成部分。中医药法针对中医药自身的特点,改革完善了中医医师、诊所和中药等管理制度,有利于保持和发挥中医药特色和优势,促进中医药事业发展。其主要内容包括:

1. 明确中医药事业的重要地位和发展方针。一是明确"中医药"是包括汉族和少数民族医药在内的我国各民族医药的统称,中医药事业是我国医药卫生事业的重要组成部分;二是明确国家大力发展中医药事业,实行中西医并重的方针,建立符合中医药特点的管理制度;三是明确发展中医药事业应当遵循中医药发展规律,坚持继承和创新相结合,保持和发挥中医药特色和优势;四是明确国家鼓励中医西医相互学习,相互补充,协调发展,发挥各自优势,促进中西医结合。

2. 建立符合中医药特点的管理制度。中医药是反映中华民族对生命、健康和疾病的认识,具有悠久历史传统和独特理论及技术方法的医药学体系。正因为中医药具有鲜明的特色,所以需要建立符合中医药特点的管理制度。

3. 加大对中医药事业的扶持力度。我国中医药事业发展取得了显著成就,但是与人民群众的中医药服务需求相比,中医药资源总量仍然不足,中医药服务能力仍然薄弱。为此,中医药法进一步加大对中医药事业的扶持力度,包括建立健全中医药管理体系,发展中医药教育,加强中医药科学研究,促进中医药传承与文化传播。此外,还明确国家采取措施,加大对少数民族医药传承创新、应用发展和人才培养的扶持力度,统筹推进中医药事业发展。

4. 加强对中医医疗服务和中药生产经营的监管。针对中医药行业中存在的服务不规范、中药材质量下滑等问题,中医药法作了有针对性的规定,包括明确开展中医药服务应当符合中医药服务基本要求,加强对中医医疗广告管理;明确国家制定中药材种植养殖、采集、贮存和初加工的技术规范、标准,加强对中药材生产流通全过程的质量监督管理,保障中药材质量安全。加强中药材质量监测,建立中药材流通追溯体系和进货查验记录制度。鼓励发展中药材规范化种植养殖,严格管理农业投入品的使用,禁止在中药材种植过程中使用剧毒、高毒农药等。

5. 加大对中医药违法行为的处罚力度。针对中医诊所和中医医师非法执业、医疗机构违法炮制中药饮片、违法配制中药制剂、违法发布中医医疗广告等违法行为规定了明确的法律责任,特别是对在中药材种植过程中使用剧毒、高毒农药的违法行为,明确了严厉的处罚,保证人民群众用药安全。

《中华人民共和国中医药法》第一次从法律层面明确了中医药的重要性、发展方针和扶持措施,为中医药事业发展提供了法律保障。中医药法的施行有利于规范中医药执业行为,保障医疗安全和中药质量,同时有利于保持和发挥中医药特色和优势,促进中医药事业发展。

（三）《中华人民共和国疫苗管理法》

2005年国务院出台了《疫苗流通和预防接种管理条例》,并于2016年进行了修订。为加强疫苗管理,保证疫苗质量和供应,规范预防接种,促进疫苗行业发展,保障公众健康,维护公共卫生安全,疫苗法经历三次审议,于2019年6月29日第十三届全国人民代表大会常务委员会第十一次会议通过《中华人民共和国疫苗管理法》（自2019年12月1日起施行）。

《中华人民共和国疫苗管理法》共十一章:第一章总则,包括第1~13条;第二章疫苗研制和注册,包括第14~21条;第三章疫苗生产和批签发,包括第22~31条;第四章疫苗流通,包括第32~40条;第五章预防接种,包括第41~51条;第六章异常反应监测和处理,包括第52~56条;第七章疫苗上市后管理,包括第57~62条;第八章保障措施,包括第63~69条;第九章监督管理,包括第70~78条;第十章法律责任,包括第79~96条;第十一章附则,包括第97~100条。

该法是一套全过程、全环节、全方面的严格监管体系,以"四个最严"为特别要求,提出了系列重要举措。疫苗管理法在原来的药品管理法基础上,不仅明确了从企业到政府到各个部门的质量安全责任,而且进一步明确了疫苗全过程和全生命周期的监管措施和责任。疫苗管理法明确提出"疫苗实行最严格的监管",对疫苗的研制、生产、流通、预防接种全过程提出了特别的制度和规定,包括最严格的研制管理;严格的生产准入管理;严格的过程控制;严格的流通和配送管控;严厉的处罚。其主要内容包括:

1. 制定统一的疫苗追溯标准和规范,建立全国疫苗信息化追溯协同平台,整合疫苗生产、流通、预防接种环节追溯信息,实现疫苗全过程可追溯。药品追溯系统与疫苗电子追溯协同平台相衔接,形成完整的追溯数据链,实现疫苗产品来源可查、去向可追、责任可究。

2. 确立了"全程管控"的基本原则,对疫苗的研制和注册、生产和批签发、流通、预防接种、异常反应监测和处理,疫苗上市后管理,按全生命周期管理的要求,作出了全面而系统的规定。通过落实各方责任、强化各环节监管措施、强调信息公开、严格责任追究,明确从企业到部门各方面质量安全责任,全面加强疫苗的监督管理。

3. 对生产、销售假劣疫苗,申请疫苗注册提供虚假数据以及违反相关质量管理规范等违法行为,设置了远比一般药品高的处罚。严格落实"处罚到人",对违法单位的法定代表人、主要负责人、直接负责的主管人员和关键岗位人员以及其他责任人员等,均给予严厉的资格罚、财产罚和自由罚,确保人民群众的健康权益。

4. 坚决问题导向,着力解决广大人民群众普遍关注的疫苗质量安全、预防接种安全、疫苗损害救济等实际问题。明确对免疫规划疫苗引起的异常反应,补偿经费由财政安排。在补偿范围上,明确属于预防接种异常反应或者不能排除的,应当给予补偿,并对补偿范围实行目录管理。

5. 支持疫苗基础研究和应用研究,促进疫苗研制和创新,将预防、控制重大疾病的疫苗研制、生产和储备纳入国家战略。由国家制定疫苗行业发展规划和产业政策,支持疫苗产业发展和结构优化,鼓励疫苗生产规模化、集约化,不断提升疫苗生产工艺和质量水平。国家根据疾病流行情况、人群免疫状况等因素,制定相关研制规划,安排必要的资金,支持多联多价等新型疫苗研制,并对创新疫苗实行优先审评审批。

《中华人民共和国疫苗管理法》是全球首部综合性疫苗管理法律,该法规以"四个最严"为立法宗旨,以最严谨的标准、最严格的监管、最严厉的处罚、最严肃的问责来整治疫苗市场乱象,充分体现了党中央对疫苗的高度重视,对促进疫苗产业创新和行业健康发展,对保证疫苗安全、有效、可及,对重塑人民群众疫苗安全信心,对保护和促进公众健康,具有重要意义。

(四)《中华人民共和国药品管理法实施条例》

2002年8月4日国务院发布《中华人民共和国药品管理法实施条例》,经历2016年第一次修订后,于2019年3月2日由国务院再次修订发布。

《中华人民共和国药品管理法实施条例》共十章:第一章总则,包括第1~2条;第二章药品生产企业管理,包括第3~10条;第三章药品经营企业管理,包括第11~19条;第四章医疗机构的药剂管理,包括第20~27条;第五章药品管理,包括第28~42条;第六章药品包装的管理,包括第43~46条;第七章药品价格和广告的管理,包括第47~50条;第八章药品监督,包括第51~57条;第九章法律责任,包括第58~76条;第十章附则,包括第77~80条。

《中华人民共和国药品管理法实施条例》是《药品管理法》的配套法规,是对《药品管理法》实施的解释和补充,其内容更具有针对性和可操作性。其主要内容包括:

1. 药品生产企业按照《药品生产质量管理规范》要求进行认证申请药品生产许可证。药品经营企业管理按照《药品经营质量管理规范》要求申请并获得药品经营许可证。医疗机构经申请审核同意批准取得《医疗机构制剂许可证》。药物非临床安全性评价研究机构必须执行《药物非临床研究质量管理规范》;药物临床试验机构必须执行《药物临床试验质量管理规范》。2019年11月29日,国家药品监督管理局发布关于贯彻实施《中华人民共和国药品管理法》有关事项的公告。公告明确指出,自2019年12月1日起,取消药品GMP、GSP认证,不再受理GMP、GSP认证申请,也不再发放药品GMP、GSP证书。

2. 生产中药饮片,应当选用与药品性质相适应的包装材料和容器;包装不符合规定的中药饮片,不得销售。中药饮片包装必须印有或者贴有标签。

3. 发布药品广告,应当向药品生产企业所在地省、自治区、直辖市人民政府药品监督管理部门报送有关材料。省、自治区、直辖市人民政府药品监督管理部门应当自收到有关材料之日起10个工作日内作出是否核发药品广告批准文号的决定;核发药品广告批准文号的,应当同时报国务院药品监督管理部门备案。

4. 药品被抽检单位没有正当理由,拒绝抽查检验的,国务院药品监督管理部门和被抽检单位所在地省、自治区、直辖市人民政府药品监督管理部门可以宣布停止该单位拒绝抽检的药品上市销售和使用。

（五）《药品注册管理办法》

为进一步贯彻党中央、国务院对药品审评审批制度的改革要求，巩固《国务院关于改革药品医疗器械审评审批制度的意见》《关于深化审评审批制度改革鼓励药品医疗器械创新的意见》改革成果，落实新制修订《中华人民共和国药品管理法》《中华人民共和国疫苗管理法》对药品注册管理的新要求，国家市场监督管理总局于 2020 年 1 月 22 日发布新修订《药品注册管理办法》（以下简称《办法》），自 2020 年 7 月 1 日起施行。

《办法》共十章：第一章总则，包括第 1~7 条；第二章基本制度和要求，包括第 8~19 条；第三章药品上市注册，包括第 20~58 条；第四章药品加快上市注册程序，包括第 59~75 条；第五章药品上市后变更和再注册，包括第 76~84 条；第六章受理、撤回申请、审批决定和争议解决，包括第 85~93 条；第七章工作时限，包括第 94~103 条；第八章监督管理，包括第 104~110 条；第九章法律责任，包括第 111~119 条；第十章附则，包括第 120~126 条。

《办法》对既往国内药品注册管理的理念、思路以及程序设计等进行了调整，将改革成果融入其中，增加了一系列新制度、新理念，强化相关主体责任，提高审评审批效率，促进药品创新与发展。主要内容为：优化临床试验管理，明确药品上市许可申请情形，建立关联审评审批制度，建立基于风险的药品注册核查注册检验，明确药品加快上市注册程序及药品上市后变更管理模式等，做到有的放矢、构建药品审评沟通及救济机制，规范药品注册行为，保证药品的安全、有效和质量可控。另外，全面实施药品上市许可持有人制度。

《办法》一方面充分体现了国家鼓励药品创新和仿制药的发展，另一方面也充分体现了国家对加强药品注册环节监督管理的决心，强化全过程监管，严格防范和控制药品安全风险，坚决守住公共安全底线。主要体现在：强化药物临床试验的过程管理，明确申办者应当定期在药品审评中心网站提交研发期间安全性更新报告，落实药品全生命周期管理要求；严厉打击数据造假等违法违规行为，强化责任追究；完善我国创新药物研发上市政策环境，明确突破性治疗药物程序、附条件批准程序、优先审评审批程序和特别审批程序，四条"快速通道"的纳入范围、支持政策等要求；明确创新与仿制并重的原则，以临床价值为导向，鼓励研究和创制新药，积极推动仿制药发展；明确仿制药应当与参比制剂质量和疗效一致，并提出国家药品监督管理局建立收载新批准上市以及通过仿制药质量和疗效一致性评价的化学药品目录集；明确药品上市后持有人应当主动开展药品上市后研究，对药品的安全性、有效性和质量可控性进行进一步确证，加强对已上市药品的持续管理，实现药品的全生命周期管理。

《办法》充分体现了基于"分类管理"理念的药品注册管理模式创新。在充分关注中药、化学药和生物制品的特性并兼顾现代和传统药的前提下，按照中药、化学药和生物制品等进行分类注册管理；根据拟申请上市药品的不同特点，《办法》设置了三条药品上市许可选择，包括完整的申请路径、直接上市许可申请路径以及非处方药的上市申请路径；基于风险管理的理念，按照变更对药品安全性、有效性和质量可控性的风险和产生影响的程度，对药品上市后的变更实行分类管理，分为审批类变更、备案类变更和报告类变更。

《办法》全面落实《药品管理法》等相关法律的最新要求，是我国药品监管走向现代化、法制化的重要一步。在优化审评审批程序方面,建立了以审评为主导,检验、核查、监测与评价等为支撑的药品注册管理体系,提高审评审批效率,减轻企业压力。在推进简政放权、放管结合、优化服务方面,以公开、公平、公正为原则,以临床价值为导向,鼓励企业、药品研制机构研究和创制新药,积极推动仿制药发展。

### (六)《药物非临床研究质量管理规范》

药物非临床安全性评价研究是药物研发的基础性工作,应当确保行为规范,数据真实、准确、完整。随着我国药物非临床安全性评价研究能力的不断提升和评价数量的快速增长,以及药物非临床研究领域新概念的产生和新技术的应用,需要对药物非临床研究质量管理规范内容调整和细化,以适应行业发展和监管工作的需要。2017 年 7 月 27 日国家食品药品监督管理总局令第 34 号公布《药物非临床研究质量管理规范》,自 2017 年 9 月 1 日起施行。

《药物非临床研究质量管理规范》共十章:第一章总则,包括第 1~3 条;第二章术语及其定义,包括第 4 条;第三章组织机构和人员,包括第 5~9 条;第四章设施,包括第 10~14 条;第五章仪器设备和实验材料,包括第 15~19 条;第六章实验系统,包括第 20~21 条;第七章标准操作规程,包括第 22~25 条;第八章研究工作的实施,包括第 26~34 条;第九章质量保证,包括第 35~40 条;第十章资料档案,包括第 41~48 条;第十章委托方,包括第 49 条;第十二章附则,包括第 50 条。

新修订的《药物非临床研究质量管理规范》增加了多场所研究、主要研究者、稽查轨迹、同行评议的术语定义;专题负责人对研究的执行和总结报告负责;实验动物的使用应关注动物福利;病理学同行评议;计算机化系统要求。对《药物非临床研究质量管理规范》内容的调整体现了可操作性和专业性,也细化了药物非临床研究需遵循的规范,使其更加适应行业发展和监管工作的需要。

### (七)《药物临床试验质量管理规范》

临床试验,指任何在人体(患者或健康志愿者)进行药物的系统性研究,以证实或揭示试验药物的作用、不良反应及/或试验药物的吸收、分布、代谢和排泄,目的是确定试验药物的安全性和/或有效性。《药物临床试验质量管理规范》是药物临床试验全过程的质量标准,包括方案设计、组织实施、监查、稽查、记录、分析、总结和报告。为保证药物临床试验过程规范,数据和结果的科学、真实、可靠,保护受试者的权益和安全,2020 年 4 月 23 日,国家药品监督管理局发布了新修订的《药物临床试验质量管理规范》(2020 年第 57 号),并在同年 7 月正式生效。

《药物临床试验质量管理规范》共九章:第一章总则,包括第 1~10 条;第二章术语及其定义,包括第 11 条;第三章伦理委员会,包括第 12~15 条;第四章研究者,包括第 16~28 条;第五章申办者,包括第 29~56 条;第六章试验方案,包括第 57~72 条;第七章研究者手册,包括第 73~77 条;第八章必备文件管理,包括第 78~82 条;第九章附则,包括第 83 条。

此次修改主要是将国内市场向国际化标准推进。与 2003 年版本相比较之后,内容丰富了很多,如强调明确了各参与方的职责,新增了术语及其概念定义,加强了药物临床试验机构的管理以及数据管理,保护受试者的权益等等来保证临床试验的质量。本规范的目录也有改动,从以整个试验流程及涉及资料人员为顺序编写变成了以各参与方的职责编写。修订后《规范》亮点主要体现在以下几个方面:①细化明确参与方责任;②强化受试者保护;③建立质量管理体系;④优化安全性信息报告;⑤规范新技术的应用;⑥参考国际临床监管经验;⑦体现卫生健康主管部门医疗管理的要求。

二、药品注册管理

（一）药品注册分类

根据《药品注册管理办法》第四条，药品注册按照中药、化学药和生物制品等进行分类注册管理。中药注册按照中药创新药、中药改良型新药、古代经典名方中药复方制剂、同名同方药等进行分类。化学药注册按照化学药创新药、化学药改良型新药、仿制药等进行分类。生物制品注册按照生物制品创新药、生物制品改良型新药、已上市生物制品（含生物类似药）等进行分类。

国家药品监督管理局制定并发布了《生物制品注册分类及申报资料要求》（2020 年第 43 号）、《化学药品注册分类及申报资料要求》（2020 年第 44 号）《中药注册分类及申报资料要求》（2020 年第 68 号）。

中药注册申报资料要求包括行政文件和药品信息、概要、药学研究资料、药理毒理研究资料和临床研究资料。其注册分类如下：

1. **中药创新药** 指处方未在国家药品标准、药品注册标准及国家中医药主管部门发布的《古代经典名方目录》中收载，具有临床价值，且未在境外上市的中药新处方制剂。一般包含以下情形：①中药复方制剂，系指由多味饮片、提取物等在中医药理论指导下组方而成的制剂；②从单一植物、动物、矿物等物质中提取得到的提取物及其制剂；③新药材及其制剂，即未被国家药品标准、药品注册标准以及省、自治区、直辖市药材标准收载的药材及其制剂，以及具有上述标准药材的原动、植物新的药用部位及其制剂。

2. **中药改良型新药** 指改变已上市中药的给药途径、剂型，且具有临床应用优势和特点，或增加功能主治等的制剂。一般包含以下情形：①改变已上市中药给药途径的制剂，即不同给药途径或不同吸收部位之间相互改变的制剂；②改变已上市中药剂型的制剂，即在给药途径不变的情况下改变剂型的制剂；③中药增加功能主治；④已上市中药生产工艺或辅料等改变引起药用物质基础或药物吸收、利用明显改变的。

3. **古代经典名方中药复方制剂** 古代经典名方是指符合《中华人民共和国中医药法》规定的，至今仍广泛应用、疗效确切、具有明显特色与优势的古代中医典籍所记载的方剂。古代经典名方中药复方制剂是指来源于古代经典名方的中药复方制剂。包含以下情形：①按古代经典名方目录管理的中药复方制剂；②其他来源于古代经典名方的中药复方制剂，包括未按古代经典名方目录管理的古代经典名方中药复方制剂和基于古代经典名方加减化裁的中药复方制剂。

4. **同名同方药** 指通用名称、处方、剂型、功能主治、用法及日用饮片量与已上市中药相同，且在安全性、有效性、质量可控性方面不低于该已上市中药的制剂。

化学药品注册申报资料要求按照《M4：人用药物注册申请通用技术文档（CTD）》格式编号及项目顺序整理并提交申报。化学药品注册分类分为创新药、改良型新药、仿制药、境外已上市境内未上市化学药品，具体分为以下 5 个类别：

1 类：境内外均未上市的创新药。指含有新的结构明确的、具有药理作用的化合物，且具有临床价值的药品。

2 类：境内外均未上市的改良型新药。指在已知活性成分的基础上，对其结构、剂型、处方工艺、给药途径、适应证等进行优化，且具有明显临床优势的药品。包括：①含有用拆分或者合成等方法制得的已知活性成分的光学异构体,或者对已知活性成分成酯,或者对已知活性成分成盐(包括含有氢键或配位键的盐),或者改变已知盐类活性成分的酸根、碱基或金属元素,或者形成其他非共价键衍生物(如络合物、螯合物或包合物),且具有明显临床优势的药品;②含有已知活性成分的新剂型(包括新的给药系统)、新处方工艺、新给药途径,且具有明显临床优势的药品;③含有已知活性成分的新复方制剂,且具有明显临床优势;④含有已知活性成分的新适应证的药品。

3类:境内申请人仿制境外上市但境内未上市原研药品的药品。该类药品应与参比制剂的质量和疗效一致。

4类:境内申请人仿制已在境内上市原研药品的药品。该类药品应与参比制剂的质量和疗效一致。

5类:境外上市的药品申请在境内上市。包括:①境外上市的原研药品和改良型药品申请在境内上市。改良型药品应具有明显临床优势。②境外上市的仿制药申请在境内上市。

生物制品是指以微生物、细胞、动物或人源组织和体液等为起始原材料,用生物学技术制成,用于预防、治疗和诊断人类疾病的制剂。生物制品注册分类分为预防用生物制品、治疗用生物制品、按生物制品管理的体外诊断试剂三大类。预防用生物制品、治疗用生物制品注册按照《M4:人用药物注册申请通用技术文档(CTD)》撰写申报资料提交申请。按生物制品管理的体外诊断试剂可以直接提出上市申请。

预防用生物制品是指为预防、控制疾病的发生、流行,用于人体免疫接种的疫苗类生物制品,包括免疫规划疫苗和非免疫规划疫苗。预防用生物制品具体注册分类如下:

1类:创新型疫苗。境内外均未上市的疫苗。包括:①无有效预防手段疾病的疫苗;②在已上市疫苗基础上开发的新抗原形式,如新基因重组疫苗、新核酸疫苗、已上市多糖疫苗基础上制备的新的结合疫苗等;③含新佐剂或新佐剂系统的疫苗;④含新抗原或新抗原形式的多联/多价疫苗。

2类:改良型疫苗。对境内或境外已上市疫苗产品进行改良,使新产品的安全性、有效性、质量可控性有改进,且具有明显优势的疫苗。包括:①在境内或境外已上市产品基础上改变抗原谱或型别,且具有明显临床优势的疫苗。②具有重大技术改进的疫苗,包括对疫苗菌毒种/细胞基质/生产工艺/剂型等的改进(如更换为其他表达体系或细胞基质的疫苗;更换菌毒株或对已上市菌毒株进行改造;对已上市细胞基质或目的基因进行改造;非纯化疫苗改进为纯化疫苗;全细胞疫苗改进为组分疫苗等)。③已有同类产品上市的疫苗组成的新的多联/多价疫苗。④改变给药途径,且具有明显临床优势的疫苗。⑤改变免疫剂量或免疫程序,且新免疫剂量或免疫程序具有明显临床优势的疫苗。⑥改变适用人群的疫苗。

3类:境内或境外已上市的疫苗。包括:①境外生产的境外已上市、境内未上市的疫苗申报上市;②境外已上市、境内未上市的疫苗申报在境内生产上市;③境内已上市疫苗。

治疗用生物制品是指用于人类疾病治疗的生物制品,如采用不同表达系统的工程细胞(如细菌、酵母、昆虫、植物和哺乳动物细胞)所制备的蛋白质、多肽及其衍生物;细胞治疗和基因治疗产品;变态反应原制品;微生态制品;人或者动物组织或者体液提取或者通过发酵制备的具有生物活性的制品等。生物制品类体内诊断试剂按照治疗用生物制品管理。治疗用生物制品具体注册分类如下:

1类:创新型生物制品。境内外均未上市的治疗用生物制品。

2 类:改良型生物制品。对境内或境外已上市制品进行改良,使新产品的安全性、有效性、质量可控性有改进,且具有明显优势的治疗用生物制品。包括:①在已上市制品基础上,对其剂型、给药途径等进行优化,且具有明显临床优势的生物制品。②增加境内外均未获批的新适应证和/或改变用药人群。③已有同类制品上市的生物制品组成新的复方制品。④在已上市制品基础上,具有重大技术改进的生物制品,如重组技术替代生物组织提取技术;较已上市制品改变氨基酸位点或表达系统、宿主细胞后具有明显临床优势等。

3 类:境内或境外已上市生物制品。包括:①境外生产的境外已上市、境内未上市的生物制品申报上市;②境外已上市、境内未上市的生物制品申报在境内生产上市;③生物类似药;④其他生物制品。

按照生物制品管理的体外诊断试剂,包括用于血源筛查的体外诊断试剂、采用放射性核素标记的体外诊断试剂等。按生物制品管理的体外诊断试剂具体注册分类如下:

1 类:创新型体外诊断试剂。

2 类:境内外已上市的体外诊断试剂。

(二) 药品加快上市注册程序

新修订的《药品注册管理办法》结合我国医药产业实际,参考国际经验,建立了突破性治疗药物程序、附条件批准程序、优先审评审批程序和特别审批程序等四个加快上市注册程序。2020 年 7 月,国家药品监督管理局发布《突破性治疗药物审评工作程序(试行)》《药品附条件批准上市申请审评审批工作程序(试行)》《药品上市许可优先审评审批工作程序(试行)》,进一步落实新建立的药品加快上市注册程序。整体来说,四个加快程序比肩国际先进监管理念,改变原来仅在上市审评阶段加速的末端加速机制,转向以突破性治疗药物程序、附条件批准程序等为代表的前端、中端加速机制,以及我国特有的药品特别审批程序的研发审评全程加速机制。在此加速机制下,我国 2021 年受理新药临床试验(IND)申请 2 412 件,同比增长 55.81%;新药申请(NDA)389 件,同比增长 20.43%。审评通过 47 个创新药,再创历史新高,临床急需境外新药上市持续加快,优先审评效率大幅提高。

1. **突破性治疗药物程序**　药物临床试验期间,用于防治严重危及生命或者严重影响生存质量的疾病,且尚无有效防治手段或者与现有治疗手段相比有足够证据表明具有明显临床优势的创新药或者改良型新药等,申请人可以申请适用突破性治疗药物程序。

2. **附条件批准程序**　药物临床试验期间,符合以下情形的药品,可以申请附条件批准。包括:①治疗严重危及生命且尚无有效治疗手段的疾病的药品,药物临床试验已有数据证实疗效并能预测其临床价值的;②公共卫生方面急需的药品,药物临床试验已有数据显示疗效并能预测其临床价值的;③应对重大突发公共卫生事件急需的疫苗或者国家卫生健康委员会认定急需的其他疫苗,经评估获益大于风险的。

3. **优先审评审批程序**　药品上市许可申请时,以下具有明显临床价值的药品,可以申请适用优先审评审批程序。包括:①临床急需的短缺药品、防治重大传染病和罕见病等疾病的创新药和改良型新药;②符合儿童生理特征的儿童用药品新品种、剂型和规格;③疾病预防、控制急需的疫苗和创新疫苗;④纳入突破性治疗药物程序的药品;⑤符合附条件批准的药品;⑥国家药品监督管理局规定其他优先审评审批的情形。

**4. 特别审批程序** 在发生突发公共卫生事件的威胁时以及突发公共卫生事件发生后,国家药品监督管理局可以依法决定对突发公共卫生事件应急所需防治药品实行特别审批。

### 三、国外药品管理法律法规

#### (一)美国药事管理法律法规

美国是世界上第一个尝试对药品实行社会性规制的国家,现行药品安全监管法律制度的框架可以追溯到 1906 年罗斯福签署通过的《纯净食品和药品法》(*Pure Food and Drug Act*,PFDA)。当前美国规范药事活动最主要的法案是 1938 年美国国会通过的《联邦食品、药品和化妆品法案》(*Federal Food, Drug and Cosmetic Act*,FDCA)以及《联邦法典》(CFR)的第 21 部分。

除 FDCA 外,美国还制定了许多修正案,包括 1962 年因震惊世界的"反应停"事件颁布的《科夫沃 - 哈里斯修正案》(*Kefauver-Harris Drug Amendment*),该法案的颁布标志着美国药品监管体制从被动型监管转变为主动型监管;1992 年颁布的《仿制药实施法》(*Generic Drug Enforcement Act*,GDEA),其对简化型新药审批中存在的违法行为给予监管和处罚;1992 年还通过了另一项法案——《处方药使用者费用法案》(*Prescription Drug User Fee Act*,PDUFA),这一法案极大地加快了审评环节的速度;1997 年颁布的《食品药品管理现代化法案》(*Food and Drug Administration Modernization Act*)将已获批准上市的药品和医疗器械的使用环节纳入监管范畴;2007 年布什签署并发布《食品药品管理法修正案》(*Food and Drug Administration Amendments Act*)对药品上市后阶段加大监督力度,进入药品全过程监管。至此,美国药品监管体制覆盖整个药品生命周期,跨越整个药品产业链的全过程。

#### (二)欧盟药品管理法律法规

1965 年,欧洲理事会颁布实施了第 65/65/EEC 号指令,从此,欧共体各成员国医药行业开始接受欧共体指令、法规和本国法律的共同约束。

欧盟法律法规制度可以大致分为四个层级:第一层级是指令(Directives),属于指导性法律框架,主要包括欧盟有关药品管理的主要原则和要求,各成员国须通过立法将其转化为国内法实施,具有灵活性和差异性的特点;第二层级是法规(Regulations),具有强制性效力,一经颁布各成员国必须遵循;第三层级是非强制性法案(Non-legislative Acts),属于当指令和法规不够明确时所作出的法律解释;最后一级是其他(Miscellaneous),主要包括一般技术指南等,不具有强制力。

此外,Directive 2001/83/EC、Directive 2004/24/EC、Directive 2004/27/EC 以及 Directive 2002/98/EC,统一管理欧盟内人用药品许可、生产和批发;Directive 2003/94/EC 规定了人用药品和临床试验用药品的 GMP 原则和指南。

#### (三)日本药品管理法律法规

日本药品管理的法律法规体系由法律、法令(或政令)和省令(或告示)组成,批准颁布的主体分别是日本议会、日本政府内阁以及日本厚生省大臣。厚生劳动省(Ministry of Health, Labour and Welfare)是日本负责医疗卫生和社会保障的主要部门。日本于 1967 年建立了全国药物监测体系,并于 1979 年以法律形式确立了药品上市后监测(PMS)制度。PMS 制度由新药再审查制度、药品再评价制度和药品不良反应报告制度组成,其中,新药再审查制度是最重要的一个组成部分。日本药品管理主要的法律有《药事法》《麻醉药品和精神药品控制法》《大麻控制法》《有毒有害物质控制法》《药品上市后研究质量管理规范》《药物警戒质量管理规范》等。其中,对药品市场来说至关重要的法律制度当属《药事法》及其法律施行令。

# 第二节　国内药品审评相关指导原则

药品研发与评价是一个复杂、科学的系统工程,在整个研究过程中需要遵循相应的指导原则。药品注册相关指导原则是一种基于医学或药学知识和经验的决策支持系统,旨在帮助研究人员在实践中作出更准确、更科学的技术决策。指导原则主要体现的是药品监管部门对本领域的观点和认识,不具有强制性的法律约束力。药品监管领域中的技术指导原则虽不是立法形式的范畴,但是在药品法律法规监管体系中是非常重要的组成部分。

## 一、药学研究相关指导原则

药学研究,一般主要包括原材料、工艺、质量属性、检测方法、稳定性等研究内容,涉及的相关指导原则会随着技术进步或科学认识的变化进行更新,现行的指导原则包括但不限于以下内容(表 3-1)。

表 3-1　国家药品监督管理局药品审评中心药学研究相关指导原则(部分)

| 药学研究相关指导原则 | 颁布时间 |
| --- | --- |
| 氟[ 18F ]化钠注射液仿制药药学研究技术要求(试行) | 2024-10-22 |
| 化学药品仿制药口服溶液剂药学研究技术指导原则 | 2024-07-08 |
| 化学仿制药注射剂过量灌装研究技术指导原则 | 2024-07-05 |
| 中药口服制剂生产过程质量控制研究技术指导原则(试行) | 2024-06-24 |
| 已上市疫苗药学变更研究技术指导原则(试行) | 2024-06-14 |
| 临床试验期间生物制品药学研究和变更技术指导原则(试行) | 2024-06-14 |
| 《已上市化学药品药学变更研究技术指导原则(试行)》原料药变更的问答 | 2024-06-13 |
| 化学药品仿制药混悬型鼻用喷雾剂药学研究技术指导原则 | 2024-06-12 |
| 化药注射剂配伍稳定性药学研究技术指导原则(试行) | 2024-06-12 |
| 按古代经典名方目录管理的中药复方制剂药学申报资料撰写指导原则(试行) | 2024-04-23 |
| 中药制剂稳定性研究技术指导原则(试行) | 2024-02-27 |
| 中药制剂特征图谱研究技术指导原则(试行) | 2024-02-27 |
| 低分子量肝素类仿制药药学研究与评价技术指导原则(试行) | 2024-02-22 |
| 抗体偶联药物药学研究与评价技术指导原则 | 2024-02-08 |
| 微型片剂(化学药品)药学研究技术指导原则(试行) | 2024-02-08 |
| 放射性化学仿制药药学研究技术指导原则 | 2024-02-05 |

续表

| 药学研究相关指导原则 | 颁布时间 |
|---|---|
| 治疗用重组蛋白产品临床试验申请病毒清除工艺平台验证技术指导原则(试行) | 2024-01-16 |
| 氟[18F]脱氧葡糖注射液仿制药药学研究技术要求(试行) | 2023-12-01 |
| 脂质体药物质量控制研究技术指导原则 | 2023-10-19 |
| 基于人用经验的中药复方制剂新药药学研究技术指导原则(试行) | 2023-10-18 |
| 其他来源于古代经典名方的中药复方制剂药学研究技术指导原则(试行) | 2023-07-25 |
| 中药新药临床试验用药品的制备研究技术指导原则(试行) | 2023-07-25 |
| 人源干细胞产品药学研究与评价技术指导原则(试行) | 2023-04-27 |
| 化学药品说明书及标签药学相关信息撰写指导原则(试行) | 2023-03-21 |
| 化药口服固体制剂连续制造技术指导原则(试行) | 2023-03-21 |
| 阿片类口服固体仿制药防滥用药学研究技术指导原则(试行) | 2023-03-17 |
| 化学合成多肽药物药学研究技术指导原则(试行) | 2023-02-21 |
| 非无菌化学药品及原辅料微生物限度研究技术指导原则(试行) | 2023-02-21 |
| 化药口服固体制剂混合均匀度和中控剂量单位均匀度研究技术指导原则(试行) | 2022-02-18 |
| 化学药品仿制药溶液型滴眼剂药学研究技术指导原则 | 2023-02-16 |
| 咀嚼片(化学药品)质量属性研究技术指导原则(试行) | 2023-02-14 |
| 溶瘤病毒产品药学研究与评价技术指导原则(试行) | 2023-02-13 |
| 化学仿制药口服调释制剂乙醇剂量倾泻试验药学研究技术指导原则 | 2022-11-08 |
| 体内基因治疗产品药学研究与评价技术指导原则(试行) | 2022-05-31 |
| 免疫细胞治疗产品药学研究与评价技术指导原则(试行) | 2022-05-31 |
| 体外基因修饰系统药学研究与评价技术指导原则(试行) | 2022-05-31 |
| 特异性人免疫球蛋白药学研究与评价技术指导原则 | 2022-05-25 |
| 胰岛素类产品生物类似药药学研究与评价技术指导原则 | 2022-04-01 |
| 化药口服固体制剂混合均匀度和中控剂量单位均匀度研究技术指导原则(试行) | 2022-02-18 |
| 化学仿制药晶型研究技术指导原则(试行) | 2022-01-04 |
| 化学药品吸入液体制剂药学研究技术要求 | 2021-11-26 |
| 按古代经典名方目录管理的中药复方制剂药学研究技术指导原则 | 2021-08-31 |
| 纳米药物质量控制研究技术指导原则(试行) | 2021-08-27 |
| 创新药(化学药)临床试验期间药学变更技术指导原则(试行) | 2021-03-12 |
| 境外已上市境内未上市化学药品药学研究与评价技术要求(试行) | 2021-03-08 |
| 中药新药质量研究技术指导原则(试行) | 2021-01-15 |

续表

| 药学研究相关指导原则 | 颁布时间 |
|---|---|
| 化学药品注射剂灭菌和无菌工艺研究及验证指导原则 (试行) | 2020-12-31 |
| 儿童用药 (化学药品) 药学开发指导原则 (试行) | 2020-12-31 |
| 化学仿制药透皮贴剂药学研究技术指导原则 (试行) | 2020-12-25 |
| 中药复方制剂生产工艺研究技术指导原则 (试行) | 2020-11-27 |
| 中药均一化研究技术指导原则 (试行) | 2020-11-05 |
| 中药新药研究各阶段药学研究技术指导原则 (试行) | 2020-11-04 |
| 化学仿制药口服片剂功能性刻痕设计和研究技术指导原则 (试行) | 2020-10-22 |
| 化学药品注射剂生产所用的塑料组件系统相容性研究技术指南 (试行) | 2020-10-21 |
| 化学药品注射剂包装系统密封性研究技术指南 (试行) | 2020-10-21 |
| 中药新药用药材质量控制研究技术指导原则 (试行) | 2020-10-12 |
| 中药新药质量标准研究技术指导原则 (试行) | 2020-10-12 |
| 中药新药用饮片炮制研究技术指导原则 (试行) | 2020-10-12 |
| 新型冠状病毒预防用 mRNA 疫苗药学研究技术指导原则 (试行) | 2020-08-14 |
| 化学药物中亚硝胺类杂质研究技术指导原则 (试行) | 2020-05-08 |
| 无菌工艺模拟试验指南 (无菌制剂)、无菌工艺模拟试验指南 (无菌原料药) | 2018-09-11 |
| 除菌过滤技术及应用指南 | 2018-09-11 |
| 中药辐照灭菌技术指导原则 | 2015-11-09 |
| 化学药品注射剂与药用玻璃包装容器相容性研究技术指导原则 (试行) | 2015-07-28 |
| 生物制品稳定性研究技术指导原则 (试行) | 2015-04-15 |
| 生物类似药研发与评价技术指导原则 (试行) | 2015-02-28 |
| 化学药物 (原料药和制剂) 稳定性研究技术指导原则 | 2015-02-05 |
| 普通口服固体制剂溶出度试验技术指导原则 | 2015-02-05 |
| 中药、天然药物改变剂型研究技术指导原则 | 2014-03-07 |
| 化学药品注射剂与塑料包装材料相容性研究技术指导原则 | 2012-09-07 |

## 二、非临床研究相关指导原则

非临床安全性评价结果将提供药物对人体健康危害程度的科学依据,以降低临床试验研究安全性方面的风险,在试验过程中应按照《药物非临床研究质量管理规范》(GLP)的要求进行。非临床研究,一般主要包括药代动力学、药效学、药物毒理学(安全性)等研究内容,涉及的相关指导原则会随着技术进步或科学认识的变化进行更新,现行的指导原则包括但不限于以下内容(表3-2)。

表 3-2　国家药品监督管理局药品审评中心非临床研究相关指导原则(部分)

| 非临床研究相关指导原则 | 颁布时间 |
| --- | --- |
| 罕见病酶替代疗法药物非临床研究指导原则(试行) | 2024-02-23 |
| 放射性治疗药物非临床研究技术指导原则 | 2024-01-24 |
| 人源干细胞产品非临床研究技术指导原则 | 2024-01-18 |
| 药物免疫毒性非临床研究技术指导原则 | 2024-01-18 |
| 脂质体药物非临床药代动力学研究技术指导原则 | 2023-10-19 |
| 抗体偶联药物非临床研究技术指导原则 | 2023-09-27 |
| 基于动物法则的药物研究技术指导原则(试行) | 2023-04-07 |
| 药物非临床依赖性研究技术指导原则 | 2022-01-07 |
| 中药新药毒理研究用样品研究技术指导原则(试行) | 2022-01-07 |
| 抗新冠病毒化学药物非临床药效学研究与评价技术指导原则 | 2021-12-07 |
| 新型冠状病毒中和抗体类药物非临床研究技术指导原则 | 2021-12-07 |
| 基因修饰细胞治疗产品非临床研究技术指导原则(试行) | 2021-12-03 |
| 基因治疗产品非临床研究与评价技术指导原则(试行) | 2021-12-03 |
| 纳米药物非临床安全性研究技术指导原则(试行) | 2021-08-27 |
| 纳米药物非临床药代动力学研究技术指导原则(试行) | 2021-08-27 |
| 低分子量肝素类仿制药免疫原性研究指导原则(试行) | 2021-08-06 |
| 药物免疫原性研究技术指导原则 | 2021-03-29 |
| 放射性体内诊断药物非临床研究技术指导原则 | 2021-02-25 |
| 中药生物效应检测研究技术指导原则(试行) | 2020-12-17 |
| 新型冠状病毒预防用疫苗非临床有效性研究与评价技术要点(试行) | 2020-08-14 |
| 药物遗传毒性研究技术指导原则 | 2018-03-15 |
| 药物重复给药毒性研究技术指导原则 | 2014-05-13 |
| 药物非临床药代动力学研究技术指导原则 | 2014-05-13 |
| 药物毒代动力学研究技术指导原则 | 2014-05-13 |
| 药物单次给药毒性研究技术指导原则 | 2014-05-13 |
| 药物刺激性、过敏性和溶血性研究技术指导原则 | 2014-05-13 |
| 药物安全药理学研究技术指导原则 | 2014-05-13 |
| 药物 QT 间期延长潜在作用非临床研究技术指导原则 | 2014-05-13 |
| 药物代谢产物安全性试验技术指导原则 | 2012-05-15 |
| 药物生殖毒性研究技术指导原则 | 2006-12-19 |

### 三、临床试验相关指导原则

药物临床试验全过程应当符合《药物临床试验质量管理规范》和《药物临床试验期间安全信息评估与管理规范(试行)》的有关要求。临床试验指以药品上市注册为目的,为确定药物安全性与有效性在人体开展的药物研究,分为I期临床试验、II期临床试验、III期临床试验、IV期临床试验以及生物等效性试验。根据药物特点和研究目的,研究内容包括临床药理学研究、探索性临床试验、确证性临床试验和上市后研究。涉及的相关指导原则会随着技术进步或科学认识的变化进行更新,现行的指导原则包括但不限于以下内容(表 3-3)。

表 3-3　国家药品监督管理局药品审评中心临床试验相关指导原则(部分)

| 临床试验相关指导原则 | 颁布时间 |
| --- | --- |
| 抗肿瘤药物临床试验中 SUSAR 分析与处理技术指导原则 | 2024-10-10 |
| 疫苗免疫原性桥接临床试验技术指导原则(试行) | 2024-09-25 |
| 治疗慢性心力衰竭药物临床试验技术指导原则 | 2024-09-19 |
| 地舒单抗注射液生物类似药(肿瘤适应症)临床试验指导原则(试行) | 2024-09-19 |
| 胃食管反流病治疗药物临床试验技术指导原则 | 2024-07-17 |
| 慢性丁型肝炎病毒感染治疗药物临床试验技术指导原则 | 2024-06-21 |
| 药物临床试验不良事件相关性评价技术指导原则(试行) | 2024-06-14 |
| 在罕见疾病药物临床研发中应用去中心化临床试验的技术指导原则 | 2024-05-30 |
| 中药改良型新药研究技术指导原则(试行) | 2024-05-15 |
| 中药新药用于紧张型头痛的临床疗效评价技术指导原则(试行) | 2024-05-06 |
| 小儿便秘中药新药临床研发技术指导原则(试行) | 2024-03-01 |
| 生长激素制剂用于生长激素缺乏症临床试验技术指导原则 | 2024-03-01 |
| 罕见病基因治疗产品临床试验技术指导原则(试行) | 2024-01-18 |
| 间充质干细胞防治移植物抗宿主病临床试验技术指导原则(试行) | 2024-01-18 |
| 抗肿瘤药物说明书安全性信息撰写技术指导原则 | 2024-01-16 |
| 人纤维蛋白原临床试验技术指导原则(修订版) | 2023-12-29 |
| 细胞和基因治疗产品临床相关沟通交流技术指导原则 | 2023-12-29 |
| 新药临床安全性评价技术指导原则 | 2023-12-01 |
| 特应性皮炎治疗药物临床试验技术指导原则 | 2023-12-01 |
| 糖尿病视网膜病变相关中药新药临床研发技术指导原则(试行) | 2023-11-14 |
| 干眼治疗药物临床试验技术指导原则 | 2023-09-28 |
| 多发性硬化治疗药物临床试验技术指导原则 | 2023-09-28 |

续表

| 临床试验相关指导原则 | 颁布时间 |
|---|---|
| 狼疮肾炎治疗药物临床试验技术指导原则 | 2023-09-28 |
| 延缓慢性肾脏病进展的药物临床试验技术指导原则 | 2023-09-28 |
| 2 型糖尿病口服药物复方制剂研发指导原则 | 2023-08-02 |
| 以患者为中心的药物临床试验设计技术指导原则(试行) | 2023-07-27 |
| 以患者为中心的药物临床试验实施技术指导原则(试行) | 2023-07-27 |
| 以患者为中心的药物获益 - 风险评估技术指导原则(试行) | 2023-07-27 |
| 人乳头瘤病毒疫苗临床试验技术指导原则(试行) | 2023-07-11 |
| 临床试验中的药物性肝损伤识别、处理及评价指导原则 | 2023-07-10 |
| 新药获益 - 风险评估技术指导原则 | 2023-06-25 |
| 人源性干细胞及其衍生细胞治疗产品临床试验技术指导原则(试行) | 2023-06-21 |
| 非阿片类术后镇痛新药临床试验设计技术指导原则 | 2023-06-09 |
| 抗肿瘤光动力治疗药物临床研发技术指导原则(试行) | 2023-04-28 |
| 慢性乙型肝炎病毒感染治疗药物临床试验技术指导原则 | 2023-04-27 |
| 肿瘤主动免疫治疗产品临床试验技术指导原则(试行) | 2023-04-26 |
| 与恶性肿瘤治疗相关中药新药复方制剂临床研发技术指导原则(试行) | 2023-04-14 |
| 基因治疗血友病临床试验设计技术指导原则 | 2023-04-14 |
| 呼吸道合胞病毒感染药物临床试验技术指导原则 | 2023-04-12 |
| 成人用药数据外推至儿科人群的定量方法学指导原则(试行) | 2023-04-12 |
| 抗肿瘤抗体偶联药物临床研发技术指导原则 | 2023-04-07 |
| 生理药代动力学模型在儿科人群药物研发中应用的技术指导原则 | 2023-03-28 |
| 儿童抗肿瘤药物临床研发技术指导原则 | 2023-03-24 |
| 治疗卵巢癌新药临床研发技术指导原则(试行) | 2023-03-21 |
| 药物临床试验期间安全性信息汇总分析和报告指导原则(试行) | 2023-03-17 |
| 化药复方药物临床试验技术指导原则 | 2023-03-17 |
| 单臂临床试验设计用于支持抗肿瘤药上市申请的适用性技术指导原则 | 2023-03-14 |
| 晚期前列腺癌临床试验终点技术指导原则 | 2023-03-14 |
| 成人 2 型糖尿病药物临床研发技术指导原则 | 2023-02-21 |
| 药物真实世界研究设计与方案框架指导原则(试行) | 2023-02-16 |
| 放射性体内治疗药物临床评价技术指导原则 | 2023-02-15 |
| 急性髓细胞白血病新药临床研发技术指导原则 | 2023-02-13 |

续表

| 临床试验相关指导原则 | 颁布时间 |
|---|---|
| 原发性胆汁性胆管炎治疗药物临床试验技术指导原则 | 2023-02-13 |
| 慢性淋巴细胞白血病新药临床研发技术指导原则 | 2023-01-19 |
| 药物临床试验盲法指导原则(试行) | 2022-12-30 |
| 中药新药用于慢性胃炎的临床疗效评价技术指导原则(试行) | 2022-12-21 |
| 中药新药用于胃食管反流病的临床疗效评价技术指导原则(试行) | 2022-12-21 |
| 注射用两性霉素 B 脂质体生物等效性研究技术指导原则 | 2022-11-25 |
| 他达拉非片生物等效性研究技术指导原则 | 2022-11-25 |
| 氯雷他定片生物等效性研究技术指导原则 | 2022-11-25 |
| 富马酸丙酚替诺福韦片生物等效性研究技术指导原则 | 2022-11-25 |
| 组织患者参与药物研发的一般考虑指导原则(试行) | 2022-11-25 |
| 双特异性抗体抗肿瘤药物临床研发技术指导原则 | 2022-11-14 |
| 儿童用药口感设计与评价的技术指导原则(试行) | 2022-11-02 |
| 阿司匹林肠溶片生物等效性研究技术指导原则 | 2022-10-09 |
| 药物临床依赖性研究技术指导原则(试行) | 2022-09-28 |
| 药物临床试验期间方案变更技术指导原则(试行) | 2022-06-23 |
| 罕见疾病药物临床研究统计学指导原则(试行) | 2022-06-06 |
| 局部给药局部起效药物临床试验技术指导原则 | 2022-05-30 |
| 静脉全身麻醉药的临床评价技术指导原则 | 2022-05-23 |
| 基于人用经验的中药复方制剂新药临床研发指导原则(试行) | 2022-04-29 |
| 人用狂犬病疫苗临床研究技术指导原则(试行) | 2022-02-25 |
| 人纤维蛋白原临床试验技术指导原则(试行) | 2022-02-25 |
| 嵌合抗原受体 T 细胞(CAR-T)治疗产品申报上市临床风险管理计划技术指导原则 | 2022-01-29 |
| 每日一次基础胰岛素生物类似药临床试验设计指导原则 | 2022-01-28 |
| 利拉鲁肽用于体重管理的临床试验设计指导原则 | 2022-01-28 |
| 特立帕肽注射液生物类似药临床试验设计指导原则 | 2022-01-26 |
| 药物临床试验中心化监查统计指导原则(试行) | 2022-01-21 |
| 长效重组人粒细胞集落刺激因子预防化疗后中性粒细胞减少性发热临床试验设计指导原则(试行) | 2022-01-20 |
| 西妥昔单抗注射液生物类似药临床试验设计指导原则(试行) | 2022-01-20 |
| 治疗儿科动脉性肺动脉高压药物临床试验技术指导原则 | 2022-01-12 |
| 治疗动脉性肺动脉高压药物临床试验技术指导原则 | 2022-01-12 |

续表

| 临床试验相关指导原则 | 颁布时间 |
|---|---|
| 抗狂犬病病毒单克隆抗体新药临床试验技术指导原则 | 2022-01-10 |
| 药物临床试验随机分配指导原则(试行) | 2022-01-07 |
| 创新药人体生物利用度和生物等效性研究技术指导原则 | 2022-01-07 |
| 改良型新药调释制剂临床药代动力学研究技术指导原则 | 2022-01-07 |
| 罕见疾病药物临床研发技术指导原则 | 2022-01-06 |
| 预防抗肿瘤药物所致恶心呕吐药物临床试验设计指导原则(试行) | 2022-01-06 |
| 肾功能不全患者药代动力学研究技术指导原则(试行) | 2022-01-06 |
| "临床风险管理计划"撰写指导原则(试行) | 2022-01-06 |
| 慢性丙型病毒性肝炎直接抗病毒药物临床试验技术指导原则 | 2022-01-05 |
| 溃疡性结肠炎治疗药物临床试验技术指导原则 | 2022-01-05 |
| 克罗恩病治疗药物临床试验技术指导原则 | 2022-01-05 |
| 新药研发过程中食物影响研究技术指导原则 | 2022-01-05 |
| 药物临床试验数据管理与统计分析计划指导原则 | 2022-01-04 |
| 研究者手册中安全性参考信息撰写技术指导原则 | 2022-01-04 |
| 患者报告结局在药物临床研发中应用的指导原则(试行) | 2022-01-04 |
| 药物临床研究有效性综合分析指导原则(试行) | 2021-12-30 |
| 化学药创新药临床单次和多次给药剂量递增药代动力学研究技术指导原则 | 2021-12-29 |
| 抗肿瘤药首次人体试验扩展队列研究技术指导原则(试行) | 2021-12-29 |
| 晚期结直肠癌新药临床试验设计指导原则 | 2021-12-29 |
| 体重控制药物临床试验技术指导原则 | 2021-12-08 |
| 生物标志物在抗肿瘤药物临床研发中应用的技术指导原则 | 2021-12-07 |
| 以临床价值为导向的抗肿瘤药物临床研发指导原则 | 2021-11-19 |
| 多发性骨髓瘤药物临床试验中应用微小残病的技术指导原则 | 2021-11-19 |
| 境外已上市境内未上市经口吸入制剂仿制药临床试验技术指导原则 | 2021-11-19 |
| 慢性髓细胞白血病药物临床试验中检测微小残留病的技术指导原则 | 2021-11-11 |
| 中药新药复方制剂中医药理论申报资料撰写指导原则(试行) | 2021-10-15 |
| 古代经典名方中药复方制剂说明书撰写指导原则(试行) | 2021-10-15 |
| 抗 HIV 感染药物临床试验技术指导原则 | 2021-10-13 |
| 依巴斯汀片生物等效性研究技术指导原则 | 2021-09-17 |
| 丙泊酚中长链脂肪乳注射液生物等效性研究指导原则 | 2021-09-17 |

续表

| 临床试验相关指导原则 | 颁布时间 |
|---|---|
| 富马酸喹硫平片生物等效性研究技术指导原则 | 2021-09-17 |
| 氯氮平片生物等效性研究技术指导原则 | 2021-09-17 |
| 盐酸厄洛替尼片生物等效性研究技术指导原则 | 2021-09-17 |
| 马来酸阿法替尼片生物等效性研究技术指导原则 | 2021-09-17 |
| 盐酸乐卡地平片生物等效性研究指导原则 | 2021-09-17 |
| 氯化钾缓释片生物等效性研究技术指导原则 | 2021-09-17 |
| 盐酸贝那普利片生物等效性研究技术指导原则 | 2021-09-17 |
| 硫酸氢氯吡格雷片生物等效性研究技术指导原则 | 2021-09-17 |
| 依折麦布片生物等效性研究技术指导原则 | 2021-09-17 |
| 辛伐他汀片生物等效性研究技术指导原则 | 2021-09-17 |
| 甲氨蝶呤片生物等效性研究技术指导原则 | 2021-09-17 |
| 甲苯磺酸索拉非尼片生物等效性研究技术指导原则 | 2021-09-17 |
| 枸橼酸西地那非口崩片生物等效性研究指导原则 | 2021-09-17 |
| 熊去氧胆酸胶囊生物等效性研究技术指导原则 | 2021-09-17 |
| 注意缺陷多动障碍（ADHD）药物临床试验技术指导原则（试行） | 2021-09-13 |
| 儿童用化学药品改良型新药临床试验技术指导原则（试行） | 2021-09-13 |
| 化学药品和治疗用生物制品说明书中儿童用药相关信息撰写的技术指导原则（试行） | 2021-09-03 |
| 急性非静脉曲张性上消化道出血治疗药物临床试验技术指导原则 | 2021-08-05 |
| 帕妥珠单抗注射液生物类似药临床试验指导原则 | 2021-04-22 |
| 托珠单抗注射液生物类似药临床试验指导原则 | 2021-04-22 |
| 用于产生真实世界证据的真实世界数据指导原则（试行） | 2021-04-15 |
| 静注人免疫球蛋白治疗原发免疫性血小板减少症临床试验技术指导原则（试行） | 2021-02-10 |
| 免疫细胞治疗产品临床试验技术指导原则（试行） | 2021-02-10 |
| 复杂性腹腔感染抗菌药物临床试验技术指导原则 | 2021-02-09 |
| 溶瘤病毒类药物临床试验设计指导原则（试行） | 2021-02-09 |
| 治疗性蛋白药物临床药代动力学研究技术指导原则 | 2021-02-07 |
| 注射用奥马珠单抗生物类似药临床试验指导原则（试行） | 2021-02-04 |
| 流行性感冒治疗和预防药物临床试验技术指导原则 | 2021-02-01 |
| 药物临床试验适应性设计指导原则（试行） | 2021-01-29 |
| 奥氮平口崩片生物等效性研究技术指导原则 | 2021-01-26 |

续表

| 临床试验相关指导原则 | 颁布时间 |
|---|---|
| 醋酸阿比特龙片生物等效性研究技术指导原则 | 2021-01-26 |
| 醋酸钙片生物等效性研究技术指导原则 | 2021-01-26 |
| 恩替卡韦片生物等效性研究技术指导原则 | 2021-01-26 |
| 甲磺酸伊马替尼片生物等效性研究技术指导原则 | 2021-01-26 |
| 卡马西平片生物等效性研究技术指导原则 | 2021-01-26 |
| 来氟米特片生物等效性研究技术指导原则 | 2021-01-26 |
| 利伐沙班片生物等效性研究技术指导原则 | 2021-01-26 |
| 沙库巴曲缬沙坦钠片生物等效性研究技术指导原则 | 2021-01-26 |
| 碳酸镧咀嚼片生物等效性研究技术指导原则 | 2021-01-26 |
| 维格列汀片生物等效性研究技术指导原则 | 2021-01-26 |
| 治疗绝经后骨质疏松症创新药临床试验技术指导原则 | 2021-01-18 |
| 抗肿瘤药临床试验影像评估程序标准技术指导原则 | 2021-01-15 |
| 治疗脂代谢紊乱药物临床试验技术指导原则 | 2020-12-31 |
| 化学药品改良型新药临床试验技术指导原则 | 2020-12-31 |
| 单纯性尿路感染抗菌药物临床试验技术指导原则 | 2020-12-31 |
| 复杂性尿路感染抗菌药物临床试验技术指导原则 | 2020-12-31 |
| 抗肺结核药物临床试验技术指导原则 | 2020-12-31 |
| 抗菌药物临床试验微生物学实验技术指导原则 | 2020-12-31 |
| 医院获得性细菌性肺炎呼吸机相关细菌性肺炎抗菌药物临床试验技术指导原则 | 2020-12-31 |
| 药物临床试验多重性问题指导原则(试行) | 2020-12-31 |
| 群体药代动力学研究技术指导原则 | 2020-12-31 |
| 药物临床试验协变量校正指导原则 | 2020-12-31 |
| 窄治疗指数药物生物等效性研究技术指导原则 | 2020-12-31 |
| 模型引导的药物研发技术指导原则 | 2020-12-31 |
| 药物临床试验富集策略与设计指导原则(试行) | 2020-12-31 |
| 中药新药用于糖尿病肾脏疾病临床研究技术指导原则 | 2020-12-31 |
| 中药新药用于慢性便秘临床研究技术指导原则 | 2020-12-31 |
| 控制近视进展药物临床研究技术指导原则 | 2020-12-21 |
| 经口吸入制剂仿制药生物等效性研究指导原则 | 2020-12-16 |
| 单臂试验支持上市的抗肿瘤药上市许可申请前临床方面沟通交流技术指导原则 | 2020-12-03 |

续表

| 临床试验相关指导原则 | 颁布时间 |
| --- | --- |
| 单臂试验支持上市的抗肿瘤药进入关键试验前临床方面沟通交流技术指导原则 | 2020-12-03 |
| GnRH 激动剂用于晚期前列腺癌临床试验设计指导原则 | 2020-11-30 |
| 晚期肝细胞癌临床试验终点技术指导原则 | 2020-11-30 |
| 急性细菌性皮肤及皮肤结构感染抗菌药物临床试验技术指导原则 | 2020-10-14 |
| 社区获得性细菌性肺炎抗菌药物临床试验技术指导原则 | 2020-10-14 |
| 放射性体内诊断药物临床评价技术指导原则 | 2020-10-13 |
| 药物临床试验数据监查委员会指导原则(试行) | 2020-09-23 |
| 新型冠状病毒中和抗体类药物申报临床药学研究与技术资料要求指导原则(试行) | 2020-09-09 |
| 年龄相关性黄斑变性治疗药物临床研究技术指导原则 | 2020-09-09 |
| 急性淋巴细胞白血病药物临床试验中检测微小残留病的技术指导原则 | 2020-08-28 |
| 真实世界研究支持儿童药物研发与审评的技术指导原则(试行) | 2020-08-27 |
| 新型冠状病毒预防用疫苗临床研究技术指导原则(试行) | 2020-08-14 |
| 新型冠状病毒预防用疫苗临床评价指导原则(试行) | 2020-08-14 |
| 阿达木单抗注射液生物类似药临床试验指导原则 | 2020-08-03 |
| 贝伐珠单抗注射液生物类似药临床试验指导原则 | 2020-08-03 |
| 药物临床试验非劣效设计指导原则 | 2020-07-24 |
| 注射用曲妥珠单抗生物类似药临床试验指导原则 | 2020-07-20 |
| 药物临床试验数据递交指导原则(试行) | 2020-07-20 |
| 利妥昔单抗注射液生物类似药临床试验指导原则 | 2020-07-20 |
| 新冠肺炎疫情期间药物临床试验管理指导原则(试行) | 2020-07-14 |
| 利拉鲁肽注射液生物类似药临床试验设计指导原则 | 2020-05-28 |
| 药物临床试验的一般考虑指导原则 | 2017-01-18 |
| 药物临床试验的生物统计学指导原则 | 2016-06-03 |
| 中药新药临床研究一般原则 | 2015-11-03 |

### 四、其他研究相关指导原则

部分研究性技术指导原则不仅仅是对药学研究、非临床研究或临床试验等某一部分进行描述,还包含其他学科的技术指导原则,涵盖临床药理、生物统计以及其他一些相对典型且具有完整性必要的技术研究指导原则,涉及的相关指导原则会随着技术进步或科学认识的变化进行更新,现行的此类指导原则包括但不限于以下内容(表3-4、表3-5、表3-6)。

表 3-4    国家药品监督管理局药品审评中心临床药理研究相关指导原则（部分）

| 临床药理研究相关指导原则 | 颁布时间 |
| --- | --- |
| 复方甘草酸苷片生物等效性研究技术指导原则 | 2024-09-25 |
| 地屈孕酮片生物等效性研究技术指导原则 | 2024-09-25 |
| 恩扎卢胺软胶囊生物等效性研究技术指导原则 | 2024-05-14 |
| 艾曲泊帕乙醇胺片生物等效性研究技术指导原则 | 2024-05-14 |
| 注射用醋酸亮丙瑞林微球生物等效性研究技术指导原则 | 2024-05-14 |
| 奥美拉唑碳酸氢钠胶囊生物等效性研究技术指导原则 | 2024-05-14 |
| 奥美拉唑碳酸氢钠干混悬剂生物等效性研究技术指导原则 | 2024-05-14 |
| 注射用醋酸奥曲肽微球生物等效性研究技术指导原则 | 2024-05-14 |
| 瑞戈非尼片生物等效性研究技术指导原则 | 2024-05-14 |
| 巯嘌呤片生物等效性研究技术指导原则 | 2024-05-14 |
| 硫唑嘌呤片生物等效性研究技术指导原则 | 2024-05-14 |
| 利丙双卡因乳膏生物等效性研究技术指导原则 | 2024-05-14 |
| 硫辛酸片生物等效性研究技术指导原则 | 2024-05-14 |
| 依帕司他片生物等效性研究技术指导原则 | 2024-05-14 |
| 依托咪酯中长链脂肪乳注射液生物等效性研究指导原则 | 2024-05-14 |
| 乙酰半胱氨酸颗粒生物等效性研究指导原则 | 2024-05-14 |
| 化学药改良型新药临床药理学研究技术指导原则（试行） | 2024-02-04 |
| 放射性标记人体物质平衡研究技术指导原则 | 2024-01-16 |
| 基于药代动力学方法支持用于肿瘤治疗的抗 PD-1PD-L1 抗体可选给药方案的技术指导原则 | 2024-01-10 |
| 生理药代动力学模型在儿科人群药物研发中应用的技术指导原则 | 2023-03-28 |

表 3-5    国家药品监督管理局药品审评中心生物统计研究相关指导原则（部分）

| 生物统计研究相关指导原则 | 颁布时间 |
| --- | --- |
| 成人用药数据外推至儿科人群的定量方法学指导原则（试行） | 2023-04-12 |
| 真实世界证据支持药物注册申请的沟通交流指导原则（试行） | 2023-02-16 |
| 药物真实世界研究设计与方案框架指导原则（试行） | 2023-02-16 |
| 药物临床试验盲法指导原则（试行） | 2022-12-30 |
| 罕见疾病药物临床研究统计学指导原则（试行） | 2022-06-06 |
| 药物临床试验中心化监查统计指导原则（试行） | 2022-01-21 |
| 药物临床试验随机分配指导原则（试行） | 2022-01-07 |
| 用于产生真实世界证据的真实世界数据指导原则（试行） | 2021-04-15 |
| 药物临床试验适应性设计指导原则（试行） | 2021-01-29 |

续表

| 生物统计研究相关指导原则 | 颁布时间 |
|---|---|
| 药物临床试验多重性问题指导原则(试行) | 2020-12-31 |
| 药物临床试验协变量校正指导原则 | 2020-12-31 |
| 药物临床试验亚组分析指导原则(试行) | 2020-12-31 |
| 抗肿瘤药物临床试验统计学设计指导原则(试行) | 2020-12-31 |
| 药物临床试验富集策略与设计指导原则(试行) | 2020-12-31 |
| 药物临床试验数据监查委员会指导原则(试行) | 2020-09-23 |
| 药物临床试验非劣效设计指导原则 | 2020-07-24 |
| 药物临床试验数据递交指导原则(试行) | 2020-07-20 |
| 真实世界证据支持药物研发与审评的指导原则(试行) | 2020-01-07 |
| 生物等效性研究的统计学指导原则 | 2018-10-17 |
| 药物临床试验的电子数据采集技术指导原则 | 2016-07-27 |

表3-6　国家药品监督管理局药品审评中心多学科研究相关指导原则(部分)

| 多学科研究相关指导原则 | 颁布时间 |
|---|---|
| 药品注册研发生产主体合规信息管理与审查指导原则(试行) | 2024-02-05 |
| 新药研发过程中食物影响研究技术指导原则 | 2022-01-05 |
| 药物临床试验数据管理与统计分析计划指导原则 | 2022-01-04 |
| 患者报告结局在药物临床研发中应用的指导原则(试行) | 2022-01-04 |
| 药品电子通用技术文档(eCTD)实施指南 V1.0 | 2021-10-14 |
| 药品电子通用技术文档(eCTD)验证标准 V1.0 | 2021-10-14 |
| 药品电子通用技术文档(eCTD)技术规范 V1.0 | 2021-10-14 |
| 生物类似药相似性评价和适应症外推技术指导原则 | 2021-02-18 |
| 药品附条件批准上市技术指导原则(试行) | 2020-11-19 |
| 新型冠状病毒中和抗体类药物申报临床药学研究与技术资料要求指导原则(试行) | 2020-09-09 |
| 新型冠状病毒预防用疫苗研发技术指导原则(试行) | 2020-08-14 |
| 化学药品注射剂仿制药质量和疗效一致性评价申报资料要求 | 2020-05-14 |
| 新药I期临床试验申请技术指南 | 2018-01-25 |
| 仿制药质量和疗效一致性评价工作中改剂型药品(口服固体制剂)评价一般考虑 | 2017-02-13 |
| 仿制药质量和疗效一致性评价工作中改规格药品(口服固体制剂)评价一般考虑 | 2017-02-13 |
| 仿制药质量和疗效一致性评价工作中改盐基药品评价一般考虑 | 2017-02-13 |
| 仿制药质量和疗效一致性评价临床有效性试验一般考虑 | 2017-01-25 |
| 体外诊断试剂说明书编写指导原则 | 2014-09-11 |
| 天然药物新药研究技术要求 | 2013-01-18 |
| 抗病毒药物病毒学研究申报资料要求的指导原则 | 2012-05-15 |

# 第三节  ICH 指导原则

### 一、ICH 概述

为了严格药品质量管理,保障人体用药安全,各国对药品的研发、生产及进口等都实施严格的注册审批制度。由于不同国家对药品的注册审批要求不尽相同,易带来药品研发和注册成本的不必要提高、生产资源的浪费,不利于创新药物研究成果的共享和全球医药事业的发展。

因此,由欧盟委员会、欧洲制药工业协会联合会(EFPIA)、日本厚生劳动省、日本制药工业协会(JPMA)、美国食品药品管理局(FDA)、美国药品研究与制造商协会(PhRMA)等 3 个监管机构和 3 个业界协会在 1990 年发起了"人用药品注册技术要求国际协调会"(International Conference on Harmonization of Technical Requirements for Registration of Pharmaceuticals for Human Use,ICH)。ICH 在 2015 年 10 月 23 日召开大会宣布对 ICH 进行改革,并更名为人用药品技术要求国际协调理事会(The International Council for Harmonisation of Technical Requirements for Pharmaceuticals for Human Use,ICH)。ICH 通过对药品研发、生产及注册相关技术要求(包括统一标准、检测要求、数据收集及报告格式)进行国际协调,使药品生产厂家能够应用统一的注册资料规范,按照 ICH 的有效性、质量、安全性及综合学科指南申报。

2015 年以来,各个国家和地区的药品监管机构都积极加入 ICH。2017 年 6 月在加拿大蒙特利尔召开的 ICH 大会上,国家食品药品监督管理总局(CFDA)当选为全球第 8 个监管机构成员。2018 年 6 月 7 日国家药品监督管理局当选为 ICH 管理委员会成员,并于 2021 年 6 月 3 日成功连任管理委员会成员。

### 二、ICH 指导原则的制定程序

ICH 指导原则的制定程序(或者称协调过程)一般经过五个阶段:

1. **阶段 1(取得共识)**  专家工作组基于概念文件起草技术文件草稿,在专家组内取得一致意见。

2. **阶段 2(共识确认)**  全体大会对技术文件共识进行确认,形成技术文件终稿,并基于此起草和形成指导原则草案。

3. **阶段 3(评议讨论)**  指导原则草案交予监管机构和工业界协会成员进行征求意见,专家工作组对意见进行讨论,达成一致并签署同意后,报送全体大会。

4. **阶段 4(最终采纳)**  全体大会与管理委员会协商后采纳指导原则,然后 ICH 各个监管机构成员采纳该指导原则。

5. **阶段 5(发布实施)**  根据各国家、地区的程序,批准的 ICH 指导原则在成员国分别发布实施。

### 三、ICH 指导原则介绍

ICH 经过多年的协调统一,已经在药品注册技术要求的许多方面达成了共识。截至目前,已制定指导原则共 63 个,涵盖质量、安全性、有效性和综合技术要求四个方面。截至 2023 年 11 月,国家药品监督管理局根据我国药品生产和监督管理的国情,已发布公告明确实施时间点的共有 59 个 ICH 指导原则(已实施 59 个),其中 Q 系列 17 个,E 系列 21 个,S 系列 15 个,M 系列 6 个。

1. 质量(Quality Guidelines,代码以"Q"标识) 现已制定 46 个指导原则。包括稳定性试验、分析方法验证、杂质研究、药典方法、生物技术产品质量和安全、质量标准、原料药 GMP、药品研发、质量风险管理、药品质量体系、原料药的研发及生产和药品生命周期管理的技术和监管考虑等。国家药品监督管理局已发布公告明确实施的 Q 系列指导原则见表 3-7。

表 3-7 ICH Q 系列指导原则

| 指导原则名称 | 实施日期 |
| --- | --- |
| Q1A(R2):新原料药和制剂的稳定性试验 | 2003-02-06 |
| Q1B:稳定性试验:新原料药和制剂的光稳定性试验 | 1996-11-06 |
| Q1C:新剂型的稳定性试验 | 1996-11-06 |
| Q1D:新原料药和制剂稳定性试验的括号法和矩阵法设计 | 2002-02-07 |
| Q1E:稳定性数据的评价 | 2003-02-06 |
| Q2(R2):分析方法验证 | 2023-11-01 |
| Q3A(R2):新原料药中的杂质 | 2006-10-25 |
| Q3B(R2):新药制剂中的杂质 | 2006-06-02 |
| Q3C(R9):杂质:残留溶剂的指导原则 | 2024-01-24 |
| Q3D(R2):元素杂质指导原则 | 2022-04-26 |
| Q4B:ICH 区域所用药典文本的评价和建议 | 2007-11-01 |
| Q4B:常见问题与解答 | 2012-04-26 |
| Q4B 附录 1(R1):关于灼烧残渣/灰分 常规篇 | 2010-09-27 |
| Q4B 附录 2(R1):关于注射剂可提取容量测试 常规篇 | 2010-09-27 |
| Q4B 附录 3(R1):关于颗粒污染物测试:不溶性微粒 常规篇 | 2010-09-27 |
| Q4B 附录 4A(R1):非无菌药品的微生物检查:微生物计数试验 常规篇 | 2010-09-27 |
| Q4B 附录 4B(R1):非无菌产品的微生物检查—特定微生物 常规篇 | 2010-09-27 |
| Q4B 附录 4C(R1):非无菌产品的微生物检查:药物制备以及药物使用物质的接受标准 常规篇 | 2010-09-27 |
| Q4B 附录 5(R1):崩解试验 常规篇 | 2010-09-27 |
| Q4B 附录 6:统一剂量单位 常规篇 | 2013-11-13 |
| Q4B 附录 7(R2):溶出试验 常规篇 | 2010-11-11 |
| Q4B 附录 8(R1):无菌试验 常规篇 | 2010-09-27 |
| Q4B 附录 9(R1):片剂易碎性 常规篇 | 2010-09-27 |
| Q4B 附录 10(R1):聚丙烯酰胺凝胶电泳 常规篇 | 2010-09-27 |
| Q4B 附录 11:毛细管电泳 常规篇 | 2010-06-09 |
| Q4B 附录 12:分析筛选 常规篇 | 2010-06-09 |
| Q4B 附录 13:粉末的堆密度和振实密度 | 2012-06-07 |
| Q4B 附录 14:细菌内毒素试验 常规篇 | 2012-10-18 |
| Q5A(R2):来源于人或动物细胞系生物技术产品的病毒安全性评价 | 2023-11-01 |

续表

| 指导原则名称 | 实施日期 |
|---|---|
| Q5B：源自重组 DNA 技术的蛋白质产品的表达载体分析 | 1995-11-30 |
| Q5C：生物技术生物制品质量：生物技术 / 生物制品稳定性试验 | 1995-11-30 |
| Q5D：用于生产生物技术 / 生物产品的细胞底物的起源和特征描述 | 1997-07-16 |
| Q5E：生物技术产品 / 生物制品在生产工艺变更前后的可比性 | 2004-11-18 |
| Q6A：质量标准：新原料药和新药制剂的检测方法和可接受标准：化学药物 | 1999-10-6 |
| Q6B：质量规格：生物技术 / 生物产品的检验程序和可接收标准 | 1999-03-10 |
| Q7：原料药的药品生产质量管理规范指南 | 2000-11-10 |
| Q7 问答：原料药的药品生产质量管理规范指南问答 | 2015-6-10 |
| Q8（R2）：药品研发 | 2009-08 |
| 关于 Q8、Q9 和 Q10 的问与答（R4） | 2010-11-11 |
| Q9（R1）：质量风险管理 | 2023-01-18 |
| Q10：药品质量体系 | 2008-06-04 |
| Q11：原料药开发和生产（化学实体和生物技术 / 生物实体药物） | 2012-05-01 |
| Q11 问答：原料药开发和生产（化学实体和生物技术 / 生物实体药物）问答 | 2017-08-23 |
| Q12：药品生命周期管理的技术和监管考虑 | 2019-11-20 |
| Q12 附件 | 2019-11-20 |
| Q13：原料药和制剂的连续制造 | 2022-11-16 |
| Q14：分析方法开发 | 2023-11-01 |

2. **安全性**（Safety Guidelines，以代码"S"标识） 现已制定 20 个指导原则。包括药物的致癌性试验、基因毒性试验、毒代和药代动力学试验、慢性毒性试验、生殖毒性试验、生物制品的临床前安全性试验、药理学试验、免疫毒性试验、抗癌药物的非临床试验、药物的光安全性试验和儿科用药等。国家药品监督管理局已发布公告明确实施的 S 系列指导原则见表 3-8。

表 3-8    ICH S 系列指导原则

| 指导原则名称 | 实施日期 |
|---|---|
| S1A：药物致癌性试验必要性指导原则 | 2020-05-01 |
| S1B：药物致癌性试验 | 2020-05-01 |
| S1C（R2）：药物致癌性试验的剂量选择 | 2020-05-01 |
| S2（R1）：人用药物遗传毒性试验和结果分析指导原则 | 2020-05-01 |
| S3A：毒代动力学指导原则说明：毒性研究中的全身暴露量评价 / 问答 | 2020-05-01 |
| S3B：药代动力学：重复给药的组织分布研究指导原则 | 2020-05-01 |
| S4：动物慢性毒性试验的期限（啮齿类和非啮齿类） | 2020-05-01 |
| S5（R3）：人用药物生殖与发育毒性检测 | 2021-01-25 |
| S6（R1）：生物制品的临床前安全性评价 | 2020-05-01 |

续表

| 指导原则名称 | 实施日期 |
|---|---|
| S7A：人用药品安全药理学试验指导原则 | 2020-05-01 |
| S7B：人用药品延迟心室复极化（QT 间期延长）潜在作用的非临床评价指导原则 | 2020-05-01 |
| S8：人用药物免疫毒性研究 | 2020-05-01 |
| S9：抗肿瘤药物非临床评价 / 问答 | 2020-05-01 |
| S10：药物光安全评价 | 2020-05-01 |
| S11：支持儿科用药开发的非临床安全性评价 | 2021-01-25 |

3. **有效性（Efficacy Guidelines，以代码"E"标识）** 现已制定 33 个指导原则。包括长期使用的药物的临床安全性、临床安全性数据管理、药物警戒、临床试验研究的设计、剂量和药效、种族影响因素数据分析、多地区临床试验、基因组取样、特殊人群试验、注意事项、数据统计、报告要求和 GCP 等。国家药品监督管理局已发布公告明确实施的 E 系列指导原则见表 3-9。

表 3-9 ICH E 系列指导原则

| 指导原则名称 | 实施日期 |
|---|---|
| E1：人群暴露程度：评估非危及生命性疾病长期治疗药物的临床安全性 | 2022-11-12 |
| E2A：临床安全性数据的管理：快速报告的定义和标准 | 2018-05-01 |
| E2B（R3）：临床安全性数据的管理：个例安全报告（ICSR）传输的数据元素 / 问答 | 2022-07-01 |
| E2C（R2）：定期获益 - 风险评估报告 / 问答 | 2020-07-21 |
| E2D：上市后安全数据管理：快速报告的定义和标准 | 2018-07-01 |
| E2E：药物警戒计划 | 2020-05-12 |
| E2F：研发期间安全性更新报告 | 2019-11-12 |
| E3：临床研究报告的结构和内容 / 问答 | 2020-05-12 |
| E4：药品注册所需的量效关系信息 | 2020-05-12 |
| E5（R1）：接受国外临床试验数据的种族因素 / 问答 | 2019-11-12 |
| E6（R2）：药物临床试验质量管理规范 | 2020-07-01 |
| E7：特殊人群的研究：老年医学 / 问答 | 2020-05-12 |
| E8：临床研究的一般考虑 | 2020-05-12 |
| E9：临床试验的统计学原则 | 2020-05-12 |
| E9（R1）：临床试验中的估计目标与敏感性分析 | 2022-01-25 |
| E10：临床试验中对照组的选择和相关问题 | 2020-05-12 |
| E11（R1）：用于儿科人群的医学产品的临床研究 | 2020-05-12 |
| E12A：抗高血压新药临床评价原则 | 2022-11-12 |
| E15：基因生物标记物、药物基因组学、药物遗传学、基因组数据和样本编码分类的定义 | 2020-05-12 |
| E16：药物或生物技术产品开发相关的生物标记物 | 2020-05-12 |
| E17：多区域临床试验计划与设计的一般原则 | 2019-11-12 |
| E18：基因组采样和基因组数据管理指导原则（中文翻译公开征求意见稿） | 2022-05-03 |

**4. 综合技术要求**(Multidisciplinary Guidelines,以代码"M"标识）  现已制定59个指导原则。包括药品注册申请技术文件(电子)的统一格式要求、药物非临床安全性试验、药物词典的内容和格式要求、遗传毒性杂质、基于生物药剂学分类系统的生物豁免、生物样品分析的方法验证等。国家药品监督管理局已发布公告明确实施的M系列指导原则见表3-10。

表 3-10    ICH M 系列指导原则

| 指导原则名称 | 实施日期 |
| --- | --- |
| M1:监管活动医学词典 | 2022-07-01 |
| M3(R2):支持药物进行临床试验和上市的非临床安全性研究指导原则 | 2021-11-03 |
| M4Q(R1):人用药物注册通用技术文档:药学部分 | 2018-02-01 |
| M4S(R2):人用药物注册通用技术文档:安全性部分 | 2018-02-01 |
| M4(R4):人用药物注册申请通用技术文档的组织 | 2018-02-01 |
| M4E(R2):人用药物注册通用技术文档:有效性部分 | 2018-02-01 |
| M7(R1):评估和控制药物中 DNA 反应性(致突变)杂质以限制潜在致癌风险 | 2020-07-21 |
| M8:电子通用技术文档 | 2021-12-29 |
| M9:基于生物药剂学分类系统的生物等效性豁免/问答 | 2021-11-07 |

截至 2023 年 11 月,国家药品监督管理局已充分实施 ICH 指导原则 59 个,实施比例达 93.7%,其余的也制定了明确的转化实施路线图和时间表。ICH 技术指导原则在我国的转化实施,意味着我国药品监管要求向更加系统、严格的国际标准看齐,大力推动了我国药品注册标准的科学化发展,加快了我国药品注册标准与国际药品注册标准全面接轨。加入 ICH 对于提升药品监管能力和水平及中国医药产业的国际竞争力具有重要意义。

# 本 章 小 结

本章介绍了新药审评与注册相关的相关法律法规,包括中、美、欧、日的药品管理法规,同时介绍了国家药品监督管理局药品审评中心颁布的药品相关指导原则和ICH指导原则。世界各国药事管理立法很多,这些法律法规是若干年来,特别是近百年来药事管理实践经验的总结,并随着社会经济的发展日趋完善。由于药品国际贸易的发展和药事管理客观规律的共性,各国药事法规的内容越来越相似,越来越详细,它对依法加强药品管理、保证药品质量、保护消费者合法权益、提高全社会的药品法制观念,都起到了积极作用。自 2015 年以来,国务院先后印发《国务院关于改革药品医疗器械审评审批制度的意见》《关于深化审评审批制度改革鼓励药品医疗器械创新的意见》等重要文件,部署推进药品上市许可持有人制度试点、优先审评审批等一系列改革举措,对药品审评审批工作的理念和具体审评工作流程都进行了重大调整。中国积极吸纳和借鉴特别是 FDA、EMA 和 PMDA 等发达国家和地区监管机构的先进成果,加快药品技术指导原则体系的建设。自 2017 年 6 月国家药品监督管理局正式加入 ICH,推行

ICH 指导原则后，在推进申报资料要求国际接轨、助力药品同步研发和同步注册、加强药物风险管理和警戒、提高进口药品审评效率等方面也带来了一些"变革"，包括引入基于科学和风险的监管思路、引入整体质量控制策略理念、加强全生命周期管理、建立健全药物警戒制度等。随着新药审评与注册法律法规的持续改革，推动国际接轨，将极大地促进制药企业创新药研发热情，助力国产创新药走向世界，满足公众用药需求。

（梁锦锋）

# 第四章　新药审评与注册管理

1. 掌握我国药物注册的基本制度与审评审批程序。
2. 熟悉新药注册流程和我国新药注册需要提交的资料。
3. 了解我国的《药品注册管理办法》。

国家对药品上市实行注册管理,是国家实行药品监督管理的基础。国家实行基本药物政策和药品分类管理,是保障人民群众基本医疗、提高合理用药水平的重要措施。为规范药品注册行为,保证药品的安全、有效和质量可控,根据《中华人民共和国药品管理法》(简称《药品管理法》)、《中华人民共和国中医药法》、《中华人民共和国疫苗管理法》(简称《疫苗管理法》)、《中华人民共和国行政许可法》、《中华人民共和国药品管理法实施条例》等法律、行政法规,制定《药品注册管理办法》,该办法自 2020 年 7 月 1 日起施行。

## 第一节　新药审评与注册的基本制度和要求

药品是人们生活中不可或缺的物品,但是药品涉及人的生命安全,必须经过国家的严格审核和审批。随着我国新药研发进入快速增长期,药品注册过程中出现了诸如审评时间过长、审评标准缺乏统一、信息公示不及时等问题。为此国家药品监督管理局等监管机构制定了一系列的药品审评与注册的基本制度和要求,旨在保证药品的质量、疗效和安全性,保障人民群众用药安全,维护公众健康,防止因使用不合格、不安全、不有效的药品造成公众健康损失。

(一)基本制度

1. 加快上市注册制度　国家药品监督管理局为支持以临床价值为导向的药物创新,建立药品加快上市注册制度。对符合条件的药品注册申请,申请人可以申请适用突破性治疗药物、附条件批准、优先审评审批及特别审批程序。在药品研制和注册过程中,药品监督管理部门及其专业技术机构给予必要的技术指导、沟通交流、优先配置资源、缩短审评时限等政策和技术支持。

2. **关联审评审批制度** 国家药品监督管理局建立化学原料药、辅料及直接接触药品的包装材料和容器关联审评审批制度。在审批药品制剂时,对化学原料药一并审评审批,对相关辅料、直接接触药品的包装材料和容器一并审评。药品审评中心建立化学原料药、辅料及直接接触药品的包装材料和容器信息登记平台,对相关登记信息进行公示,供相关申请人或者持有人选择,并在相关药品制剂注册申请审评时关联审评。

3. **处方药和非处方药分类注册和转换管理制度** 药品审评中心根据非处方药的特点,制定非处方药上市注册相关技术指导原则和程序,并向社会公布。药品评价中心制定处方药和非处方药上市后转换相关技术要求和程序,并向社会公布。

4. **沟通交流制度** 在药物临床试验申请前、药物临床试验过程中以及药品上市许可申请前等关键阶段,申请人可以就重大问题与药品审评中心等专业技术机构进行沟通交流。药品注册过程中,药品审评中心等专业技术机构可以根据工作需要组织与申请人进行沟通交流。沟通交流的程序、要求和时限,由药品审评中心等专业技术机构依照职能分别制定,并向社会公布。

5. **专家咨询制度** 药品审评中心等专业技术机构根据工作需要成立专家咨询委员会,建立专家咨询制度。在审评、核查、检验、通用名称核准等过程中就重大问题听取专家意见,充分发挥专家的技术支撑作用。

6. **仿制药一致性评价制度** 国家药品监督管理局建立收载新批准上市以及通过仿制药质量和疗效一致性评价的化学药品目录集,载明药品名称、活性成分、剂型、规格、是否为参比制剂、持有人等相关信息,及时更新并向社会公开。化学药品目录集收载程序和要求,由药品审评中心制定,并向社会公布。

7. **中药注册专门规定** 国家药品监督管理局支持中药传承和创新,建立和完善符合中药特点的注册管理制度和技术评价体系,鼓励运用现代科学技术和传统研究方法研制中药,加强中药质量控制,提高中药临床试验水平。

(二) **基本要求**

在药品注册过程中,《药品注册管理办法》《药品管理法》等法律法规对药品注册申请人、试验机构、审评机构、申报数据、药品质量等作出了相关的基本要求,具体如下:

1. **药品质量** 应当符合国家药品标准和经国家药品监督管理局核准的药品质量标准。经国家药品监督管理局核准的药品质量标准,为药品注册标准。药品注册标准应当符合《中国药典》通用技术要求,不得低于《中国药典》的规定。申报注册品种的检测项目或者指标不适用《中国药典》的,申请人应当提供充分的支持性数据。

2. **药品注册申请人** 申请人应当为能够承担相应法律责任的企业或者药品研制机构等。境外申请人应当指定中国境内的企业法人办理相关药品注册事项。申请人在申请药品上市注册前,应当完成药学、药理毒理学和药物临床试验等相关研究工作。对于中药注册申请,申请人应当进行临床价值和资源评估,突出以临床价值为导向,促进资源可持续利用。

3. **试验机构** 药物非临床安全性评价研究应当在经过药物非临床研究质量管理规范认证的机构开展,并遵守《药物非临床研究质量管理规范》。药物临床试验应当经批准,其中生物等效性试验应当备案;药物临床试验应当在符合相关规定的药物临床试验机构开展,并遵守《药物临床试验质量管理规范》。从事药物研制和药品注册活动,应当遵守有关法律、法规、规章、标准和规范;参照相关技术指导原则,采用其他评价方法和技术的,应当证明其科学性、适用性;应当保证全过程信息真实、准确、完整和可追溯。

**4. 审评机构**　国家药品监督管理局主管全国药品注册管理工作,负责建立药品注册管理工作体系和制度,制定药品注册管理规范,依法组织药品注册审评审批以及相关的监督管理工作。国家药品监督管理局药品审评中心负责药物临床试验申请、药品上市许可申请、补充申请和境外生产药品再注册申请等的审评。中国食品药品检定研究院、国家药典委员会、国家药品监督管理局食品药品审核查验中心、国家药品监督管理局药品评价中心、国家药品监督管理局行政事项受理服务和投诉举报中心、国家药品监督管理局信息中心等药品专业技术机构,承担依法实施药品注册管理所需的药品注册检验、通用名称核准、核查、监测与评价、制证送达以及相应的信息化建设与管理等相关工作。应当根据科学进展、行业发展实际和药品监督管理工作需要制定技术指导原则和程序,并向社会公布。

**5. 申报数据**　申请药品注册的过程中,应当提供真实、充分、可靠的数据、资料和样品,证明药品的安全性、有效性和质量可控性。使用境外研究资料和数据支持药品注册的,其来源、研究机构或者实验室条件、质量体系要求及其他管理条件等应当符合 ICH 通行原则,并符合我国药品注册管理的相关要求。变更原药品注册批准证明文件及其附件所载明的事项或者内容的,应当按照规定,参照相关技术指导原则对药品变更进行充分研究和验证,充分评估变更可能对药品安全性、有效性和质量可控性的影响,按照变更程序提出补充申请、备案或者报告。

# 第二节　药品注册的基本流程及资料要求

## 一、药品注册的基本流程

从研发到上市,一款新药要先经过临床前研究才能在人体上进行临床试验,确认药物安全有效后才能获批上市。因此,在临床试验和注册上市之前需要经过两次行政审批。每个国家和地区的申报单位不同,如美国 FDA、欧洲 EMA、中国 CDE,但申报流程与目标是相似的。

### (一)新药临床试验申请

新药在完成药学和非临床相关研究后,计划开展临床试验时,需要向审评审批机构提交 IND 申请。IND 申请的主要目的是提供足够的信息证明药物在人体内进行试验是安全的,以及证明针对研究目的的临床试验方案的合理性。

在正式提交 IND 申请前,申请人原则上应当向药品审评中心提出沟通交流会议申请,并在确保受试者安全的基础上,确定临床试验申请资料的完整性、实施临床试验的可行性。

CDE 在收到申请后的 5 个工作日内完成形式审查,若发现资料不足,CDE 发出补正资料通知书,则申请人需在 30 个工作日内补正资料。审查无误后 CDE 正式受理 IND 申请,并在 60 个工作日内完成审评,如有补充资料的,时间延长 20 个工作日。若在审评过程中 CDE 对数据等有疑问,则会发出解释说明通知,申请人需在 5 个工作日内解释说明;若在审评过程中需要补充相关资料,则 CDE 发出补充新技术资料通知,申请人需在 80 个工作日内补充新技术资料。审评通过后,申请人制订药物临床试验方案并提交伦理委员会审查,随后提交临床试验方案和支持性资料,并在批准后 3 年内实施临床试验,并持续更新登记信息。新药临床试验申请的基本流程见图 4-1。

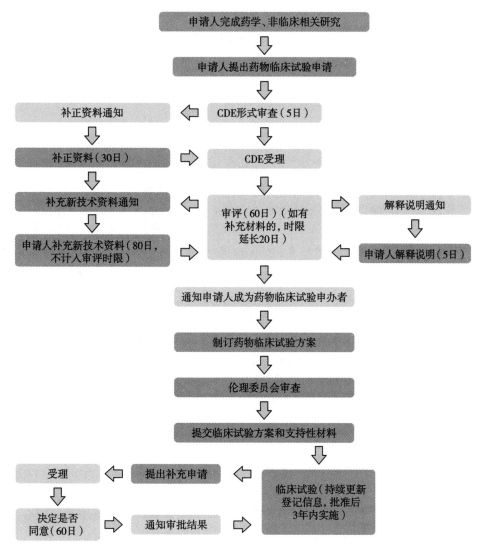

图 4-1　新药临床试验申请的基本流程

## (二) 新药申请

当新药的Ⅲ期临床试验完成,就可以向有关部门递交 NDA 申请。在中国,只要是未曾上市销售的药物,无论是创新药物,已有药物的新剂型、新给药方式,以及正在使用但以往没有注册过的中成药均通过 NDA 的形式申请。

当一款药物申请 NDA 时,需要递交一系列能证明药品安全性与有效性的证明,例如药学研究数据、非临床药理和毒理数据、人体药代动力学和生物利用度数据、微生物数据、临床数据、安全性数据更新报告、统计学数据、病例报告表、有关专利情况、样品、包装及标签等。

CDE 在收到申请后的 5 个工作日内完成形式审查,若发现资料不足,则申请人需在 30 个工作日内补正资料。审查无误后 CDE 正式受理 NDA 申请,并在 200 个工作日内完成审评,其间 CDE 通知申请人药品注册研制/生产现场核查,进行现场核查/上市前药品 GMP 检查,核查情况及结果反馈给 CDE(评审时限届满 40 个工作日前完成);同时在审评期间,CDE 启动药品注册检验,申请人向省药品监督管理局申请抽样,省药品监督管理局组织抽样并封签申请人送检,药检机构在 5 个工作日内完成样品及资料审核,在 60 个工作日内完成药品注册检验,或在 90 个工作日内完成药品标准复核及药品注册检验,并将复核意见和检验报告反馈 CDE(评审时限届满 40 个工作日前完成)。CDE 收到材料后进行综合评价,并在 20 个工作日内作出审批决定,若审批通过,则在 10 个工作日内发放药品注册证书及附件。新药申请的基本流程见图 4-2。

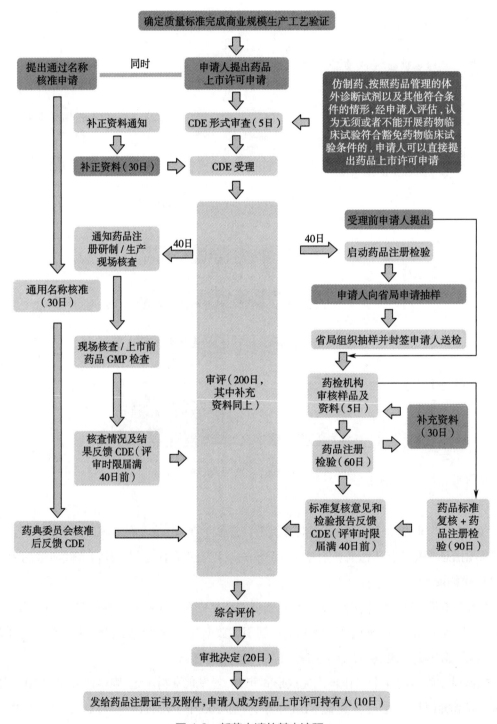

图 4-2 新药申请的基本流程

二、化学药、生物制品注册的资料要求

申请人提出化学药、生物制品药物临床试验、药品上市注册及原料药申请,应按照国家药品监管部门公布的相关技术指导原则的有关要求开展研究,并按照现行版《M4:人用药物注册申请通用技术文档(CTD)》(简称 CTD)格式编号及项目顺序整理并提交申报资料。不适用的项目可合理缺项,但应标明不适用并说明理由。ICH CTD 通用技术文档的组织的图示说明见图 4-3。

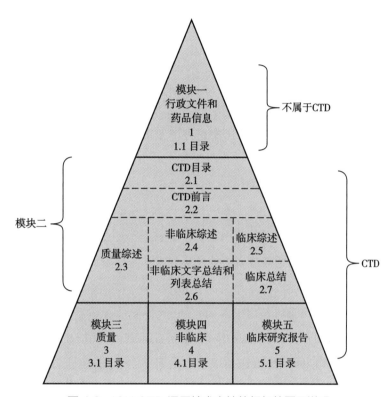

图 4-3　ICH CTD 通用技术文档的组织的图示说明

（一）模块一　行政文件和药品信息

模块一主要是一些行政文件和药品信息,主要包括(以下序号采用申报时采用的序号):

1.0　说明函

1.1　目录

1.2　申请表

1.3　产品信息相关材料

1.3.1　说明书:研究药物说明书及修订说明(适用于临床试验申请)

1.3.2　包装标签:研究药物包装标签(适用于临床试验申请)

1.3.3　产品质量标准和生产工艺 / 制造和检定规程

1.3.4　临床试验相关资料(适用于临床试验申请)

1.3.4.1　临床试验计划和方案

1.3.4.2　知情同意书样稿

1.3.4.3　研究者手册

1.3.5　药品通用名称核准申请材料

1.3.6　核查相关信息

1.3.7　疫苗生物安全及环境影响评价(详见附:疫苗生物安全及环境影响评价)

1.3.8　产品相关证明性文件(如适用)

1.3.8.1　原料药、药用辅料及药包材证明文件

1.3.8.2　专利信息及证明文件

1.3.8.3　特殊药品研制立项批准文件

1.3.8.4　商标信息及证明文件

1.3.8.5　对照药来源证明文件

1.3.8.6　研究机构资质证明文件

1.3.8.7　药械组合产品相关证明性文件

1.3.8.8　允许药品上市销售证明文件(适用于境外已上市的药品)

1.3.8.9　允许药品变更的证明文件

1.3.9　其他产品信息相关材料

1.4　申请状态

1.4.1　既往批准情况

1.4.2　申请调整临床试验方案、暂停或者终止临床试验

1.4.3　暂停后申请恢复临床试验

1.4.4　终止后重新申请临床试验

1.4.5　申请撤回尚未批准的药物临床试验申请、上市注册许可申请、补充申请或再注册申请

1.4.6　申请上市注册审评期间变更仅包括申请人更名、变更注册地址名称等不涉及技术审评内容的变更

1.4.7　申请注销药品注册证书

1.5　加快上市注册程序申请(如适用)

1.5.1　加快上市注册程序申请

1.5.2　加快上市注册程序终止申请

1.5.3　其他加快注册程序申请

1.6　沟通交流会议(如适用)

1.6.1　会议申请

1.6.2　会议背景资料

1.6.3　会议相关信函、会议纪要以及答复

1.7　临床试验过程管理信息(如适用)

1.7.1　临床试验期间增加适应证

1.7.2　临床试验方案变更、非临床或者药学研究的变化或者新发现等可能增加受试者安全性风险的情况

1.7.3　要求申办者调整临床试验方案、暂停或终止药物临床试验

1.8 药物警戒与风险管理(如适用)

1.8.1 研发期间安全性更新报告及附件

1.8.1.1 研发期间安全性更新报告

1.8.1.2 严重不良反应(SAR)累计汇总表

1.8.1.3 报告周期内境内死亡受试者列表

1.8.1.4 报告周期内境内因任何不良事件而退出临床试验的受试者

1.8.1.5 报告周期内发生的药物临床试验方案变更或者临床方面的新发现、非临床或者药学的变化或者新发现总结表

1.8.1.6 下一报告周期内总体研究计划概要

1.8.2 其他潜在的严重安全性风险信息

1.8.3 风险管理计划(RMP)

1.9 上市后研究(如适用)

1.10 上市后变更(如适用)

1.10.1 审批类变更

1.10.2 备案类变更

1.10.3 报告类变更

1.11 申请人 / 生产企业证明性文件

1.11.1 境内生产药品申请人 / 生产企业资质证明文件

1.11.2 境外生产药品申请人 / 生产企业资质证明文件

1.11.3 注册代理机构证明文件

1.12 小微企业证明文件(如适用)

(二)模块二 通用技术文档总结

模块二主要是对药品研发的相关数据进行总结,主要包括:

2.1 CTD 目录

2.2 CTD 前言

2.3 质量综述

引言

2.3.S 原料药(名称、生产商)

2.3.P 制剂(名称、剂型)

2.3.A 附录

2.3.R 区域性信息

2.4 非临床综述

2.5 临床综述

2.6 非临床文字总结和列表总结

2.6.1 前言

2.6.2 药理学文字总结

2.6.3    药理学列表总结

2.6.4    药代动力学文字总结

2.6.5    药代动力学列表总结

2.6.6    毒理学文字总结

2.6.7    毒理学列表总结

2.7    临床总结

2.7.1    生物药剂学研究及相关分析方法总结

2.7.2    临床药理学研究总结

2.7.3    临床有效性总结

2.7.4    临床安全性总结

2.7.5    参考文献

2.7.6    单项研究摘要

（三）模块三    质量

模块三主要是药学研究的具体阐述，主要包括：

3.1    模块三目录

3.2    主体数据

3.2.S    原料药（名称、生产商）

3.2.S.1    基本信息（名称、生产商）

3.2.S.2    生产（名称、生产商）

3.2.S.3    特性鉴定（名称、生产商）

3.2.S.4    原料药的质量控制（名称、生产商）

3.2.S.5    对照品 / 标准品（名称、生产商）

3.2.S.6    包装系统（名称、生产商）

3.2.S.7    稳定性（名称、生产商）

3.2.P    制剂（名称、剂型）

3.2.P.1    剂型及产品组成（名称、剂型）

3.2.P.2    产品开发（名称、剂型）

3.2.P.3    生产（名称、剂型）

3.2.P.4    辅料的控制（名称、剂型）

3.2.P.5    制剂的质量控制（名称、剂型）

3.2.P.6    对照品 / 标准品（名称、剂型）

3.2.P.7    包装系统（名称、剂型）

3.2.P.8    稳定性（名称、剂型）

3.2.A    附录

3.2.A.1    设施和设备（名称、生产商）

3.2.A.2    外源因子的安全性评价（名称、剂型、生产商）

3.2.A.3　辅料

3.2.R　区域性信息（无子文件夹）

3.3　参考文献

（四）模块四　非临床研究报告

模块四主要是非临床研究的报告，包括药理学、药代动力学和毒理学研究报告。

4.1　模块四目录

4.2　试验报告

4.2.1　药理学

4.2.1.1　主要药效学

4.2.1.2　次要药效学

4.2.1.3　安全药理学

4.2.1.4　药效学药物相互作用

4.2.2　药代动力学

4.2.2.1　分析方法和验证报告（如有单独的）

4.2.2.2　吸收

4.2.2.3　分布

4.2.2.4　代谢

4.2.2.5　排泄

4.2.2.6　药代动力学物相互作用（非临床）

4.2.2.7　其他药代动力学试验

4.2.3　毒理学

4.2.3.1　单次给药毒性

4.2.3.2　重复给药毒性

4.2.3.3　遗传毒性

4.2.3.4　致癌性

4.2.3.5　生殖毒性

4.2.3.6　局部耐受性

4.2.3.7　其他毒性研究（如有）

4.3　参考文献

（五）模块五　临床研究报告

模块五主要是临床研究的报告，包括：

5.1　模块五目录

5.2　所有临床研究列表

5.3　临床研究报告

5.3.1　生物药剂学研究报告

5.3.1.1　生物利用度（BA）研究报告

5.3.1.2 相对 BA 和生物等效性（BE）研究报告

5.3.1.3 体外 - 体内相关性研究

5.3.1.4 人体研究的生物分析和分析方法的报告

5.3.2 使用人体生物材料进行的药代动力学研究报告

5.3.2.1 血浆蛋白结合研究报告

5.3.2.2 肝脏代谢和药物相互作用研究报告

5.3.2.3 使用其他人体生物材料的研究报告

5.3.3 人体药代动力学（PK）研究报告

5.3.3.1 健康受试者 PK 和初始耐受性研究报告

5.3.3.2 患者 PK 和初始耐受性研究报告

5.3.3.3 内在因素 PK 研究报告

5.3.3.4 外在因素 PK 研究报告

5.3.3.5 群体 PK 研究报告

5.3.4 人体药效动力学研究报告

5.3.4.1 健康受试者 PD 和 PK/PD 研究报告

5.3.4.2 患者 PD 和 PK/PD 研究报告

5.3.5 有效性和安全性研究报告

5.3.5.1 与申报适应证相关的对照临床研究报告

5.3.5.2 非对照临床研究报告

5.3.5.3 多项研究数据的分析报告

5.3.5.4 其他研究报告

5.3.6 上市后报告

5.3.7 病例报告表和个体患者列表

5.4 参考文献

### 三、中药注册的资料要求

申请人需要基于不同注册分类、不同申报阶段以及中药注册受理审查指南的要求提供相应资料。申报资料应按照项目编号提供，对应项目无相关信息或研究资料，项目编号和名称也应保留，可在项下注明"无相关研究内容"或"不适用"。如果申请人要求减免资料，应当充分说明理由。申报资料的撰写还应参考相关法规、技术要求及技术指导原则的相关规定。境外生产药品提供的境外药品管理机构证明文件及全部技术资料应当是中文翻译文本并附原文。

天然药物制剂申报资料项目按照本文件要求，技术要求按照天然药物研究技术要求。天然药物的用途以适应证表述。

境外已上市境内未上市的中药、天然药物制剂参照中药创新药提供相关研究资料。中药注册资料包括：

（一）行政文件和药品信息

说明函，包括目录、申请表、产品信息相关材料、申请状态（如适用）、加快上市注册程序申请（如适用)、沟通交流会议(如适用)、临床试验过程管理信息(如适用)、药物警戒与风险管理(如适用)、上市后研究(如适用)、申请人/生产企业证明性文件及小微企业证明文件(如适用)。

(二) 概要

1. 品种概况

2. 药学研究资料总结报告

3. 药理毒理研究资料总结报告

4. 临床研究资料总结报告

5. 综合分析与评价

(三) 药学研究资料

1. 处方药味及药材资源评估

2. 饮片炮制

3. 制备工艺

4. 制剂质量与质量标准研究

5. 稳定性

(四) 药理毒理研究资料

1. 药理学研究资料

2. 药代动力学研究资料

3. **毒理学研究资料**　毒理学研究资料应按照单次给药毒性试验、重复给药毒性试验、遗传毒性试验、致癌性试验、生殖毒性试验、制剂安全性试验(刺激性、溶血性、过敏性试验等)及其他毒性试验的顺序提交。

(五) 临床研究资料

1. **中药创新药**　处方组成符合中医药理论、具有人用经验的创新药需提供的材料有:①中医药理论,包括处方组成、功能、主治病证、中医药理论对主治病证的基本认识、拟定处方的中医药理论、处方合理性评价、处方安全性分析和已有国家标准或药品注册标准的同类品种的比较;②人用经验,包括证明性文件、既往临床应用情况概述、文献综述、既往临床应用总结报告、拟定主治概要、现有治疗手段、未解决的临床需求和人用经验对拟定功能主治的支持情况评价;③临床试验,需开展临床试验的,应提交临床试验计划与方案及其附件(包括临床试验计划和方案、知情同意书样稿、研究者手册和统计分析计划)和临床试验报告及其附件(完成临床试验后提交,包括临床试验报告,病例报告表样稿,患者日志,与临床试验主要有效性、安全性数据相关的关键标准操作规程,临床试验方案变更情况说明,伦理委员会批准件,统计分析计划和临床试验数据库电子文件);④临床价值评估。其他来源的创新药需提供的材料有:①研究背景,包括拟定功能主治及临床定位、疾病概要、现有治疗手段和未解决的临床需求;②临床试验;③临床价值评估。

2. **中药改良型新药**　包含研究背景(应说明改变的目的和依据)、临床试验及临床价值评估。

3. **古代经典名方中药复方制剂**　其他来源于古代经典名方的中药复方制剂应提供古代经典名方的处方来源及历史沿革、处方组成、功能主治、用法用量、中医药理论论述;基于古代经典名方加减化裁的中药复方制剂,还应提供加减化裁的理由及依据、处方合理性评价、处方安全性分析;提供人用经验

（证明性文件、既往临床实践情况概述、文献综述、既往临床实践总结报告、人用经验对拟定功能主治的支持情况评价）、临床价值评估及药品说明书起草说明及依据。

4. 同名同方药需提供研究背景及临床试验资料。

# 本 章 小 结

本章介绍了我国新药审评与注册管理制度的发展历史，新药审评与注册的基本制度和要求及药品注册的基本流程及资料要求。其中新药审评与注册的基本制度包括加快上市注册制度、关联审评审批制度、处方药和非处方药分类注册和转换管理制度、沟通交流制度、专家咨询制度、仿制药一致性评价制度和中药注册专门规定。新药审评与注册的要求主要针对药品注册申请人、试验机构、审评机构、申报数据、药品质量等方面。药品注册有明确的流程，新药临床试验申请和新药申请都需要按照相应的流程进行。药品注册按照现行版《M4：人用药物注册申请通用技术文档（CTD）》格式编号及项目顺序整理并提交申报资料。

（杨　波）

# 第五章　新药加快上市注册程序

## 第一节　概　　述

2015 年 8 月，国务院印发《国务院关于改革药品医疗器械审评审批制度的意见》，全面拉开了我国药品医疗器械审评审批制度的改革。为了适应不断增长的药物需求并跟上中国制药领域的快速发展，鼓励创新和满足临床急需，2020 年 1 月 22 日《药品注册管理办法》(国家市场监督管理总局令第 27 号)发布，与旧的《药品注册管理办法》(国家食品药品监督管理局令第 28 号)相比，明确增加了"药品加快上市注册"一章，分为"突破性治疗药物程序""附条件批准程序""优先审评审批程序""特别审批程序"，并明确了四种程序的纳入范围、支持政策等要求。我国这四种"程序"的开辟，相当于对创新药研发开辟了"绿色通道"，为医药产业发展和公众用药安全有效提供极具价值的支持。这一系列新制度的建立和完善，使得创新药全球同步研发成为可能，同时切实加快了药品上市注册速度，缩短了境内外同产品上市的时间差，使得中国患者能够早日受益于先进的治疗手段。

## 第二节　突破性治疗药物程序

突破性治疗是指那些被开发单用或与一种或多种其他药物联用于治疗严重或危及生命的疾病，且初步临床试验表明，在一个或多个有临床意义的终点指标上，该药较现有疗法有显著改善，如临床开发早期观察到的明显疗效。研发中的新药一旦被确认具"突破性治疗认定"资格，便能享受一系列政策优惠待遇。

2012 年《FDA 安全与创新法案》(*the Food and Drug Administration Safety and Innovation Act*，FDASIA)获

得通过,FDA 开始拥有突破性治疗认定(breakthrough therapy designation)这一工具来有效促进药品研发。2012—2015 年期间,美国 FDA 药品审评与研究中心(Center for Drug Evaluation and Research,CDER)和美国 FDA 生物制品审评与研究中心(Center for Biologics Evaluation and Research,CBER)共收到 309 份突破性治疗药品申请,其中 29%(90 个)的突破性治疗药品申请获得批准,主要为抗肿瘤药、血液系统疾病药物和孤儿药。

为了能通过早期临床研究数据发掘出具有突出临床优势的创新药物,优化临床研发的资源配置,缩短其临床研发周期,使罹患严重危及生命或严重影响生存质量疾病的患者早日获得更好的治疗,2020年 7 月 1 日起实施的现行《药品注册管理办法》将突破性治疗药物程序列为药品加快上市注册程序。这一工作程序的目的,在于鼓励针对具有迫切临床需求的疾病,研制具有明显优势的创新产品,对于在作用机制、治疗目标以及对疾病预后或生活质量的改善方面较现有治疗手段有重大突破的药物,从临床研发早期即给予资源上的倾斜。2020 年 7 月,国家药品监督管理局发布《突破性治疗药物审评工作程序(试行)》等三个文件的公告(2020 年第 82 号),将突破性治疗药物审评工作程序进行了详细的规定。

## 一、适用范围

药物临床试验期间,用来防治严重危及生命或者严重影响生存质量的疾病且尚无有效防治手段或者与现有治疗手段相比有足够证据表明具有明显临床优势的创新药或者改良型新药等,申请人可以在Ⅰ、Ⅱ期临床试验阶段,通常不晚于Ⅲ期临床试验开展前申请适用突破性治疗药物程序。

## 二、适用条件

药物临床试验期间,申请适用突破性治疗药物程序的,应当同时满足以下条件:

1. 用于防治严重危及生命或者严重影响生存质量的疾病。严重危及生命是指病情严重、不可治愈或者发展不可逆,显著缩短生命或者导致患者死亡的情形;严重影响生存质量是指病情发展严重影响日常生理功能,如果得不到有效治疗将会导致残疾、重要生理和社会功能缺失等情形。

2. 对于尚无有效防治手段的,该药物可以提供有效防治手段;或者与现有治疗手段相比,该药物具有明显临床优势,即单用或者与一种或者多种其他药物联用,在一个或者多个具有临床意义的终点上有显著改善。具体包括以下任一情形:

(1) 尚无有效防治手段的,该药物与安慰剂或者良好证据的历史对照相比,在重要临床结局上具有显著临床意义的疗效。

(2) 与现有治疗手段相比,该药物具有更显著或者更重要的治疗效果。

(3) 与现有治疗手段或者良好证据的历史对照相比,该药物与现有治疗手段联合使用较现有治疗手段产生更显著或者更重要的疗效。

(4) 现有治疗手段仅能治疗疾病症状,而该药物可对病因进行治疗且具有显著临床意义的疗效,可逆转或者抑制病情发展,并可能带来持续的临床获益,避免发展至严重危及生命或者显著影响生活质量的后果。

(5) 与目前无法替代的治疗手段对比,新药的疗效相当,但该药物具有显著的安全性优势,该药物预期将替换现有治疗手段,或者对现有治疗手段进行重要的补充。

### 三、工作程序

#### （一）申请

药物临床试验期间,申请人在提出适用突破性治疗药物程序前,应当充分评估该药物的适用范围和适用条件,可以通过国家药品监督管理局药品审评中心网站向药品审评中心提出突破性治疗药物程序的申请,说明品种信息及纳入的理由。

#### （二）审核

药品审评中心根据该品种拟定的适应证(或者功能主治),对申请人提交的突破性治疗药物程序申请进行审核,必要时,可以组织召开专家咨询委员会论证。药品审评中心应当在接到申请后45日内将审核结果反馈申请人。因品种特性,确需延长审核时限的,延长的时限不超过原审核时限的二分之一,经药品审评中心负责人批准后,由项目管理人员告知申请人延期时限及原因。

#### （三）公示纳入

药品审评中心对拟纳入突破性治疗药物程序的品种具体信息和理由予以公示,包括药物名称、申请人、拟定适应证(或者功能主治)、申请日期、拟纳入理由等。公示5日内无异议的即纳入突破性治疗药物程序;对公示品种提出异议的,应当在5日内向药品审评中心提交书面意见并说明理由;药品审评中心在15日内另行组织论证后作出决定并通知各相关方。

#### （四）临床试验研制指导

药品审评中心对纳入突破性治疗药物程序的药物优先配置资源进行沟通交流,加强指导并促进药物研发。申请人做好准备工作后提出与药品审评中心进行沟通交流的申请。

药物临床试验期间的沟通交流包括首次沟通交流、因重大安全性问题/重大技术问题而召开的会议、药物临床试验关键阶段会议以及一般性技术问题咨询等,药品审评中心予以优先处理。

**1. 首次沟通交流**　在纳入突破性治疗药物程序后6个月内,申请人可以按照I类会议提出一次首次沟通交流申请,提交拟讨论的问题及相关支持性材料,包括药物的临床、药理毒理及药学研发情况、临床试验期间与药品审评中心沟通交流计划、阶段性研究资料提交计划、药品上市许可申请递交计划等内容。药品审评中心与申请人就后续沟通交流计划及阶段性研究资料提交计划达成一致意见后,申请人应当按照计划提出后续沟通交流申请。首次沟通交流的沟通形式包括面对面会议、视频会议、电话会议或者书面回复。根据药物研发进度,申请人未在6个月内申请首次沟通交流的,可以在后续药物临床试验关键阶段会议申请中提交首次沟通交流拟讨论问题。

**2. 药物临床试验关键阶段会议**　申请人可以在药物临床试验的关键阶段(II期临床试验结束/III期临床试验启动前等)向药品审评中心提出II类会议申请,可以提交阶段性研究资料,药品审评中心根据申请人提出的咨询问题安排相关审评人员进行沟通交流,同时基于已有研究资料,对下一步研究方案提出意见或者建议,反馈给申请人。

#### （五）终止程序

对纳入突破性治疗药物程序的药物临床试验,申请人发现不再符合纳入条件时,应当及时向药品审评中心提出终止程序。药品审评中心发现不再符合纳入条件的,会告知申请人,申请人可以在10日内向药品审评中心提交书面说明,由药品审评中心组织论证,在30日内作出决定后通知申请人。对于申请人未在 10 日内向药品审评中心提交书面说明的,或者经论证作出决定不符合纳入条件的,药品审评中心会及时终止该品种的突破性治疗药物程序。

发现以下任一情形,药品审评中心将终止突破性治疗药物程序:①新的临床试验数据不再显示比现有治疗手段具有明显临床优势;②因相关重大安全性问题等原因,药物临床试验已终止的;③其他应当终止程序的情形。

需要强调的是,一种药物获得突破性治疗资质并不意味着可以依据不完整的临床研究资料批准该产品上市。监管机构或者有经验的审评人员的早期加入,是为了帮助申请人及时发现研究中存在的问题,提出巧妙灵活又能满足监管要求的研究策略,以尽可能少的样本量和研发时间获得足以证实临床价值的安全有效性数据,减少因关键性研究方案设计缺陷导致的失败。突破性治疗药物的身份可以让产品在临床研究期间得到更多的关注,吸引到更多的社会资源和支持。集中力量服务于具有最迫切临床需求的患者人群,将有限的审评和临床资源向最具潜力的优势产品倾斜,是以患者利益为中心和提高社会公平性的具体体现。

## 第三节　附条件批准程序

附条件批准即有条件批准,一般是基于提示性但尚未稳健的临床试验数据,满足临床需要的临时批准。在后期,申请人需要提交确认性的临床试验数据,才能决定是否给予正式的完全批准。

美国 FDA 在 1992 年设立了加速批准(accelerated approval)程序,针对治疗严重疾病、相对于现有的治疗方法具有重要治疗优势的药物,可采用可能预测临床益处(clinical benefit)的合理替代终点或中间临床终点(intermediate clinical endpoint)作为审评依据来加速药物的批准。加速批准程序类似于附条件批准程序。

2017 年 10 月,中共中央办公厅、国务院办公厅联合发布《关于深化审评审批制度改革鼓励药品医疗器械创新的意见》,在加快临床急需药品、医疗器械审评审批方面要求"对治疗严重危及生命且尚无有效治疗手段疾病以及公共卫生方面等急需的药品医疗器械,临床试验早期、中期指标显示疗效并可预测其临床价值的,可附带条件批准上市,企业应制订风险管控计划,按要求开展研究"。这是我国首次并且在国家层面政府文件中提出附条件批准药品上市。2019 年 12 月 1 日,新修订的《药品管理法》和新制定的《疫苗管理法》正式实施,将附条件批准纳入法律规定。这使得药品(包括疫苗)"附条件批准"上升为法律行为。

随后,一系列配套规章及政策文件陆续出台,推动了"附条件批准"制度的落实。2020 年 7 月 1 日正式施行的《药品注册管理办法》,以及随后发布的《药品附条件批准上市申请审评审批工作程序(试行)》《药品附条件批准上市技术指导原则(试行)》等,具体规定了药品附条件批准的申请条件、申请程序、政策支持和上市后要求等内容,为加快符合条件药品的审评审批提供依据。

### 一、适用条件

符合《药品附条件批准上市技术指导原则(试行)》中规定的附条件批准的情形和条件的药品,申请

人可以在药物临床试验期间,向国家药品监督管理局药品审评中心提出附条件批准申请。包括:

1. 公共卫生方面急需的药品由国家卫生健康主管部门等有关部门提出。

2. 重大突发公共卫生事件急需的疫苗应按照《突发公共卫生事件应急条例》《国家突发公共卫生事件应急预案》等认定的重大突发公共卫生事件(Ⅱ级)或者特别重大突发公共卫生事件(Ⅰ级)相关疾病的预防用疫苗。

### 二、工作程序

#### (一) 早期沟通交流申请(Ⅱ类会议)

鼓励申请人在药物临床试验期间,经充分评估后,按照相关技术指导原则的要求就附条件批准的临床研究计划、关键临床试验设计及疗效指标选择、其他附条件批准的前提条件、上市后临床试验的设计和实施计划等与药品审评中心进行沟通。

#### (二) 上市申请前的沟通交流申请(Ⅱ类会议)

拟申请附条件批准上市的,药品上市许可申请递交前,申请人应当就附条件批准上市的条件和上市后继续完成的研究工作等与药品审评中心沟通交流,拟申请优先审评审批的,可一并提出进行沟通交流。已纳入突破性治疗药物程序的,可申请Ⅰ类会议。

#### (三) 提交附条件批准上市申请

经沟通交流评估确认初步符合附条件批准要求的,申请人可以在提出药品上市许可申请的同时,向药品审评中心提出药品附条件批准上市申请,并按相关技术指导原则要求提交支持性资料。申请优先审评审批的,可一并提出申请。

#### (四) 审评审批

审评通过,附条件批准药品上市的,发给药品注册证书,并载明附条件批准药品注册证书的有效期、上市后需要继续完成的研究工作及完成时限等相关事项。药品注册证书有效期由药品审评中心在审评中与申请人沟通交流后根据上市后研究工作的完成时限确定。

基于申请人提交的全部申报资料,经技术审评发现不满足附条件批准上市要求的,药品审评中心应当终止该药品附条件批准上市申请审评审批程序,作出附条件批准上市申请不通过的审评结论,并通过药品审评中心网站申请人之窗告知申请人,说明理由。申请人可以在完成相应研究后按正常程序重新申报。申请人对审评结论有异议的,可以按照药品注册审评结论异议解决的有关程序提出。药品注册申请审批结束后,申请人对行政许可决定有异议的,可以依法提起行政复议或者行政诉讼。

#### (五) 上市后要求

附条件批准上市的药品,药品上市许可持有人应当在药品上市后采取相应的风险管理措施,并在规定期限内按照要求完成药物临床试验等相关研究,以补充申请方式申报。

药品上市许可持有人提交的上市后研究证明其获益大于风险,审评通过的,换发有效期为5年的药品注册证书,证书有效期从上市申请批准之日起算。

药品上市许可持有人提交的上市后研究不能证明其获益大于风险的,药品审评中心作出不通过的审评结论,由国家药品监督管理局按程序注销其药品注册证书。

药品上市许可持有人逾期未按照要求完成研究并提交补充申请的,由国家药品监督管理局按程序注销其药品注册证书。

附条件批准上市申请过程中的沟通交流,依据《药物研发与技术审评沟通交流管理办法》等相关规定执行。申请人在提交附条件批准上市申请前,申报材料应当符合相关的技术指导原则及受理要求,并做好接受药品注册核查、检验的准备工作。附条件批准上市审评审批的具体技术要求参照《药品附条件批准上市技术指导原则(试行)》等执行。

## 第四节 优先审评审批程序

优先审评审批程序定位于药品上市注册阶段,将临床急需的短缺药、儿童用药、罕见病用药、重大传染病用药、疾病防控急需疫苗和创新疫苗等均纳入优先审评审批范围。此外,已被纳入突破性治疗程序的药品和符合附条件批准的药品可直接申请优先审评审批,申请过程更加便捷,体现了不同加快通道之间的配套衔接。

1992 年,美国 FDA 设立了"优先审评"(priority review)机制,缩短药物评审时间。

我国的优先审评审批程序的首次建立是在 2016 年,并在 2017 年进行了一次修订。作为药品审评审批体系改革的一大亮点,这一制度有效地解决了在审评积压的大环境下如何加快危及生命的、具有临床优势的、临床急需的药物的审评审批。随着审评任务积压问题得到解决,监管体系不断完善,优先审评审批程序在范围上进行了较大调整,删除了特定疾病和治疗领域,将范围进一步明确。

### 一、适用范围

药品上市许可申请时,以下具有明显临床价值的药品,可以申请适用优先审评审批程序。

1. 临床急需的短缺药品、防治重大传染病和罕见病等疾病的创新药和改良型新药。

2. 符合儿童生理特征的儿童用药品新品种、剂型和规格。

3. 疾病预防、控制急需的疫苗和创新疫苗。

4. 纳入突破性治疗药物程序的药品。

5. 符合附条件批准的药品。

6. 国家药品监督管理局规定其他优先审评审批的情形。

### 二、适用条件

申请适用优先审评审批程序的,应同时满足 1、2。

1. 符合优先审评审批范围的药品上市许可申请,应具有明显临床价值,参照《突破性治疗药物审评工作程序(试行)》关于临床优势的适用条件。

2. 符合优先审评审批范围的药品上市许可申请,以下列出的适用范围应满足相关条件。

(1)临床急需的短缺药品:临床急需的短缺药品应列入国家卫生健康委员会等部门发布的《国家短缺药品清单》,并经国家药品监督管理局组织确定。

对临床急需的短缺药品的仿制药申请,自首家纳入优先审评审批程序之日起,不再接受活性成分和给药途径相同的新申报品种优先审评审批申请。

（2）防治重大传染病和罕见病等疾病的创新药和改良型新药：重大传染病应由国家卫生健康委员会认定，罕见病应列入国家卫生健康委员会等部门联合发布的罕见病目录，且该药物应具有明显临床价值。

（3）符合儿童生理特征的儿童用药品新品种、剂型和规格

1）对于新品种，应当满足以下任一条件：①针对严重威胁儿童生命或者影响儿童生长发育，且目前无有效治疗药物或治疗手段的疾病；②相比现有上市药品，具有明显治疗优势。

2）对于新剂型，应当同时满足以下两个条件：①现有上市剂型的药品说明书中包含有明确的儿童适应证和儿童用法用量信息；②现有上市剂型均不适用于儿童人群，新剂型属于儿童人群适宜剂型。

3）对于新规格，应当同时满足以下两个条件：①现有上市规格的药品说明书中包含有明确的儿童适应证和儿童用法用量信息；②现有上市规格均不适用于儿童人群，新规格适于儿童人群使用。

此外，根据国家卫生健康委员会等部门公布的《鼓励研发申报儿童药品清单》等文件，对于明确为市场短缺且鼓励研发申报的儿童用药品实行优先审评审批。

（4）疾病预防、控制急需的疫苗和创新疫苗：疾病预防、控制急需的疫苗具体清单由国家卫生健康委员会和工业和信息化部提出，并经国家药品监督管理局组织确定。

（5）国家药品监督管理局规定其他优先审评审批的情形，另行公布。其中，对于列入国家药品监督管理局《临床急需境外新药名单》临床急需境外已上市境内未上市的罕见病药品，申请人可以在提出药品上市许可申请时按照适用范围"国家药品监督管理局规定其他优先审评审批的情形"提出优先审评审批申请。

### 三、工作程序

#### （一）申报前沟通交流

申请人在提出药品上市许可申请前，应当与国家药品监督管理局药品审评中心进行沟通交流，探讨现有研究数据是否满足药品上市许可审查要求以及是否符合优先审评审批程序纳入条件等，对于初步评估认为符合优先审评审批纳入条件的，应当在会议纪要中予以明确。药品审评中心可以根据需要会同药品检验机构、国家药品监督管理局食品药品审核查验中心相关人员参与申报前沟通交流会议，共同协商解决存在的技术问题以及检验、核查问题，为后续审评审批提供支持。必要时，药品审评中心可组织召开专家咨询委员会，对于是否符合优先审评审批程序纳入条件进行论证。

#### （二）申报与提出申请

经沟通交流确认后，申请人应当在提出药品上市许可申请的同时，通过药品审评中心网站提出优先审评审批申请，并提交相关支持性资料。申请人在药品审评中心网站提交的相关支持性资料应当与申报资料内容一致。

#### （三）审核

药品审评中心在接到申请后5日内对提交的优先审评审批申请进行审核，并将审核结果反馈申请人。拟纳入优先审评审批程序的，会按要求在药品审评中心网站对外公示。

## （四）公示纳入

药品审评中心对拟纳入优先审评审批程序的品种具体信息和理由予以公示,包括药物名称、申请人、拟定适应证(或功能主治)、申请日期、拟纳入理由等。公示 5 日内无异议的即纳入优先审评审批程序,并通知各相关方;对公示品种提出异议的,应当在 5 日内向药品审评中心提交书面意见并说明理由;药品审评中心在 10 日内另行组织论证后作出决定并通知各相关方。必要时,药品审评中心可以组织召开专家咨询委员会进行论证。

## （五）终止程序

对纳入优先审评审批程序的品种,申请人发现不再符合纳入条件时,应当及时向药品审评中心提出终止优先审评审批程序;药品审评中心发现不再符合纳入条件的,需要告知申请人,申请人可以在 10 日内向药品审评中心提交书面说明,由药品审评中心组织论证,在 30 日内作出决定后通知申请人。对于申请人未在 10 日内向药品审评中心提交书面说明的,或者经论证作出决定不符合纳入条件的,药品审评中心应及时终止该品种的优先审评审批程序。

## （六）技术审评

药品审评中心对纳入优先审评审批程序的药品上市许可申请,按注册申请受理时间顺序优先配置资源进行审评。对纳入优先审评审批程序的药品上市许可申请,审评时限为 130 日,其中临床急需的境外已上市境内未上市的罕见病药品审评时限为 70 日。

药品审评中心在审评中发现需要与申请人进行沟通交流的,可根据具体情况优先安排。

## （七）核查、检验和通用名称核准

对纳入优先审评审批程序的药品上市许可申请,需要进行核查、检验和核准通用名称的,药品审核查验中心、药品检验机构和国家药典委员会应优先进行核查、检验和核准通用名称。

对申请优先审评审批程序的药品上市许可申请,申请人未在药品注册申请受理前提出药品注册检验的,药品审评中心在药品注册申请受理后 2 日内开具检验通知单,并在受理后 25 日内进行初步审查,需要药品注册核查的,通知药品审核查验中心组织核查,提供核查所需的相关材料,同时告知申请人以及申请人或者生产企业所在地省、自治区、直辖市药品监督管理部门。药品审核查验中心和药品检验机构在审评时限届满 25 日前完成核查、检验工作,并将核查情况、核查结果、标准复核意见和检验报告等相关材料反馈至药品审评中心。

对于列入国家药品监督管理局《临床急需境外新药名单》的临床急需境外已上市境内未上市的罕见病药品,申请人未在药品注册申请受理前提出药品注册检验的,药品审评中心在受理注册申请后 2 日内开具检验通知单,并同时通知药品检验机构,药品检验机构在审评时限届满 15 日前完成检验工作,并将标准复核意见和检验报告反馈至药品审评中心。国家药品监督管理局完成上市审批后,可以根据技术审评需要开展药品注册核查。

## （八）经沟通交流确认,补充提交技术资料

对纳入优先审评审批程序的药品上市许可申请,在审评过程中,申请人可以通过药品审评中心网站提出补充提交技术资料的沟通交流申请。经沟通交流确认,申请人可以按要求提交相应技术资料,审评时限不延长。申请人未按要求提交的,药品审评中心依据现有审评资料作出审评结论。

## （九）综合审评

药品审评中心在收到核查结果、检验结果等相关材料后在审评时限内完成综合审评。

## （十）审批

行政审批决定在 10 日内作出。

药品审评中心对纳入优先审评审批程序的品种，依据《药物研发与技术审评沟通交流管理办法》《药品注册审评一般性技术问题咨询管理规范》等相关规定与申请人进行沟通交流。申请人在提交优先审评审批申请前，申报材料应当符合相关的技术指导原则及受理要求，并做好随时接受药品注册核查和检验的准备工作。对于申报资料存在真实性问题的，根据《药品注册管理办法》相关规定办理。在技术审评过程中，发现纳入优先审评审批程序的品种申报材料不能满足优先审评审批条件的，药品审评中心将终止该品种的优先审评，按正常审评程序审评，并对审评时限予以调整，同时告知药品审核查验中心、药品检验机构和国家药典委员会不再优先安排核查、检验和核准通用名称。

# 第五节　特别审批程序

药品特别审批程序是指，存在发生突发公共卫生事件的威胁时以及突发公共卫生事件发生后，为使突发公共卫生事件应急所需防治药品尽快获得批准，国家药品监督管理局按照统一指挥、早期介入、快速高效、科学审批的原则，对突发公共卫生事件应急处理所需药品进行特别审批的程序和要求。

2005 年，国家食品药品监督管理局发布了《药品特别审批程序》，为突发公共卫生事件应急所需防治药品尽快获得批准提供了制度上的保障。

## 一、适用范围

1. 中华人民共和国主席宣布进入紧急状态或者国务院决定省、自治区、直辖市的范围内部分地区进入紧急状态时。

2. 突发公共卫生事件应急处理程序依法启动时。

3. 国务院药品储备部门和卫生行政主管部门提出对已有国家标准药品实行特别审批的建议时。

4. 其他需要实行特别审批的情形。

## 二、工作程序

### （一）申请受理及现场核查

申请人应当按照药品注册管理的有关规定和要求，向国家药品监督管理局提出注册申请，并提交相关技术资料。申请人在提交注册申请前，可以先行提出药物可行性评价申请，并提交综述资料及相关说明，国家药品监督管理局设立特别专家组，对突发公共卫生事件应急所需防治药品注册申请进行评估和审核，并在 24 小时内作出是否受理的决定，同时通知申请人。注册申请受理后，国家药品监督管理局在 24 小时内组织对注册申报资料进行技术审评，同时通知申请人所在地省、自治区、直辖市药品监督管理部门对药物研制情况及条件进行现场核查，并组织对试制样品进行抽样、检验。

## （二）注册检验

药品检验机构收到省、自治区、直辖市药品监督管理局抽取的样品后，立即组织对样品进行质量标准复核及实验室检验。药物质量标准复核及实验室检验完成后，药品检验机构在2日内出具复核意见，连同药品检验报告一并报送国家药品监督管理局。

## （三）技术审评

国家药品监督管理局受理突发公共卫生事件应急所需防治药品的注册申请后，在15日内完成首轮技术审评工作。技术审评工作完成后，国家药品监督管理局会在3日内完成行政审查，作出审批决定，并告知申请人。国家药品监督管理局决定发给临床试验批准证明文件的，会出具《药物临床试验批件》；决定不予批准临床试验的，会发给《审批意见通知件》，并说明理由。

# 本 章 小 结

本章介绍了药品加快上市注册程序的四种程序："突破性治疗药物程序""附条件批准程序""优先审评审批程序""特别审批程序"，重点阐述了适用范围、工作程序以及相应的政策优惠。

突破性治疗是指那些被开发单用或与一种或多种其他药物联用于治疗严重或危及生命的疾病，且初步临床试验表明，在一个或多个有临床意义的终点指标上，该药较现有疗法有显著改善，如临床开发早期观察到的明显疗效。

附条件批准指基于提示性但尚未稳健的临床试验数据，满足临床需要的临时批准，在后期，申请人需要提交确认性的临床试验数据，才能决定是否给予正式的完全批准。

优先审评审批程序定位于药品上市注册阶段，将临床急需的短缺药、儿童用药、罕见病用药、重大传染病用药、疾病防控急需疫苗和创新疫苗等均纳入优先审评审批范围。

药品特别审批程序是指存在发生突发公共卫生事件的威胁时以及突发公共卫生事件发生后，为使突发公共卫生事件应急所需防治药品尽快获得批准，国家药品监督管理局按照统一指挥、早期介入、快速高效、科学审批的原则，对突发公共卫生事件应急处理所需药品进行特别审批的程序和要求。

（杨 波）

# 第六章 新药药学资料研究

1. 掌握化学药、中药、生物药药学研究内容和研究策略。
2. 熟悉原料药、制剂质量标准的建立和限度制定。
3. 了解创新药物与仿制药在药学研究上的差异。

## 第一节 新药药学研究内容

### 一、概述

药学研究(chemical, manufacturing and control, CMC)主要包括药物生产工艺、杂质研究、质量研究、稳定性研究及工艺验证等方面内容,是 IND 申报资料的重要组成部分,贯穿于药物研发及生产的全生命周期。CMC 的顺利开展是支持后期临床前研究和临床研究的重要前提,是保证拟上市药物质量可控性的关键所在。新药 CMC 主要包括原料药和制剂两个研究模块,各个研究模块的具体研究内容同样包括生产工艺、杂质研究、质量研究及稳定性研究等。

### 二、新药药学研究的特点

新药的 CMC 具有以下特点:①伴随临床研究进程分阶段推进。在临床前和早期临床研究阶段,CMC 主要是为以上研究提供质量有保证的研究用样品,随着临床研究的推进,CMC 则致力于确定稳定、可重现、可工业化的生产工艺以及构建完善的药品质量控制体系。②结合临床研究需要、放大生产需要以及对药物认识的不断加深,对剂型、规格、处方工艺、分析方法及质量标准等进行调整优化。③在新药研发进程中,与药学相关的变更几乎是不可避免的,尤其是在早期开发阶段(Ⅰ、Ⅱ期临床试验阶段),变更发生得较为频繁。如口服制剂,Ⅰ期临床研究常常会考虑采用诸如溶液剂或药物粉末直接填装胶囊等最简单的剂型,后续则会结合临床治疗的需要以及生产的可行性进行剂型优化。而进入Ⅲ期临床后很少再发生影响产品质量的重大变更。

### 三、化学药新药药学研究的主要内容

#### (一)原料药的制备工艺研究

提供质量合格、工艺稳定的原料药是制剂研究和非临床／临床研究的基础,化学药新药研发项目在确定临床候选化合物后,需要综合考虑起始物料获取难易程度、合成步骤长度、收率及是否适合放大生产等因素,设计合理的合成路线进行探索并进行系统的工艺优化。由于早期药物发现阶段的合成往往都是实验室小试规模,合成路线经常存在使用昂贵或者难以获取的试剂、使用剧毒的试剂、原料药杂质难以控制、后处理方式烦琐、无法放大生产等问题,因此新药 CMC 阶段经常需要重新设计并优化合成路线。

在优化合成路线过程中,需要明确各步骤的反应条件、所用试剂、溶剂和催化剂等,对药物生产中产生的有机杂质、无机杂质、残留溶剂进行研究,鉴别／鉴定并控制其在安全、合理的范围内,建立起始物料和中间体的初步质量控制策略。在工艺研究开展中,一般还需要对临床候选化合物进行晶型研究并从生物利用度、获取难易程度、晶型稳定性及是否适合制剂生产等方面进行评估选择合适的药用晶型,并确保最终工艺获得活性药物成分(active pharmaceutical ingredient,API)为目标药用晶型。经过多批次的小试／中试生产重现生产工艺,验证生产出的原料药产品符合产品质量标准后,可以明确原料药制备工艺和建立相应的质量标准。

实验室制备工艺研究和非临床研究使用的原料药样品的生产可以在研发实验室开展,临床试验用原料药的生产应当在符合《药品生产质量管理规范》的车间制备,其制备的质量管理应当符合药物临床试验质量管理规范的有关要求。

#### (二)原料药的特性鉴定

**1. 原料药的结构确证** 化学药药物来源包括化学全合成或半合成、微生物发酵等,不同来源的化学药具有不同的结构特征,应当根据化合物结构特点和制备方法制订合理的结构确证方案,常用的测试方法有紫外可见吸收光谱、红外吸收光谱、核磁共振谱、质谱、比旋度、X 射线单晶衍射／X 射线粉末衍射、差示扫描量热法和热重分析等。对于一些比较特殊的药物,比如手性药物,一般应该通过 X 射线单晶衍射的方法确定 API 的绝对构型。在 API 绝对构型确证比较困难的情况下,也可以采用间接方法如确定起始物料、中间体绝对构型的方法间接获得 API 的构型信息。

**2. 原料药的理化性质研究** 此阶段提供支持化学结构的初步研究数据即可;说明可能影响安全性的理化性质,如溶解性(不同 pH 溶液中)、粒度及晶型等。建议在早期临床阶段确定药用晶型,但粒度还需要结合临床研究的推进不断积累数据。

**3. 杂质分析** 需要结合起始原料可能引入的杂质,原料药的制备工艺、结构特点与降解途径等,对可能存在的杂质进行分析和研究,包括有机杂质、无机杂质、残留溶剂和金属杂质等。分析杂质的来源(合成原料引入的,生产过程中产生的副产物,贮藏、使用过程降解产生的,或者其他途径引入的,如水、空气、设备等)和类别(有机杂质、无机杂质、残留溶剂和金属杂质等),明确杂质的类别(一般毒性杂质或者是特殊毒性杂质等),说明杂质的去向,如何控制。

#### (三)制剂处方工艺研究

化学药制剂类型繁多,创新药的剂型选择需要综合考虑原料药的理化性质、生物学性质,根据临床

用药目的和应用领域选择合适的剂型,化学创新药常见的剂型包括口服固体制剂(胶囊、片剂、丸剂等)、外用制剂(软膏、乳膏、凝胶剂等)、注射剂和滴眼剂等。不同制剂的处方工艺研究、设备和质量控制指标差异很大,临床早期阶段尤其是临床I期通常采用比较简单的剂型,如口服制剂采用粉末装胶囊,或制备成混悬液、溶液等,以方便剂量探索。此阶段的剂型和处方工艺还存在很大的不确定性,不是药学评价的重点,重点是保证临床试验样品的稳定、安全。但对于无菌制剂,出于安全性的考虑,应提供详细的灭菌/除菌工艺条件,制备工艺应能保证产品的无菌。

化学药制剂的处方研究通常包括原料药理化性质考察、原辅料相容性研究、处方设计与筛选、处方工艺参数优化以及样品制备等研究工作,质量研究尤其是关键质量属性(critical quality attribute,CQA)的考察是处方筛选和工艺优化的重要依据,譬如片剂、胶囊通常选择性状、溶出度/释放度、有关物质、含量及含量均匀度指标作为关键质量属性进行处方考察。所选处方制剂还需要选择合适的包装材料,进行相应的稳定性考察,以保证临床试验期间样品质量稳定、安全。

临床试验用制剂的生产应当遵循《药品生产质量管理规范》的通用原则,并建立质量管理体系。还应当关注临床试验拟用制剂和毒理学试验所用制剂在生产、特性方面的差异,讨论这些差异对安全性可能的影响程度。总之,要保证用于临床前动物实验、临床试验等所用药物的质量具有可比性。

### (四)质量控制研究

无论是原料药还是制剂研究模块,都需要在研发过程中对产品的质量进行系统深入研究,参考ICH指导原则、各国药典、同类品种研发情况、多批次样品检验情况、药物的安全性数据等。列出质量标准的项目、方法和可接受限度。确定质量标准的检验项目后就要根据选定的研究项目及实验目的选择分析方法,提供质量标准中各项目的具体检测方法、筛选优化的过程及相关的数据图谱,说明分析方法的选择依据,并通过分析方法的验证数据证明方法的专属性、准确度、灵敏度等指标能够确保所采用的分析方法适合于相应的检测要求。对涉及安全性的有关物质、遗传毒性杂质等检测方法的适用性,应当进行初步验证,初步界定杂质谱,拟定限度临床样品的杂质水平不得超出动物安全性试验数据所支持的相应杂质的水平。而产品特有的专属性的检测项目,如异构体检测、有关物质检测、含量检测、残留溶剂检测、催化剂钯残留检测属于研究者依据各项技术研究指导原则自行开发的方法,需要进行分析方法的验证。创新药早期临床研究阶段,一般不需要对分析方法进行全面的验证,随着临床试验规模的扩大会对原料药、制剂的质量标准限度进一步收严,在新药申请阶段对分析方法学进行全面系统的验证。

### (五)直接接触药品的包装材料及容器选择

药品是一种特殊的商品,特别是注射剂产品,其质量和由包装材料及容器引起的安全性隐患要高于口服剂型,所以对注射剂产品的直接接触药品的包装材料和容器的选择,不仅要考虑是否能满足药品本身应能达到的无菌水平,同时更要关注材料、容器与药品之间的相互作用。由于包装材料、容器的组成、药品所选择的原辅料及生产工艺的不同,药品包装材料和容器中有的组分可能会被所接触的药品溶出,或与药品发生互相作用,或被药品长期浸泡腐蚀脱片而直接影响药品的质量。而且,有些对药品质量及人体的影响具有隐患性(即通过对药品质量及人体的常规检验不能及时发现的问题)。因此,直接接触药品的包装材料和容器,应当符合《中国药典》(ChP)有关通用技术要求。

### (六)稳定性研究

稳定性研究是原料药或制剂质量控制研究的重要组成部分,通常包括影响因素试验、加速试验和长期试验等,需要在临床申请各个阶段(Ⅰ、Ⅱ、Ⅲ期及 NDA 阶段)提供代表性批次的稳定性试验结果和后续的稳定性研究计划;对于复溶、稀释或混合后多次应用的制剂,应开展使用中的稳定性研究;建议开展影响因素等试验,以了解药物的内在稳定性情况、潜在的降解途径,帮助稳定性试验条件的选择、分析方法的考察。已有的稳定性研究结果应支持拟进行的临床研究,保证拟定临床试验期间药品质量的稳定。

### 四、中药新药药学研究的主要内容

#### (一)原料

中药新药的原料包括药材、饮片和提取物。此阶段关注药材基源的准确,饮片炮制方法基本明确。对于使用野生中药材,须关注对保护物种的相关法规要求,关注中药材资源的可持续利用情况。建立原料的初步质量控制方法,如果处方原料未收入法定标准,需要完成相关的研究并建立相应的质量标准。关注原料质量的安全性研究及评价,应按照质量标准检验合格后投料。需要粉碎投料的饮片,应开展粉碎方法研究;以原粉入药的饮片,需开展灭菌方法研究并加以明确。对于辐照灭菌,应考虑使用该方法的必要性,在此基础上进一步研究,保证使用该方法的合理性。

#### (二)工艺

在实验室小试阶段,通过批量试制对设计的工艺路线和方法进行改进和完善,制定出适合中试生产的工艺路线和初步工艺参数。最佳工艺路线应紧紧围绕影响生产的关键性问题进行研究,综合考虑生产周期、产率、设备条件以及原材料供应等方面因素。制剂成型前的物料制备工艺包括提取、分离、纯化、浓缩及干燥工艺等。对可能影响物质基础的工艺方法和步骤基本固定,如提取方法和次数、溶媒种类等,并制定有效的控制和评价方法(如以相对密度控制浸膏的浓缩程度;以有效成分的转移率和含量、浸膏得率控制有效成分纯化的程度)。各项工艺参数,包括温度、时间及压力等,在物质基础明确的基础上根据设备条件可作适当调整。在制剂原料性质明确的基础上进行制剂处方设计和成型工艺研究,基本确定辅料种类和用量,以及成型工艺方法和参数。

在中试生产阶段,选择与中试规模配套的生产设备考核小试研究提供的工艺路线,进一步考察和完善工艺路线,相对固定工艺条件,确定主要工艺参数,对每一工艺步骤取得基本稳定的数据,对制备的中间体、半成品和成品进行质量研究,为后期向大生产的过渡提供依据。建议中试研究不局限于 10 倍处方量的 3 批次样品,应考虑到生产实际的药材质量波动因素,以及后期设备规模扩大等因素对药品物质基础的影响,以便积累数据完善研究。如提取挥发油、包合工艺和树脂柱纯化工艺等受规模影响较大的工艺,应充分研究关键质量属性,以设计合理的工艺参数保证物质基础的一致性。关注各条工艺路线提取率的变化范围,使浸膏量等在合理范围内波动。

#### (三)质量

质量研究应围绕药品的安全性、有效性开展,根据药品的特性、制剂特点以及关键质量属性建立初步的质量标准,检验方法应科学、合理、可行。用于制定质量标准的样品应为中试规模生产的样品。对于易混淆药材,建议建立专属性鉴别方法以保障药材基源的准确。在此阶段,原料和制剂需关注安全性研究以及对毒性药材的研究,开展外源性污染物和内源性毒性物质研究。对重金属及有害元素、农药残留、真菌毒素、生产过程中接触的有机溶剂残留及内源性有毒有害成分的研究,视情况列入质量标准。在安全、有效的研究及评价基础上,质控指标的选取需要考虑整体性,对不同的工艺路线选取代表性指标进行定量控制研究,如提取挥发油的工艺控制。

#### (四) 直接接触药品的包装材料及容器选择

参考"三、化学药新药药学研究的主要内容"内"(五) 直接接触药品的包装材料及容器选择"部分相应内容。

#### (五) 稳定性试验

初步稳定性试验需关注是否有足够研究数据支持药品的有效期和贮存条件能够覆盖I期和II期临床试验的周期,确保药品质量基本可控和稳定,满足临床试验的需求。

### 五、生物制品新药药学研究的主要内容

#### (一) 原液

**1. 物料控制**

(1) 生产用菌毒种:应明确菌毒种来源、历史、构建、传代史等过程,明确限传代次。临床试验期间应持续按 ChP 相关要求进行外源因子安全性评价和控制。关注影响目的抗原含量、生物活性(效价)或免疫原性的菌毒种传代特性。

(2) 细胞基质/工程细胞(菌):应明确细胞基质的来源、历史和传代过程。涉及遗传修饰表达载体的,应具备相关的分析信息,并在生产过程中制定相关基因表达的控制策略。临床试验期间应持续监测目的蛋白质量属性的变化,如发现序列变异体应进行风险评估。

(3) 细胞库/种子批系统:应更新细胞库/种子批建立、检定和贮存的信息。应对细胞库/种子批进行相关的表型和基因型表征,以确保生产用细胞/种子的鉴别、活性和纯度等符合预期。在整个临床试验期间应关注细胞库/种子批的单克隆性。若临床试验期间建立工作细胞库(working cell bank, WCB)/工作种子批(working seed lot, WSL)、制备新的 WCB/WSL 或发生可能对 WCB/WSL 生长/传代特性产生影响的变更,应进行充分的风险评估和相应的可比性研究。

(4) 原材料:临床试验期间应明确原液生产中使用的原材料(包括但不限于起始物料、细胞培养基、生长因子、酶、色谱填料和试剂等)及其使用的工艺阶段,并对其进行必要的质量控制,血液制品生产中使用硅藻土等应提供质量、特征说明。对于生物源性材料(包括在细胞库/种子批系统建立过程中使用的原材料),应明确来源、工艺步骤、可接受标准、检验情况并进行外源因子安全性评价。对于关键复杂原材料(如亲和配基单克隆抗体、重组酶和偶联小分子等),应详细明确生产工艺,并逐步完善可接受标准,明确生产过程中是否可能引入具有遗传毒性的中间体或其他生产原材料,若涉及,应充分评估遗传毒性物质安全性风险。对原料血浆,应进行全面安全管控,包括对单采血浆站的质量审计;应对每一人份血浆进行复检,并有复检记录;合并血浆留样量应当满足规定病毒的核酸检测及复测、有关病毒标志物检测及复测等的用量要求。

**2. 生产工艺与过程控制**　应明确所有连续步骤的工艺流程(图),包括相关的工艺参数和过程控制(in-process controls, IPCs)。如需要对相关的 IPCs 进行修订,应重新考虑检测项目和相应的可接受限度的适用性。应适时对工艺参数和过程控制结果进行评估,以确保工艺和产品质量可控,进行趋势分析和统计分析,并评估对产品质量的影响。应说明原液的贮存和运输条件。应根据开发进度更新未处理收获液的外源因子的安全性评估信息。对于疫苗制品,纯化工艺研究应继续关注去除培养物中的培养基

成分或细胞成分、细菌或病毒本身的其他非目标抗原成分，以及在工艺过程中加入的试剂等。

（1）早期临床试验阶段，初步建立关键步骤的操作范围（如病毒去除的工艺参数范围），并建立安全性相关过程控制的行动限；对于其他过程控制，应进行监测。应对关键生产用原材料及生产设备等进行必要的控制。随着临床试验过程中对工艺、产品知识理解的逐步加深，应补充完善更多的过程控制信息，在确证性临床前适时对可接受限度进行回顾性修订。确证性临床试验阶段，基于对工艺和产品的理解，建立并逐步完善、确定工艺流程中过程控制项目以及可接受标准和 / 或行动限。应结合产品目标质量概况充分评估关键质量属性，并根据已有的知识、工艺研究结果和风险评估情况，对工艺参数及中间品质量属性进行系统评价，逐步识别和确证关键工艺参数。应确定生产批量和规模，鼓励确证性临床阶段的工艺、规模与申请上市阶段一致。

（2）临床试验期间应更新生产工艺流程图和描述。若临床试验期间发生对产品安全性产生影响的生产工艺和过程控制改变（如改变病毒灭活 / 去除工艺等），应开展必要的可比性研究。

**3. 关键步骤与中间体的控制**　早期临床试验阶段，应尽可能收集关键步骤与中间体控制的信息，并对前期建立的可接受标准进行回顾性修订，以确保生产工艺能得到有效的控制。应对工艺过程中添加的可能影响安全性的关键材料和试剂进行监测 / 控制。若涉及，中间体的保存时间和暂存条件应有初步的理化、生物学分析数据支持。应逐步对工艺参数分级，并说明其合理性。

确证性临床试验阶段，应明确关键步骤，确定所有与安全性有关的生产步骤的工艺控制；应逐步完善中间体可接受标准，确保对中间体的质量进行有效控制，应明确分析方法并进行全面的方法学验证。若涉及，应采用拟上市生产工艺样品开展中间体的理化活性和微生物安全属性研究，并制定合理的贮存条件和时间。

**4. 工艺验证和 / 或评价**

（1）病毒去除 / 灭活验证：对于基因工程重组类蛋白质产品，病毒去除 / 灭活验证程度取决于产品的开发阶段，通常用于毒理试验的产品不需要进行病毒清除研究，早期临床试验过程中如发生对病毒去除 / 灭活直接或间接影响的变更，则需要在下一期临床试验开展前重新进行验证；申办者应结合工艺步骤考虑选择指示病毒的合理性，并在开展确证性临床试验期间到上市申报前，根据 ICH Q5A 进行全面的病毒验证研究。对于病毒灭活疫苗，应继续进行灭活剂和灭活程序的研究，应建立至少连续 5 批次样品的病毒灭活动力曲线进行灭活效果的验证，通常以能完全灭活病毒的 2 倍时间确定灭活时间。应重点开展目标病毒的灭活工艺验证。对于血液制品，应参考《血液制品去除 / 灭活病毒技术方法及验证指导原则》，对影响病毒去除 / 灭活效果的变更开展再验证。原理不变、工艺步骤和关键工艺参数未发生改变的情况下除外。不要求必须对工艺中冷沉淀步骤进行病毒去除 / 灭活能力进行研究。

（2）工艺验证 / 评估：上市申请前原则上应在商业化规模条件下完成至少连续 3 批的工艺验证。鼓励在整个临床试验开发过程中收集建立和支持工艺验证的表征 / 评价数据，以支持在上市申请前完成工艺性能确认（process performance qualification，PPQ），并建立持续工艺确认计划。

早期临床试验阶段，应积累产品质量知识，并完善工艺参数，逐步建立工艺步骤的分级（是否为关键工艺步骤）以及操作范围，评估工艺参数、过程控制的改变对产品关键质量属性以及工艺稳健性的影响。

确证性临床试验阶段至上市申请前，应制订工艺验证方案，在拟上市的生产规模下完成 PPQ 批次生产，以确认和评估工艺的稳健性和产品质量的一致性。通常上游培养工艺验证应关注细胞形态、生长特性、密度、活率、代谢水平、目的产物表达水平、体外细胞寿命限度等;如涉及菌毒种疫苗,还应关注病毒滴度或细胞 / 菌种活性、目的抗原含量及纯度等。纯化工艺验证应关注纯度、活性、产品相关杂质和工艺相关杂质去除能力等;对于化学偶联修饰的产品还应确认修饰位点,关注修饰度、未偶联蛋白质比例、修饰偶联对蛋白质质量的影响、收率等;应关注中间产物暂存、超滤膜包 / 层析介质清洁 / 储存 / 再生和循环使用寿命验证、一次性细胞培养袋 / 储液袋相容性评价、过滤器 / 管道提取物相容性评价、运输验证等。对于多糖蛋白结合疫苗应关注衍生率、结合动力学、特定的载体蛋白多聚体形式等。

### 5. 特性鉴定

(1) 结构和理化性质:在早期临床试验阶段,应持续积累对结构明确的重组类生物制品原液结构和理化特性的认识;确证性临床试验阶段应采用正交、先进的技术手段对原液进行全面的表征,应包括一级结构及高级结构电荷异构体的鉴定及必要分析、分子大小变异体的鉴定及必要分析、生物学活性研究等,为理解产品结构和功能的关系、建立产品的关键质量属性和制定分析控制策略提供依据。①对于基因工程重组类蛋白质产品,应在整个临床试验过程中进行特性鉴定及表征研究(包括理化特性、生物活性、免疫化学特性、纯度和杂质等)。应说明用于特性鉴定的分析方法的选择理由,并说明其适用性。应识别出与产品有效性和安全性相关的质量属性,并对其进行合理的控制。临床试验阶段发生重大工艺变更后应对产品进行充分的表征。②对于病毒和菌体类传统疫苗,在完成支持开展临床质量研究基础上,申办者应在临床试验期间进一步完善质量分析。建议结合疫苗自身类型和特点,持续推进有效抗原特异性鉴别、理化性质、纯度和杂质分析、感染性(如涉及)、序列变异(如涉及)、与疫苗免疫效果相关的生物学活性(如抗原性和免疫原性)等方面的研究。临床试验期间应进一步确证疫苗的有效抗原,扩展研究有效抗原质量与预期免疫效果的相关性。③对于佐剂疫苗或多联多价疫苗,还应在临床试验期间开展佐剂与抗原相互作用、各组分抗原相互作用等研究。④对于血液制品,除了完成支持开展临床的鉴别,分子量大小,纯度,活性(比活性),抗 A、抗 B 凝集素等质量研究内容外,申办者在临床试验期间继续完善质量研究,以累积足够的数据,支持产品上市申报时批件一致性的要求。进行血液制品扩展质量研究时,可结合具体产品考虑对产品功能相关功能组分(如凝血因子Ⅷ中 vWF)、产品激活状态、可能影响效价的组分(如纤维蛋白原中纤溶蛋白原)等进行考察。

(2) 杂质:临床试验期间应不断完善对药物相关杂质(如前体、剪切体、降解产物、聚集物等)及工艺相关杂质(如宿主细胞蛋白、宿主细胞 DNA、培养基残留物等)的分析研究。应说明杂质的定量信息(包括临床最大使用剂量时)。若有充足依据,可对某杂质进行定性研究或对工艺相关杂质(如消泡剂)仅进行清除程度的评估。应对新杂质进行鉴定和定量研究,并基于知识积累和生产经验、质量及稳定性数据,以及安全性评价考虑建立合适的限度。

在上市申请前,应明晰产品全面的杂质谱及贮存期间相应变化,开展相关研究了解产品相关杂质的降解机制,并尽可能进行定量研究,制定风险控制策略,保证产品安全。

### 6. 原液质量控制

(1) 质量标准和制定依据:质量标准应包括检验项目、分析方法和可接受标准(如限度、范围等)。通常原液质量标准应包括产品的关键质量属性,如含量、鉴别、纯度与杂质、生物活性(效价)、理化特性及无菌 / 微生物限度等。质量标准的制定应以相关开发数据、平台知识、非临床和临床研究中批次的放行和稳定性研究数据为基础,同时兼顾检测方法的检测能力。

随着工艺的改进、知识和经验的积累,可能需要增加或删除检测项目、改变分析方法,应对既往质量标准和可接受限度进行回顾,根据目前的临床开发阶段进行适当的调整,并提供代表性样品批放行的检验结果,以支持质量标准的变化。

早期临床试验阶段,原液质量标准中的含量、鉴别、纯度、生物活性(效价)的验收标准不应采用"报告结果"的方式;考虑到产品的安全性,应合理地规定产品/工艺相关杂质上限和原液微生物安全质量属性;对于需要收集足够数据并结合产品表征研究才能制定合理限度的质量属性(如糖型含量、电荷异构体)可以采用"报告结果"的形式。除非有足够不纳入理由,质量标准中应包括生物活性检项。确证性临床试验期间应结合生产经验、质量研究、临床知识等对质量标准中"报告结果"的指标制定相应的量化标准或限度。

(2) 分析方法及方法学验证:如采用药典方法,应说明引用药典通则的编号。如采用非药典方法,应描述非药典分析方法并说明分析方法的选择理由。对于新增杂质或降解产物,应建立特异性检测方法和可接受标准,以便能够进行安全性评价。

鼓励尽早建立能反映产品作用机制、经确认的分析方法来检测生物学活性;如果难以建立,临床早期可以采用结合活性或其他合理的检测方式,但应尽可能模拟产品的作用机制,并在临床试验完成前建立生物学活性方法,注意对临床试验期间样品进行留样,以便生物活性(效价)数据的溯源。

早期临床试验阶段,对于如病毒检测、无菌、微生物限度、抗体药物偶联物(antibody drug onjugate,ADC)游离小分子、脂肪酸链等安全性相关的检测项目,应在 I 期临床试验前完成除耐用性以外的全面方法学确认/验证后,临床试验期间继续深入相关方法学研究。

通常应在确证性临床试验期间,工艺性能确认之前,以确证性临床试验的代表性批次样品,参照ChP 要求开展全面的方法学验证。

临床试验期间如发生分析方法的优化或改进,在制定后续的可接受限度时,应建立产品研发早期和后期检测数据的相关性,应进行方法的桥接研究和评估,原则上新分析方法的检测能力不低于旧分析方法。

(3) 批分析:应汇总放行批次列表信息,包括批号、批量、生产地点、生产日期、质量标准、检测结果以及生产工艺版本等信息;包括所有用于非临床和临床试验批次原液的批分析数据。

若临床试验期间原液的质量标准发生变化,应采用临床试验代表性批次的放行检验结果,支持质量标准的变化。

7.  对照品/标准品    若有国际或国家标准品,则可以作为一级对照品,并用其标定企业内部参考品,但某些国际或国家标准品的应用可能限于特定的检测方法(如生物学活性)。如适用,需对产品有关物质、产品相关杂质和工艺相关杂质分别建立对照品。

若没有国际或国家标准品,应建立企业内部参考品。对于临床试验过程中不同阶段的内部参考品应进行全面的表征和稳定性考察等,以确保不同阶段的参考品可比。通常建议以确证性临床试验的代表性工艺的批次建立一级参考品,以保证未来商业化产品与临床样品之间的可比性。对一级参考品进行完全表征后,可以用一级参考品标定新的工作参考品。

8.  容器包装系统    应明确临床试验期间用于运输和/或贮存原液的容器密封系统的信息及变化,并应考虑原液与直接接触包装材料之间可能的相互作用,证明容器包装系统不会对原液质量产生负面影响(如吸附、纯度降低等),开展原液贮存容器全面的相容性(浸出物、可提取物等)、密封性研究。

9. **稳定性**　稳定性方案应包括稳定性指示方法,以确保能检测出原液的纯度 / 杂质谱和生物学活性(效价)等的变化特征。由于许多产品固有的复杂性,应尽可能开发建立多种具有稳定性指示能力的分析方法,最大限度检出原液质量属性的变化。除有充分的理由,稳定性研究方案中应纳入生物学活性。

早期临床试验期间,稳定性研究的数据应能够支持临床试验的开展。原液稳定性考察批次的质量应能代表拟进行临床试验使用的样品,可以使用与实际包材成分相同但规模缩小的容器进行原液稳定性研究。

确证性临床试验阶段,应参考 ICH Q5C 和《生物制品稳定性研究技术指导原则(试行)》等相关指导原则制定全面的稳定性研究的方案,以支持拟申请上市产品贮存期的设定。应在药物研发阶段进行原液的影响因素试验(如极端 pH、光照、振荡、冻融、高温、氧化等),并在上市申请前完成,以确认原液内在的稳定性、潜在的降解途径及拟用的分析方法的稳定性指示能力与适用性。

(二) 制剂

1. **处方和批处方**　应明确临床试验期间的剂型,明确处方中所有物质组分的定量信息及制剂生产中用到的所有物质,明确处方的所有组分功能,以及参考的质量标准(如生产商的质量标准),若使用任何新的药物剂型或辅料,应有足够的理由和安全性数据支持。应明确临床试验期间代表批次样品的批次配方、批量或批量范围。若适用,对随附稀释剂进行必要的控制。

确证性临床试验前,应确定制剂的处方及剂型,若涉及通过装置释药的某些制剂的处方,应与拟上市药物一致。如适用,确证性临床试验使用的新型给药装置应经过安全性评估验证,并与拟上市产品保持一致。

因处方和给药装置的改变可能影响到药物质量、稳定性、安全性和临床使用等,对于临床试验阶段的变更均需说明理由,并具有相应的研究数据支持。

2. **生产工艺与工艺控制**　应明确所有连续步骤的工艺流程,包括相关的工艺参数和 IPCs 信息,应逐渐完善 IPCs 检测项目和可接受限度。对于半成品配制,应规定有效成分或活性单位加入的定值。对于需要添加佐剂的疫苗,应继续进行添加佐剂的必要性及其使用剂量的研究。对于过滤除菌,关注过滤之前最大可接受的生物负荷。

若临床试验期间发生制剂生产工艺和 IPCs 变更(如冻干、吸附、脂质包封 / 包装),应根据 ICH Q5E 开展必要的可比性研究。

3. **关键步骤与中间品的控制**　随着临床试验期间生物制品开发进程,应逐渐累积工艺知识,逐步完善生产工艺中关键步骤控制和可接受限度。如果预期需要保存中间品,则应说明贮存期限和条件,并通过理化、生物学和微生物性质的数据来说明合理依据。对于过滤除菌,在过滤之前,应关注最大可接受的微生物限度。对于干热灭活的血液制品,应同时对冻干工艺和干热灭活工艺进行控制。对于早期临床试验用样品,应基于有限数据,尽可能明确关键步骤的检测方法和可接受限度。确证性临床试验阶段,应明确关键步骤和关键设备(如血液制品巴氏消毒设备),并进行控制。

4. **工艺验证和 / 或评价**　通常在上市申请前随原液工艺验证一并进行制剂工艺验证,在拟上市的生产规模下完成 PPQ 批次生产,以确认和评估工艺表现的稳健性和产品质量的一致性。工艺验证中所用过程控制应对生产工艺进行充分监测,确保产品一致性。若适用,应说明无菌工艺和冻干的验证情况。灭菌工艺的验证应与拟上市产品具有相同的标准,关注产品安全性相关信息。对于多剂量包装容器的无菌产品或非无菌产品,应继续在确证性临床试验期间完成抑菌效力的考察、验证。对于含终端病毒灭活(如巴氏灭活、干热法灭活)工艺的产品,若工艺变更可能影响终端病毒灭活工艺,应进行终端灭活工艺的再验证。

5. **辅料及控制**　早期临床试验期间,对于药典辅料,应明确参考的质量标准(如 ChP、EP 和 USP 等)。对于非药典辅料,应提供包括检验项目、可接受标准和分析方法,说明此类辅料的生产和控制或提供参考的质量标准。对于人或动物源性辅料,应提供关于外源因子安全性评价的信息(如来源、质量标准、已有检验的描述)和病毒安全性数据。此外,应将海绵状脑病 / 牛海绵状脑病的合规情况进行记录。若使用已上市人血白蛋白作为辅料,人血白蛋白除了应达到注册标准以外,申请人应该建立相应的检测方法和内控标准。若使用其他任何未经批准的血浆衍生药物作为辅料,则应进行完整的外源因子安全性评价。对于首次用于药品或用于新的给药途径的辅料,应明确使用该材料的必要性。对于新辅料应具有生产、表征和控制的详细信息,及安全性支持数据(非临床和 / 或临床)。应在确证性临床试验阶段充分说明新辅料、非药典辅料的生产、工艺控制、表征、分析方法及可接受标准。建议参考相关国内及国际规范指导原则进行佐剂相关研究,并在临床试验期间不断完善。

6. **制剂的质量研究和控制**　制剂质量研究和控制的基本原则与原液相同,但对于联合疫苗和复合制剂,应继续对各组分间的相互作用,以及抑菌剂、佐剂等辅料成分对活性成分及检测的影响进行研究。在产品的开发过程中和工艺发生重大变更时,均应进行全面的质量特性分析。

(1) 质量标准及制定依据:建立制剂质量标准时,应考虑生产工艺、原液和成品的稳定性、临床前及临床研究用批次数据及分析方法等。制剂的质量标准应包括检验项目、分析方法和可接受标准(如限度、范围等)。在质量标准中,针对用于临床试验的产品批次,应明确规定检测项目和验收标准,以充分控制产品的质量。

早期临床试验阶段,通常来讲,基于有限数量的开发批次以及非临床和临床研究中使用的批次设定初步的验收标准,同时应考虑安全性因素和开发阶段。通常认为制剂质量标准中应包含含量、鉴别、纯度检测。对于无菌产品,无菌和内毒素试验是必需的。除非有足够不纳入理由,质量标准中应包括生物活性检测。若涉及,应对原液检测中未涵盖(如制剂生产过程和 / 或储存过程中引入)的其他杂质和降解产物进行鉴别和量化。当由于工艺改变或产品降解而导致目的产物的异质性(产品相关杂质、产品相关物质)与临床前和临床开发所用产品不一致时,应对这些改变的影响作出评价。原则上,临床研究用样品的杂质水平不得超出动物安全性和前期临床试验数据,或平台知识 / 产品特定评估所支持的相应杂质水平,并应指定杂质含量的上限。

确证性临床试验阶段,随着知识和经验的增加,可能需要增加或删除参数并调整分析方法。应对既往质量标准和可接受限度进行回顾,根据目前的临床开发阶段进行适当的调整,并提供代表性的临床试验用样品批放行的检验结果,以支持质量标准的变化。对含有多种活性成分的制剂,应结合临床给药剂量对每一种活性组分的含量、生物活性(效价)制定质量标准,确保所用检测方法能准确区分不同组分。对于多剂量制剂,应确保每次给药剂量的准确性及使用期间的微生物限度。对微生态活菌制品,可制备成片剂、胶囊、颗粒剂或散剂等多种速释或缓释剂型,应开展溶出度或药物释放实验。对于疫苗产品,如适用,还应根据疫苗特点纳入能够综合表征产品体液免疫或细胞免疫效果的检测指标。

(2) 分析方法及分析方法验证:参考本章第一节原液部分相应内容。

（3）批分析：参考本章第一节生物制品原液部分相应内容。

**7. 对照品／标准品**　参考本章第一节生物制品原液部分相应内容。

**8. 容器包装系统**　临床试验期间，如果可能，应具备包装材料（包材）的合格信息以及相关的批准和注册信息。若包材为药典已收录的材料，应参考相关药典专论。如果包材为吸入气雾剂、一次性注射器械等生物制品的非典型给药系统或者使用了非药典材料，则应有使用的理由，并符合预设的质量标准，模拟实际使用条件证明给药剂量的可重复性和准确性，应尽可能与拟上市产品的容器系统一致。早期临床试验阶段应进行初步的相容性研究，证明容器密封系统不会对产品质量产生负面影响（如吸附、纯度降低等）。确证性临床试验期间应开展容器密闭系统的全面研究，应开展制剂贮存容器全面的相容性（浸出物、可提取物）、密封性研究。

预充针等包装的生物制品，应按药械组合产品要求，除了考察包材本身对活性成分质量的影响，以及包材相容性研究外，还应关注包材性能稳定性对产品使用上的影响。

**9. 稳定性**　稳定性项目中的制剂批次的质量、包材应代表拟定临床试验中使用产品，临床试验期间稳定性研究的数据应能够支持临床试验的开展。在有合理依据的情况下，归一法和矩阵方法是可以接受的。需要配套使用的制剂（与稀释剂混合、与佐剂混合等），应提供配套稀释剂／佐剂的稳定性研究考察方案，应配套考察稳定性研究末期的稳定性。对于预期需要经过复溶、稀释、混合放置后使用的制剂或多剂量使用系统，应提供使用中稳定性研究数据。

早期临床试验前应制订涵盖拟定的制剂临床研究期间的稳定性方案，包括质量标准、分析方法和试验间隔。分析方法应确保可检出稳定性考察期间活性成分的纯度／杂质特征和生物活性（效价）的变化。由于许多剂型固有的复杂性，可能没有单一指示稳定性的方法或参数能够说明药品的所有稳定性特征，申请人应考虑制定可指示稳定性的多种分析方法，以检测药品质量的重大变化。试验间隔通常应遵守 ICH Q5C 的规定。稳定性研究的期限应至少能够涵盖所开展的临床试验的要求，证明产品从放行至患者给药的有效期是合理的。制剂稳定性方案应考虑原液的稳定性属性。

鼓励在药物研发的早期进行制剂的影响因素试验，如果前期没有研究，应在上市申请递交前完成影响因素试验。确证性临床研究时，申请人应全面了解活性物质的稳定性特征。对药物稳定性试验中特有检验项目，应充分解释并描述。应参考 ICH Q5C 和《生物制品稳定性研究技术指导原则（试行）》等相关指导原则制定全面的稳定性研究的方案，以支持拟申请上市产品有效期的设定。

若处方、稀释剂／佐剂发生变化时，需对重新配制后的产品进行稳定性研究，并用代表性批次进行稳定性研究。

# 第二节　新药药学研究的基本考虑和问题

## 一、新药开发总体研发策略制定

现阶段新药常见研发模式为委托式或外包式研发，即将各项研究工作委托不同研究单位进行，如安全性试验委托 A 单位完成；动物药代动力学试验委托 B 单位进行；原料药合成、制剂处方工艺开发和质量分析和检验分别由注册申请单位内部不同部门进行。药物开发没有制定总体研发策略,药理毒理、药代动力学、药学专业间缺乏沟通,缺少总体协调。如曾经 IND 申请中已经鉴定的杂质全部为工艺杂质,但原料药研发和制剂研发团队各自建立了两套不同的有关物质检查方法,彼此之间缺乏沟通交流;某新药的原料药合成、制剂处方工艺开发、毒理学试验和药代动力学试验分别委托 4 个单位进行。动物重复给药毒性试验用原料药和羧甲基纤维素钠溶液研磨后给药(药物未经微粉化处理),该药物水溶性差,但没有注意控制和测定原料药粒度;药物 I 期临床试验选择的剂型为片剂,将药物经微粉化处理后用湿法制粒工艺制成片剂,动物药代动力学试验却用片剂颗粒开展试验。在新药审评中,发现该药物重复给药毒性试验样品(药物混悬液)和动物药代动力学试验样品(片剂颗粒)不一致,药物经微粉化处理后可能引起体内生物利用度的改变,基于初次提交的重复给药毒性试验数据和动物药代动力学数据难以对 I 期临床试验剂量作出合理评估。要求申请人补做重复给药毒性试验样品的药代动力学研究。结果显示,重复给药毒性试验样品的相对生物利用度约为片剂颗粒的 30%。出现这一问题的主要原因是药学研究部门与其他研究部门缺乏及时沟通,因此,新药 CMC 应根据总体研发计划制定相应策略,与药理毒理、药代动力学等不同研究部门之间及时沟通,协调开展相关工作,避免 CMC 与其他研究割裂进行。

## 二、新药各研发阶段提交充足的药学研究信息

新药的 CMC 的深度和广度是随着药物开发进程不断延伸的,新药各研发阶段提交药学信息是逐渐增加的。参考 FDA 和 EMA 给出的原则,每个阶段提交信息量和程度与以下因素有关:临床研究阶段;临床试验类型和持续时间;受试者(志愿者 / 患者、人群、数量);疾病的性质和严重性;给药途径 / 给药剂量;已暴露的和潜在的风险;产品的性质,包括药物结构和作用机制、新颖性;药物是否属于特殊剂型。如果新药采用复杂工艺制备或属于定量吸入剂、缓释制剂等特殊剂型,则药学方面需要提交更多的支持性研究资料。早期临床研究通常用原料药直接填充胶囊,或原料药混悬液或油溶液填充胶囊等简单剂型,不会选择特殊剂型和复杂工艺。

## 三、药学研究试验数据的记录和积累

完整和详细的 CMC 试验数据对于评价各研究阶段获得数据之间的相关性有重要作用。临床研究样品的杂质水平不得超出动物安全性试验数据所支持的相应杂质的水平。临床前动物实验、临床试验等不同阶段的药物质量应具有可比性,早期临床试验处方、剂型变更后,研究者对后续临床试验新处方和早期临床试验的可比性需进行研究,评估临床试验的风险。

这些数据对支持和评价产品上市时建立完善的质量控制体系(如过程控制、质量标准的论证)有重要作用。仿制药物质量控制可以基于与原研产品的对比研究结果。但新药质量控制体系的建立只能基于历史数据,如临床前安全性试验样品数据(杂质水平、晶型等)、药代动力学试验样品数据(杂质水平、晶型等)、I~III 期临床试验样品数据(杂质水平、晶型、剂型、制备工艺、溶出行为等)。因此,新药 CMC 中应注意保证研发数据的真实性、完整性和可追溯性,特别注意关键数据的记录和积累(如批分析报告 / 图谱、批生产记录等)。

### 四、临床试验用药物制备符合 GMP 要求

Ⅰ期临床研究开始将药物用于人体试验,执行《药品生产质量管理规范》有助于保证受试者的安全。在早期临床试验阶段,可能只需要制备一个批次的药物制剂,且可能仅需要小规模样品,早期(尤其是Ⅰ期)临床试验样品制备具有其特殊性。2008 年 7 月 FDA 发布了《Ⅰ期临床试验用样品的生产质量管理规范》,详细阐述了Ⅰ期临床试验样品生产落实动态药品生产质量管理规范(Current Good Manufacture Practice,cGMP)的问题,建议采用药物质量控制(QC)原则作为 cGMP 的一部分,保证Ⅰ期临床试验样品的质量和安全性。QC 原则的主要内容包括:确定的书面操作规程;适当的设备和生产环境;有关生产(包括检测)的准确一致的记录数据。该指导原则对确定Ⅰ期临床试验样品的生产环境给出了详细建议,详细阐述了Ⅰ期临床试验用样品推荐的 cGMP 要求,对国内新药早期临床试验样品的制备有较好的参考意义。

### 五、临床试验样品的保存

目前国内对临床试验样品的保存没有明确的规定。FDA 发布的《Ⅰ期临床试验用样品的生产质量管理规范》明确提出原料药和Ⅰ期临床试验每批样品均应保留,建议样品保存到临床试验结束后两年,或 IND 申请撤销。FDA 对于临床试验样品保存的规定不是简单的管理方面的要求,从研究和技术评价方面临床试验样品的保存对于评价Ⅰ~Ⅲ期临床试验获得数据的相关性有重要作用。因此,新药研发中需特别注意临床试验样品的保存。

### 六、Ⅲ期关键性临床试验样品质量全过程控制

Ⅲ期关键性临床试验结果是支持 NDA 申请安全性和有效性的重要内容,Ⅲ期关键性临床试验样品质量控制信息也是 NDA 申请的药学审评的关注重点之一。为保证能够持续、稳定生产出质量、疗效和Ⅲ期关键性临床试验样品一致的产品,NDA 申请的质量控制研究需与临床前 / 临床安全性、有效性试验样品的质量控制信息,尤其和Ⅲ期关键性临床试验样品的质量控制信息关联。应注意完整、翔实记录样品试验数据(包括样品的制备工艺和工艺控制、处方以及体内吸收)和疗效相关的关键理化性质(如原料药粒度、晶型和制剂溶出行为等)和批生产记录,并注意样品的保存。

Ⅲ期关键性临床试验周期长,患者样本大,Ⅲ期关键性临床试验样品的批量应能够满足临床试验的需要。同时,如果在Ⅲ期试验后再进行工艺放大,可能需要对处方、生产工艺进行调整,可能对药品质量、体内吸收产生影响,有些情况下需要再进行生物等效性试验,证明和Ⅲ期关键性临床试验样品的生物等效性。

### 七、新药临床试验申请阶段的稳定性研究

原料药、制剂的稳定性研究应与临床阶段相适应,稳定性试验应支持拟进行的临床试验,保证在计划进行的临床试验期间样品质量符合要求。对于早期临床试验,其试验周期短,稳定性试验应保证在计划进行的试验周期样品各项指标符合要求。但后续临床试验,尤其是Ⅲ期临床试验,其试验周期长,可能面临试验样品的稳定性考察时间和试验批次有限问题。此时,可以考虑将规模小、处方工艺相似样品的稳定性试验数据作为拟申请临床试验样品稳定性的支持性数据,同时提交后续稳定性研究方案和研

究计划,继续开展稳定性考察,在年度报告中及时提交后续稳定性试验数据,如有异常,及时采取相关措施,保证临床试验样品的质量符合要求。

# 第三节　药品注册人员关注的药学研究重点和常见问题

## 一、化学药品药学研究关注的重点和问题

### (一)原料药工艺关注的重点和常见问题

#### 1. 工艺研究的逻辑性特点

(1) 工艺研究各个模块之间是相互关联的,研究过程要体现逻辑性和整体控制。

(2) 所有的研究都应有相应的数据支持。

(3) 在各个模块都重点强调对工艺过程的杂质研究和杂质控制。从起始原料、中间体、关键步骤到工艺验证等各个环节,都要对杂质进行溯源,并分析杂质的去向,依据杂质的变化情况和杂质的控制情况制定相应的质量标准。

#### 2. 起始原料

(1) 通常在生产工艺的开始阶段发生的物料属性或操作条件的改变对原料药质量的潜在影响较小。

(2) 生产工艺早期引入或产生的杂质通常比生产工艺后期生成的杂质有更多的机会被精制操作除去。

(3) 工艺路线越短,由起始原料中引入杂质的风险越高。

(4) 从起始原料到终产品,一般应有一定的化学转化步骤,以便了解杂质在工艺过程中是如何形成的,工艺变更会对杂质的形成、去向和去除产生影响。

(5) 起始原料的质量对终产品有重要影响,其中的杂质会影响后续反应的正常进行和反应的收率,导致终产品中杂质超标,晶型、结晶水不符合要求等问题。

(6) CTD 格式中对起始原料的要求:固定起始原料的来源和生产工艺;建立严格的内控标准,保证不同批次起始原料的质量一致性;密切关注起始原料中杂质的去向及其对终产品的影响。

(7) 起始原料的内控标准:所设置的质控项目要有针对性(例如手性起始原料需要设置光学纯度考察项目),质控限度的确定有充足的依据。

(8) 从起始原料到终产品,如果申报的合成步骤较短,起始原料的结构复杂,监管机构可能要求注册人:①提供起始原料的合成工艺;②结合其合成工艺制定针对性的内控标准,重点关注杂质情况,对于工艺路线较短(如 1~3 步)的工艺,生产工艺对由原料/试剂引入的杂质去除能力有限,应对起始原料和中间体进行严格控制,质量研究方面进行严格的质量对比;③提供对起始原料生产厂的审计报告,并对生产厂进行延伸检查;④原则上应至少有一步成共价键的化学反应在该注册申请单位的 GMP 条件下进行,对于外购粗品(非药厂)一步精制或外购原料一步成盐的品种,原则上不予批准。

#### 3. 关键工艺参数的控制

(1) 关键工艺参数:①一种工艺参数,其变化会对关键质量属性产生影响,因此应进行监测和控制,以确

保能生产出预期质量的产品;②关键工艺参数范围的确定应有详细的研究数据支持,而非随意指定范围。

(2) 关键工艺参数的界定:①关键工艺参数的界定是基于风险的考虑,通过质量风险分析来进行界定。有较高风险水平的工艺参数通常被指定为关键工艺参数。②关键工艺参数一般都会对原料药的关键质量属性(CQA)产生重要影响,且具有较大的控制难度;对 API 的 CQA 无影响的工艺参数为非关键工艺参数。③如果生产操作中,生产工艺的正常操作范围与经证实的可接受范围接近,则可能被界定为关键工艺参数。

**(二) 原料药结构确证的关注重点和常见问题**

**1. 方案制订**

(1) 根据药物(合成多肽药物、多组分药物)的结构特征,结合已有信息,合理制订研究方案。

(2) 研究用样品(具有代表性)应具有一定的纯度。

**2. 常见问题**

(1) 手性原料药的结构中存在单个或多个手性中心,但未针对其绝对构型进行确证性的研究和说明。

(2) 晶型可能会影响到药物的溶解度、溶出度和生物利用度,并可能存在专利方面的问题,但未对产品的多晶型问题进行针对性的研究和说明。

(3) 结构确证用对照品不具有代表性。

(4) 结构确证的测试条件选择不合理,如在核磁共振(NMR)测定中,氘代溶剂或部分溶剂中的溶剂化水峰有时会对药物部分信号干扰和掩蔽。

**(三) 原料药质量控制的关注重点和常见问题**

**1. 杂质谱和杂质定义**

(1) 杂质:存在于新原料药中,但化学结构与新原料药不一样的任何一种成分。主要包括有机杂质、无机杂质和残留溶剂。

(2) 杂质谱:对存在于药品中所有已知杂质和未知杂质的总的描述。

**2. 杂质控制理念的跃迁**　从通过强调主成分纯度,控制其余杂质,到强调杂质含量、个数的控制,再到各种潜在杂质的系统控制。

**3. 杂质谱分析和杂质研究的重要性**　杂质研究是 CMC 的重要内容,同时也直接涉及药品的安全性和有效性;杂质研究是目前 CMC 的难点,也是导致 NDA 申请失败的最重要原因。

**4. 杂质谱分析和杂质研究的异同**

(1) 杂质研究:侧重于所控制杂质的分析方法建立和方法学的验证性研究。

(2) 杂质谱分析:侧重于对实际存在和可能潜在的杂质进行综述性分析;基于理论分析(化合物结构和合成工艺路线)和试验测定的结果,推测杂质的产生、去向和消除的可能途径,从而建立基于质量源于设计(quality by design,QbD)理念的杂质控制策略,并为后续的杂质控制方法的建立提供依据。

**5. 杂质谱分析的主要内容**

(1) 明确已鉴定杂质的结构。

(2) 分析杂质的来源(起始原料中引入、工艺杂质、降解产物)。

(3) 质控:源头控制、过程控制、终产品质量标准、质控策略选择的依据和限度制定的依据。杂质谱分析揭示了实际存在杂质和潜在杂质的可能状况,不是质量标准中已控制特定杂质的简单罗列。

### 6. 杂质谱分析的主要问题

(1) 杂质谱未分析或分析不到位,未结合本品的工艺和结构特点进行针对性的分析。

(2) 简单化:仅关注合成原料、中间体和质量标准中控制的特定杂质。

(3) 复杂化:越多越好,罗列了所有理论上可能存在的杂质,而不去分析最有可能产生的潜在杂质。

### 7. 有关物质(杂质)研究的研究顺序

(1) 生产工艺的确定。

(2) 根据生产工艺、API 结构、理论知识进行杂质谱分析,确定需要进行定量控制的杂质。

(3) 自制或获得合法来源的已知杂质。

(4) 建立杂质研究和控制的方法,并按照指导原则的要求进行方法学验证(主要针对已知杂质)。

(5) 杂质实测数据积累与分析。

(6) 根据实测结果和文献数据确定杂质限度。

### 8. 有关物质的控制策略

(1) 物料控制:明确哪些杂质是由起始原料中引入,根据需要制定合理限度。

(2) 中间体控制:关注各中间体中的杂质溯源、杂质去向和杂质去除,根据实测结果对不同杂质进行分层次、分阶段的控制,制定合理的限度。

(3) 对经杂质谱分析确定的杂质进行研究,并根据多批样品的实测结果和稳定性研究的结果确定杂质控制方式(杂质对照品外标法、混合杂质对照品定位 + 加校正因子的自身对照法、相对保留时间 + 加校正因子的自身对照法和自身对照法等)和控制限度。

### 9. 杂质研究中存在的主要问题

(1) 杂质分析检查方法缺乏针对性。

(2) 杂质限度的确定依据不足。

(3) 忽视杂质研究与其他研究工作联系,将杂质研究与工艺研究完全割裂,无前后呼应。

### 10. 遗传毒性杂质

(1) 遗传毒性:泛指各种因素(物理、化学因素)与细胞或生物体的遗传物质发生作用而产生的毒性。遗传毒性物质特点是在很低浓度时即可造成人体遗传物质的损伤,进而导致基因突变并可能促使肿瘤的发生。遗传毒性杂质具有潜在的致突变性、致癌性,并有警示结构特征。

(2) 注册申报资料要求:结合起始原料和本品的制备工艺,对可能存在的致突变杂质和潜在致突变杂质进行分析、研究和控制。

### (四) 制剂研究的处方工艺的关注重点和常见问题

### 1. 注射剂

(1) 剂型选择的合理性:原则上能够耐受终端灭菌的产品,不批准冻干制剂以及采用无菌生产工艺的冻干制剂。

(2) 规格选择的合理性:规格的选择应有依据(用法用量),并符合《关于加强药品规格和包装规格管理的通知》(食药监注函〔2004〕91 号)的规定。

(3) 灭菌工艺的选择:采用终端灭菌的产品,$F_0$ 值应大于等于 8;不可采用 100℃ /30 分钟的流通蒸汽灭菌法等不合理方法,应依据灭菌决策树来制订灭菌研究的方案。

**2. 口服固体制剂**

(1)剂型选择的合理性:对于创新药物,药品申请人通过对原料药理化性质及生物学性质的考察,根据临床治疗和应用的需要,选择适宜的剂型。

(2)规格选择的合理性:规格的选择应有依据(用法用量),并符合《关于加强药品规格和包装规格管理的通知》(食药监注函〔2004〕91号)的规定。

(3)批量问题:申报生产时,注册批样品的规模不得低于大生产规模的1/10,并应在生产线上进行工艺验证。

**(五)制剂质量控制的关注重点和常见问题**

**1. 质量对比研究** 对于仿制药,应对自制产品与原研产品进行详细的质量对比研究,应证明自制产品的质量不低于原研产品,并可替代原研产品。但是创新药不存在原研制剂或者参比制剂的概念。创新药制剂质量对比研究主要是不同批次样品的质量属性的对比,重点关注用于动物毒理试验的制剂样品和临床批样品的关键质量属性对比(溶出度、含量、含量均匀度和有关物质等)。如果临床试验期间制剂的处方、制备工艺发生变更,应当在药学年度报告中详细说明上述变更的类型(微小变更、中等变更、重大变更)、变更的样品的质量对比,阐述变更如何影响样品的质量。对于对产品质量有较大影响的变更,还应该开展相应的生物学桥接研究。

**2. 制剂中有关物质的控制策略**

(1)ICH指导原则中,原料药中控制工艺杂质和降解产物(降解杂质),制剂中仅对降解杂质进行控制。

(2)我国的杂质研究指导原则中,制剂中除控制降解杂质外,还需要对原料药中可能引入的工艺杂质进行研究和控制,如异构体杂质被认为是工艺杂质。如果在制剂的质量研究中未对异构体杂质进行研究(在原料药中已经进行了研究和控制),则很可能不被批准。

**(六)稳定性的关注重点和常见问题**

稳定性研究通常包括影响因素试验(强制条件试验)、热冻融试验、配伍稳定性研究、加速试验(中间试验)、长期试验、开启后稳定性试验等。

**1. 稳定性研究用样品应具有代表性**

(1)考察用样品的批量应至少为中试以上批量。新药早期研发阶段可以使用实验室小试批次样品的稳定性数据作为临床样品效期制定的参考依据,但应该证明实验室样品的生产工艺和质量与临床试验样品一致或接近。

(2)生产工艺和包装材料应与拟定商业化产品一致。

**2. 稳定性研究的考察指标应全面** 有关物质(重点关注各已知杂质的变化情况)、溶出度、手性药物的异构体变化情况、含量等。各考察指标的变化情况应给出详细的数据,而不能用"符合要求""合格""无变化"代替数据的变化情况。

**3. 自制产品的有效期** 应根据长期试验条件下实际考察时间的稳定性数据确定;加速试验的数据有限外推。

**4. 药品与包装容器的相容性**

(1)相容性研究:包装对药品的影响(稳定性、安全性)。

（2）相容性试验:包括提取试验、迁移试验和吸附试验。其中迁移试验、吸附试验均与稳定性试验一起设计。①迁移试验:增加检测项目(针对浸出物)。根据包装材料配方及提取试验获得的可提取物信息,设定潜在的目标浸出物,还应关注包装材料成分和添加剂的降解物及其与其他成分反应生成的物质。②吸附试验:同稳定性试验,增加功能性辅料含量测定。针对增加的项目,建立灵敏、专属、准确的分析方法;根据药品的稳定性、浸出物的安全性,确认包装的合理性。

（七）其他几个注册申报相关的概念问题

**1. 中试规模**　中试规模应能完全代表和模拟商业化生产规模。对固体口服制剂,中试规模一般至少是生产规模的1/10。

**2. 注册批次**　用于正式稳定性研究的原料药或制剂批次,其稳定性数据在注册申报时可分别用于建立复验期或有效期。

**3. 生产批次**　使用申报时确认的生产厂房及生产设备,以生产规模生产的原料药或制剂批次。

## 二、中药复方新药药学研究关注的重点和问题

（一）药材研究中需关注的问题

**1. 药材的基源与产地**　基源是药材的属性来源,而基源准确是中药制剂质量稳定的基础,不同种属的药材所含化学成分各异,含量不同,会使药效作用产生差异。产地亦是影响药材质量的另一重要因素,历来被医家所重视,《神农本草经》曰:“土地所出,真伪陈新,并各有法。”指出了药材产地的重要性,温度、湿度、光照、土壤条件等生长环境会对不同产地药材的活性成分含量、药效等产生影响。

2008年颁布的《中药注册管理补充规定》首次提出了应明确药材来源、产地和工艺技术参数的要求,并将其纳入保证中药质量的控制环节。对于多基源的药材,需对处方的来源作文献历史考证之后系统评估药材基源,通过比对不同基源间药材质量来固定基源。在此基础上,还需考虑药材的实际生长环境、产量以及市售药材的质量等具体情况,尽可能固定药材的产地。

**2. 含有毒性成分的药材**　毒性药材始见于《神农本草经》,根据毒性大小分为“大毒”“有毒”“小毒”3级,历版ChP均收载毒性药材。张仲景的《伤寒论》《金匮要略》收载的方剂中,也含有附子、乌头、大戟、甘遂等毒性药材,该类药物在某些沉疴顽疾的治疗中发挥着重要作用,但由此引发的不良反应也屡见不鲜。中药复方新药研究中,当含有毒性药材时,如何保证其安全有效、质量可控,是需要重点关注的问题。

2019年6月,国家药品监督管理局药品审评中心发布《中药新药质量标准研究技术指导原则(征求意见稿)》,明确提出“处方中饮片若源自毒性药材……应制定其限量检查项”。

**3. 其他问题**　目前许多药材的采收、炮制等过程研究不充分、不全面,使得药材质量不稳定,成为高品质中药新药研究的一大阻碍。不同采收时间的同种药材在某些成分的含量上可能会有差异。因此,在复方新药的药材研究中,当采收时间对药材质量有影响时,可增加对采收时间的考察,明确采收期,以保证药材品质。对同一饮片的炮制普遍存在“一药多法”“各地各法”的现象,炮制工艺判定的标准也存在差异。针对此问题,2022年12月,国家药品监督管理局组织国家药典委员会制定了《国家中药饮片炮制规范》,完善药材的炮制工艺、辅料用法用量,并制定统一的质量标准,保证中药饮片的质量。此外,药材研究还应根据《中药注册管理补充规定》中“保障中药材来源的稳定和资源的可持续利用——涉及濒危野生动植物的应当符合国家有关规定”的要求,关注药材资源的可持续利用以及使用野生药

材的合法性和必要性问题。

(二)工艺研究中需关注的问题

**1. 提取工艺路线的确定** 中药复方新药处方中各药味所含化学成分复杂、理化性质各异,为了提高疗效、减小剂量、便于制剂成型,药材需经过提取、纯化等处理。2005年3月《中药、天然药物提取纯化工艺研究的技术指导原则》中指出工艺路线的设计应以保证安全性和有效性为前提,一般应考虑处方的特点和药材的性质,制剂的类型和临床用药要求,大生产的可行性和生产成本以及环境保护的要求。而提取工艺的路线设计直接关系到药材的利用率和制剂工艺开展的难易,在中药新药的研发过程中,工艺路线的确定存在以下问题应予以关注:①未对处方中含挥发性成分的药材进行挥发油的提取工艺研究;②仅以化学指标作为依据来确定提取工艺路线。

对于含挥发性成分药材的处方,若已明确具有药效作用时,现代工艺路线设计中应单独提取挥发油,并对工艺参数进行确认。最常用的水蒸气蒸馏法提取挥发油时,存在实验室小试提取确定的工艺参数与中试及生产规模不匹配的问题。生产规模提取时对挥发油的收集装置要求很高,气压大或冷凝效果不好时,油水分离难度大,挥发油的提取收率低,一般只能收集到芳香水。因此,在CMC中,可根据药材的理化性质采用不同方法提取挥发油,如超临界$CO_2$萃取、油脂吸附法等。

另外,当处方来源于名医临床经验方或民间验方,尤其是当主要药效作用化学成分的提取方法与传统工艺制法相矛盾或处方中某些药味的理化性质、药理作用的研究报道较少时,通常需设计多条工艺路线,结合初步药效学试验结果确定合适的工艺路线。

**2. 工艺评价指标的选择** 在中药复方新药研究中,选择工艺评价指标主要存在以下问题:首先,含有毒性药材的处方,未选择与安全性相关的指标成分。如某复方新药处方中含有苦参,其中化学成分苦参碱和氧化苦参碱可能诱发肝毒性、神经毒性和胃肠道毒性,在工艺评价指标的选择时,应对其毒性成分的转移率进行考察,充分考虑"毒效平衡",并在此基础上确定提取工艺路线。但是,国家药品监督管理局药品审评中心2008年电子期刊中指出:"当有效成分或毒性成分含量很低(低于制剂的万分之一)时,其作为工艺路线筛选的指标成分可控性差,也不宜选择。"其次,只选择单一指标对工艺进行评价,易造成评价结果的片面性和局限性。

总之,围绕中药提取、浓缩、醇沉、干燥等过程,认真分析和研究处方中每个药味的性质及主成分的相互作用,综合考虑药物的安全性和有效性,才能对中药复方新药研究中的工艺评价指标作出合理的选择。

**3. 剂型的选择** 由于中药复方成分复杂、靶点作用不清、生物利用度低等特点,限制了剂型的选择。对口服制剂来说,目前仍存在剂型单一的现状,以颗粒剂和口服液居多。因中药复方普遍服用量大,提取物易吸潮、黏性大,选择片剂、胶囊剂可能存在制剂载药量低、成型困难、稳定性差等缺陷,也制约了其他如微球、滴丸等现代剂型在中药复方领域的应用。因此,若能运用一些新辅料、新技术、新设备加强对中药传统剂型的研究,解决制剂中存在的问题,并尝试选择更多合适的新剂型,将为中药制剂的现代化发展开辟更多路径。

**4. 其他问题** 研究过程还应对工艺条件的筛选方法、制剂成型工艺研究中辅料的选择等问题进行关注。

目前中药复方新药的工艺研究过程中,工艺条件的筛选方法比较单一,多采用单因素考察、正交试验等方法;应走出单一的评价模式,尽可能借鉴其他相关学科的技术和方法,对中药复方制剂工艺进行多角度、全方位的全面综合考察。

中药复方的制剂成型工艺研究中,由于可供选择的辅料种类较少,对新辅料的适应性研究有限等,一定程度上阻碍了中药复方在制剂成型工艺上的创新。应加强中药复方与常用辅料相容性研究,并在满足制剂成型、稳定的基础上,探寻并开发适用于中药复方的新辅料。

（三）中试研究中需关注的问题

中药复方新药制备工艺的中试放大研究应重点关注以下两方面:

1.　**工艺参数**　因中试设备和场所与实验室不同,实验室小试获得的最佳工艺参数在中试生产时需适当调整。如在升温反应或预处理时应考虑升温效率,若中试升温效率较高可适当减少提取时间。

2.　**设备**　中试与小试设备功能虽然相同,但工作原理和效率存在差异,中试放大过程需根据实际情况重新确定工艺参数。

（四）质量标准研究中需关注的问题

中药制剂需进行的检查项目应包含药典中相应制剂通则项下的基本项目,除此之外,还应根据其特性、工艺等制定其他的检查项目。

含量测定是评价药品质量的主要指标,应根据多批样品的实测值确定含量的限度。目前,大部分中药制剂含量测定指标只规定了下限,2020 年 10 月《中药新药质量标准研究技术指导原则(试行)》提出制剂质量标准的制定应根据确证性临床试验用样品的检测结果,反映临床试验用样品的质量状况,含量测定等检测指标应制定合理的范围,确保制剂质量稳定。以上指导原则的制定为中药复方新药质量标准的制定指出了更加明确的方向。

（五）稳定性研究中需关注的问题

针对药品处方、制备工艺以及剂型等因素,科学合理地设计试验内容是稳定性研究的关键。如合剂等多剂量包装的药品,在初次使用开启后有一定的使用期限,应针对包装开启后的样品增加相应的稳定性试验内容,这部分试验在新药研究中容易被忽略。另外,根据 2020 年版 ChP "9001 原料药物与制剂稳定性试验指导原则",长期稳定性试验采用 25℃ / 相对湿度(RH)60% 的条件,而 ChP 2020 年版凡例中明确常温系指 10~30℃。若仅考察药物在 25℃ /RH 60% 条件下长期稳定性,只能将贮藏条件确定为"阴凉处",而不能"常温"贮存。因此,稳定性试验设计中,可适当延长 30℃ 以内中间条件的考察时间,为有效期内贮藏条件温度的确定提供依据。如某颗粒剂进行稳定性研究时,设计 30℃ /RH 65% 中间试验条件,在加速试验结束后继续进行长期试验考察至 24 个月,结果该药品在 25℃ /RH 60% 和 30℃ /RH 65% 两个条件下,考察项目在 24 个月均未发生显著变化,稳定性较好,故该药品的贮藏条件可确定为常温(30℃)。

目前,中药复方新药的稳定性试验研究水平已得到较大提高,但仍然有一些问题需要进一步探索和完善。如稳定性结果评价中"显著差异"如何界定,药品与包材相容性试验如何考察等。

### 三、生物制品药学研究关注的重点和问题

（一）生产用原材料

生物制品生产过程中使用的各种原材料来源复杂,可能引入外源因子或毒性化学材料,应进行严格

的质量控制。但 CMC 中常见生产用原材料质量控制和安全性风险评估资料不充分或不完善,如未明确生产过程中所用的动物源性材料并评估其安全性风险,包括引入外源因子的风险。另外,对于生产中所用的关键原材料,包括蛋白酶、亲和抗体、化学偶联物等,如果从外部购买,应进行严格的供应商审计,并明确质量标准;如果是自行制备,在 CMC 中还需提供生产工艺、质量研究和稳定性研究等内容。建议按照 2020 年版 ChP "生物制品生产用原材料及辅料质量控制"的要求对生产中所用的原材料进行全面风险评估和质量控制。

（二）上游构建和细胞库建立

工程菌或工程细胞是生产生物制品的基础,是最重要的生产起始种子原材料。注册上市申请时应提供完整的上游构建资料,说明目的基因来源、设计,进行了哪些优化,如改构或位点突变,并提供合理性依据、测序结果以及与理论序列的对比结果;提供表达载体的名称、来源、结构、遗传特性;提供宿主细胞或宿主菌名称、来源、培养特性、生物学特性、传代历史（包括驯化过程）和检定结果等。如果对宿主细胞或宿主菌有改构,也应该提供相关资料;种子库和/或细胞库的建立和检定应符合 ICH Q5B、Q5D 指导原则和 ChP 的要求,明确种子库传代及建库过程、建库规模、限传代次、保存方法、保存地点以及使用寿命的评估。需要特别关注以下几个问题:

**1. 表达载体抗性基因选择** ChP 明确要求,除另有规定外,不得使用 β- 内酰胺类抗生素。但在审评过程中发现仍有部分原核表达产品选择氨苄抗性并在建库和种子扩增阶段添加氨苄西林。为降低使用 β- 内酰胺类抗生素带来的风险（包括排放相关的环境污染和制品中残留引起患者过敏的风险）,在早期构建载体时应尽量避免使用此类抗性基因。如果产品已进入临床阶段,应在关键临床前开展研究替换为非 β- 内酰胺类抗生素抗性质粒,重新构建工程菌并进行可比性研究。

**2. 建库的规范性** 审评中发现,部分生产企业没有严格遵从 ChP 及相关指导原则要求。稳定表达克隆或细胞株的筛选及单克隆化操作应在建库之前完成,在制备主细胞库（master cell bank,MCB）和 WCB 过程中不得进行单克隆筛选,以避免由于个别基因突变引起 WCB 中细胞群体性的遗传特性改变。从原始种子传代和扩增后保存为主种子批,从主种子批传代和扩增后保存为工作种子批,工作种子批的生物学特性应与原始种子一致。

**3. 传代稳定性研究的规范性** 传代稳定性研究应模拟实际生产条件（如扩增和生产阶段加压或不加压、传代周期、培养表达工艺条件等）,考察细胞水平、基因水平以及蛋白水平的稳定性,明确生产限传代次。特别需要注意的是注册上市申请时应评估已开展的传代稳定性研究能否满足商业化规模生产需求。

（三）生产工艺

由于生物制品的制备过程较复杂,大部分类别的生物制品分子结构尚不能完全表征。为保证产品质量的一致性,系统深入的工艺开发和工艺研究、全面的工艺验证显得尤为重要。在注册上市申请药学申报资料中,生产工艺部分最突出的问题是工艺验证不充分、不规范,以及缺少临床试验期间的变更信息和可比性研究资料。工艺验证资料不充分、不规范主要体现在:

1. 验证规模和工艺不具有代表性。

2. 验证方案中验收标准不明确。

3. 仅对工艺操作参数进行验证,缺少对过程控制水平和工艺性能的评估和验证。

4. 缺乏全生命周期管理和持续工艺验证的意识。

提交注册申请时,应采用商业化规模、代表性工艺和批次(至少连续 3 批),尽可能考察工艺最差条件开展工艺验证,以确认拟上市工艺的稳健性。上游培养工艺验证应关注细胞形态、生长特性、密度、活率、代谢情况、目的产物表达情况、体外细胞寿命限度等;纯化工艺验证应关注纯度、活性、收率、产品相关杂质和工艺相关杂质去除能力等;对于化学偶联修饰的产品还应关注修饰度、游离修饰基团、未偶联蛋白比例、修饰偶联对蛋白质量的影响、收率等;制剂工艺验证应关注原液冻融、混合、除菌过滤、无菌灌装、冻干工艺等,在这部分还应提供中间体暂存、色谱介质清洁/储存/再生和循环使用寿命验证、过滤器清洁/储存/寿命验证、一次性细胞培养袋/储液袋相容性评价、过滤器/管道提取物相容性评价、运输验证等。

### (四)质量研究

质量研究和质量控制包括采用适宜的方法对产品进行鉴定,生物活性、纯度和杂质等分析,以及采用参比品和经验验证的方法评估已知和潜在的产品相关物质和杂质。这部分资料的主要问题有对结构复杂蛋白质及化学偶联蛋白质的结构确证研究不充分;对杂质和相关物质的研究不充分;质量标准拟定缺乏合理的拟定依据;对照品信息不全面等。

结构确证和特性鉴定部分应明确研究批次、批次来源(如场地、工艺、阶段等);结合多种手段对样品进行全面解析和理化性质研究,包括一级结构、二级结构、高级结构和翻译后修饰等,需特别关注对翻译后修饰的深入研究;对于化学偶联修饰的制品,还应对修饰位点进行确证,对修饰基团/蛋白质比例、修饰度进行分析;生物学活性研究应包括亲和力、结合活性、基于动物/体外细胞的生物学活性等,生物学活性分析方法最好能反映产品的预期作用机制和作用特点。

产品相关物质或杂质包括分子大小变体、电荷变体、疏水性变体、结构变体、翻译后修饰变体等,应对杂质或相关物质进行定性和定量分析,并评价其对产品安全、有效性的影响。工艺相关杂质包括宿主细胞蛋白、宿主 DNA、色谱配基、细菌内毒素、工艺添加物(包括胰岛素、筛选试剂、抗生素、消泡剂、有机溶剂、蛋白酶、活化试剂及偶联试剂等),应分析生产工艺是否可将相关杂质去除或降低至可接受水平,制定限度标准并提供依据。

质量标准方面常见的问题是缺乏质量标准拟定依据,拟定质量标准时应综合考虑原辅料控制、工艺控制、检测方法验证、多批次检测结果、稳定性、统计分析、药典通用标准、相关产品的基本控制要求等因素,并且应与非临床及临床研究批次相关联。

对照品方面,应提供不同开发阶段的参考品或对照品的详细信息,包括批次来源、制备方法或过程、检定项目和结果、标定方法和结果、储存和复验等,应关注对照品的代表性、可溯源性和可及性。

### (五)稳定性研究

稳定性研究资料部分较突出的问题有稳定性考察样品不具有代表性;考察条件和项目不全面;对结果的分析不到位等,具体如下:

**1. 研究样品的代表性**    在注册上市申请时,稳定性研究样品应为拟上市商业化规模工艺生产的样品,内包材应与实际贮藏时所用的包材一致。还应关注对临床批次样品进行稳定性考察。在资料中应明确考察批次的批号、生产日期、生产地点、规模/批量、工艺版本、包装等。

**2. 考察条件全面性**　常见问题为缺少强制条件研究、运输稳定性研究和使用过程中稳定性研究。强制条件或影响因素试验,目的在于了解产品对外界环境的敏感性,理解产品的降解途径和内在稳定性。在产品可比性研究中,采用强制降解可以在较短时间内观察到产品质量的变化,便于分析产品在质量和性质等方面的异同;运输稳定性研究目的是确认产品在运输过程中处于拟定的保存条件下可以保持产品的稳定性,并评估产品在短暂的脱离拟定保存条件下对产品质量的影响;对于需要复溶、稀释或配制、混合或多次使用的产品,应开展相应的稳定性研究,以评估实际使用情况下产品的稳定性。考察项目应全面,重点关注产品敏感的且有可能反映产品质量、安全性和/或有效性的项目。对考察结果分析需重点关注稳定性变化趋势和降解途径的分析。

**(六) 包装系统及相容性研究**

申报资料中常见问题是包材相容性研究不规范,缺少原液/原料药与包装系统的相容性研究资料。

在选择包装容器时应关注其对药品的保护性、功能性、安全性和相容性,如包材对蛋白质的吸附、胶塞有可能产生的微粒、玻璃容器产生玻璃脱片等问题,应按照相关指导原则要求开展规范的包材相容性研究。另外,目前生物制品原液常采用一次性储液袋包装储存,但申报资料中常缺少包装容器与产品的相容性研究资料,或仅提供供应商开展的有限相容性研究资料。一般情况下,供应商开展研究时采用的样品无法完全代表特定的申报产品,申请人需采用代表性的自制样品进行规范的包材相容性研究,供应商提供的数据和信息可作为支持性资料。

**(七) 外源因子安全性评估**

外源因子的安全性是生物制品最需关注的安全性考量之一,它贯穿生物制品的整个生产过程,从生产用原材料、细胞基质、细胞库到生产过程控制和工艺验证。尤其是对于采用人源或动物源性材料制备的制品,除了对原材料进行风险评估和质量控制,对细胞系和细胞库进行全面的外源性因子检定,对于特定啮齿类细胞(如 CHO、BHK21、NS0 和 Sp2/0),还应确定其未加工收获液中病毒颗粒的量及其是否具有感染性逆转录病毒;病毒清除研究中,应关注选择合适的模型病毒,采用缩小规模的工艺模型进行病毒灭活/清除验证,并证明缩小模型可代表商业化规模工艺;试验样品应具有代表性,并明确能有效去除或灭活病毒的生产步骤;结合未加工收获液中病毒检测结果和整个工艺的病毒去除/灭活能力,综合评价终产品的安全性。

**(八) 制检规程和制检记录**

注册上市申请时,按照目前注册管理办法的要求,需提交制检规程和商业化规模连续 3 批样品的制检记录。由于生物制品的结构和组成较为复杂,生产工艺和过程控制对其质量影响非常大,仅依据质量标准对生物制品进行质量判断和监管存在较大的风险,因此应依据目前的法规要求,参照现行版 ChP 通则、总论、各论相关要求,并结合实际生产工艺和检定要求拟定制检规程,一般分为:基本要求、制造部分、检定部分、保存及运输和有效期、生产地址。制检规程作为批准文件的一部分,具有技术性标准的法规效力,也是现场检查的重要依据,并且在生物制品上市后的监管中发挥重要作用。

# 本 章 小 结

　　本章介绍了新药研发过程中药学研究部分的基本内容,新药药学研究任务的顺利开展是支持后期临床前研究和临床研究的重要前提,是保证拟上市药物质量可控性的关键所在。新药从来源上有化学药、中药和生物药等不同的类别,但是其药学研究都包括原料药和制剂两个研究模块,各个研究模块的具体研究内容包括生产工艺、杂质研究、质量研究及稳定性研究等。新药的药学研究伴随临床研究进程循序渐进,随着对药物的认识加深不断完善药物的剂型、质量控制策略。

**(都述虎　何俏军)**

# 第七章　新药非临床研究与评价

1. 掌握新药非临床药效学研究、安全性研究、药代动力学研究的研究内容和研究方法及新药非临床研究的意义。
2. 了解常见非临床试验设计方法的应用场景和不同点。

## 第一节　新药非临床研究与评价概述

非临床研究相对于临床研究而言,指的是为了揭示化合物在人体中的反应而开展的体外研究或者动物体内研究,曾经在较长的一段时间内叫作临床前研究,但是理论上这些研究可以根据风险分阶段开展,贯穿于药物开发的始终,因此叫作非临床研究更为准确。

新药非临床研究的目的是对药物药效学、药代动力学、毒理学研究的综合评价,阐明药物的功能和作用机制,明确在拟定患者人群中使用的生物学合理性;获得药物的基本药代动力学参数,揭示药物在体内的动态变化规律;确认药物在靶器官和非靶器官的暴露形式和暴露程度;阐明毒性反应特征,确定毒性靶器官和安全剂量;识别潜在风险,指导临床风险控制和减轻措施制定;提供临床试验中因伦理或安全性问题而无法充分评估的信息;阐明剂量 - 暴露 - 反应特征,为临床给药途径、给药剂量的选择提供支持性依据。总体上来说,新药非临床研究将最终确定药物的有效性和安全性,为临床试验或药品上市提供支持数据。

新药非临床研究首先要以临床价值为导向,以患者为中心,新药研发过程中,不能只看技术的先进性,还得关注开展的研究与临床试验的相关性,最终是服务于临床试验、服务于患者。所以做新药要紧跟目前临床需求,以突破已有的治疗手段,为患者解决临床问题为宗旨。其次,新药非临床研究要基于科学、基于风险。基于科学就是要有科学素养,进行科学思考,研究中方法的建立、数据的分析、结论的推导都是要在科学的思维和逻辑下进行。基于风险,尤其是获益 - 风险的评价对于药物的非临床研究来说是关键工作,通过研究发现获益和风险,依据风险因素和风险影响因素来进一步考虑未来的开发计划、研究策略。第三,新药非临床研究要基于数据、基于法规,根据新药注册审评的要求,提供合规的数据。

新药非临床研究的内容包括非临床药效学研究、非临床安全性评价和非临床药代动力学研究。

# 第二节 非临床药效学研究

药效学研究是新药开发过程中的重要内容,据统计,药物有效性问题是Ⅱ、Ⅲ期临床失败的最主要原因。非临床药效学研究包括验证受试物在不同系统中的有效性,考察其作用的量效、时效关系,探索给药方案和阐明其作用机制。

## 一、药效学研究内容

药效学研究主要指对药物药理作用的观测和作用机制的探讨。药效学研究内容包括验证药物在不同系统/模型中的有效性,表征药物作用的量效、时效关系,确定起效时间和疗效维持时间,探索药物的给药方案以及阐明药物的作用机制。

一般情况下,新药的主要药效学应通过体内、外两种以上试验方法获得证明,其中一种必须是整体的正常或病理动物模型。同时,实验模型必须能反映药物作用的本质及与治疗指征的相关性。即药效学研究是指与该新药防治作用有关的主要药理作用研究,应根据该新药的分类及药理作用特点进行。新药的主要药效作用应是针对临床主要适应证,而运用体内、体外两种以上试验方法,以证明受试品的作用强度、特点,以及与老药相比的优点等。

在非临床开发阶段,主要药效学研究结果为药物进入临床提供有效性支持,对预测首次临床试验起始剂量及优化临床试验方案至关重要,并为毒理学研究相关动物选择、剂量设计及检测指标设置提供依据;次要药效学研究有利于了解药物的作用特点,预测非预期的人体不良效应,为临床制订风险管控计划提供参考。

临床开发阶段对药物引起不良反应及非预期不良反应的作用机制进一步研究,为了解药物的作用特点和毒性机制,指导临床用药提供参考。药物上市后进一步的药效学研究可为新适应证或联合用药开发、药物工艺变更及药物的迭代开发提供数据支持。

药效学研究涉及体外和体内试验。体外试验是在分子、细胞、离体组织或器官等水平上的研究,可初步了解药物的作用和机制,一般在新药的早期研发阶段开展。体内试验是在生物整体水平上的研究,是支持临床拟用适应证有效性的重要依据。但是对于某些适应证无疾病相关的体内模型可供选择时,体外研究数据也可作为有效性的依据。

## 二、药效学评价关注点

药效学评价中应关注受试物、试验设计、试验方法、对照药选择,观察指标应与临床具有一定的相关性,有效性指标判断明确、准确。

### (一)受试物

通常受试物应与拟进行临床研究所用的药物一致或者能代表临床研究样品。但新药的药学研究是不断完善的过程,为了提高产品质量,开发过程中可能需要对工艺、处方等不断改善。若非临床研究样品与临床样品有大的差异,建议进行必要的桥接研究,以判断药学改变对受试物有效性的影响。受试物的配制方法一般应考虑临床拟采用的给药方式,尽量采用有利于受试物暴露的方式,以发挥受试物的治疗作用。为保证受试物在动物的体内暴露,试验过程中应尽量保证给药制剂的稳定性和均匀性,可以通过 PK/PD 研究体内暴露情况和有效性的关系。

### (二)动物模型

在疾病相关动物模型中开展的药效学试验是支持临床拟用适应证和给药方案的重要依据。动物模型选择主要考虑与临床的相关性,应能反映临床疾病病理和生理过程,包括对受试物敏感程度、发病机制、损伤程度等与临床的相似性。

非临床药效学研究一般选用经典、公认的模型,新方法、新模型应进行充分的验证。由于种属差异、病理生理机制及进程不同,单一动物模型用于预测人体有效性往往具有局限性,用多种模型进行药效学研究可从多个方面提示有效性,提高药物研发成功率。比如胰高血糖素样肽 -1(GLP-1)受体激动剂类降血糖药艾塞那肽,体内试验采用了非糖尿病动物(小鼠、大鼠、兔)和糖尿病动物(db/db 小鼠、ob/ob 小鼠、糖尿病 ZDF 大鼠和肥胖葡萄糖不耐受 fa/fa 大鼠、糖尿病猕猴)开展有效性评价。

由于人类和动物之间存在的种属差异,可能导致某些特殊的疾病或者受试物无法在常规动物模型中开展研究,因此可以考虑采用转基因动物或者人源化动物模型,但是模型的选择需要符合科学性的原则及必要的验证。如地舒单抗(denosumab)系重组人源化靶向核因子 - κ B 受体活化因子配体(RANKL)抗体,用于骨质疏松症的治疗,地舒单抗在啮齿类动物中无药理活性,体内试验采用了人 RANKL 基因敲入小鼠模型、过表达骨保护素(OPG)大鼠转基因模型及 OPG 与抗体 Fc 段构建的替代融合蛋白(OPG-Fc)评价药物的活性。

### (三)试验设计

结合新药作用靶点、适应证特点选择试验方法。试验方法一般为国内外公认的方法,新方法、新模型应进行充分的验证。参照随机、对照、重复、"3R"原则进行科学、合理的试验设计,以排除非处理因素对试验结果的干扰,获得可靠的试验数据,为毒理学研究及临床试验方案设计提供参考。

药效学研究一般给药途径与临床拟给药方式一致,根据药物及疾病的特点设计给药时间,为临床方案的设计提供参考。如某降低尿酸药物临床拟用于治疗高尿酸症,非临床药效学研究中于造模同时给药,所得结果对支持临床治疗给药的有效性提示有限。

剂量设计应能反映药物的量效关系。体外试验应能反映药物的浓度 - 效应关系如半数抑制浓度($IC_{50}$)、半数有效剂量($ED_{50}$)等,以及有效剂量范围如最低抑菌浓度(MIC)等。体内试验应研究药物的有效剂量范围和量效 / 时效关系,最低起效剂量对于计算临床起始剂量及预测药物的安全范围有重要价值。

新药的研究一般应设立对照组,根据试验方案的具体要求设立阴性对照(空白或溶剂对照)、模型对照、阳性对照。对照组可验证试验系统的可靠性,排除非药物因素的干扰。采用转染钾离子通道蛋白 hERG 的 HEK293 或 CHO 细胞评价药物对钾电流的抑制作用时,需设阳性药对照,排除因基因突变出现的假阴性结果。观察指标应与临床有较好的相关性,反映药物作用特点。作用于免疫系统的抗风湿药物,体内药效学试验需检测与药效相关的因子、免疫指标、关节的变化、病理等指标。

### (四)试验数据

应提供详细、具体的试验数据,对试验获得数据进行总结和分析,对未纳入分析的数据进行说明,对具有统计学差异的数据,结合药物的量效关系、历史背景数据及基础数据等,评价其生物学意义及与临床的相关性。

# 第三节 非临床安全性评价

药物非临床安全性评价的目的包括阐明毒性反应及其靶器官、剂量依赖性、毒性与药物暴露的关系以及潜在可逆性。通过安全性评价的开展可以估算人体试验的安全起始剂量(FIH),预测潜在的毒性风险,制定相应的监测措施,最大限度地减小药物的毒性损伤,保护使用人群的健康。安全性评价内容包括安全药理学试验,单次给药毒性试验,重复给药毒性试验,生殖毒性试验,遗传毒性试验,致癌性试验,过敏性、刺激性和溶血性试验,依赖性试验,免疫原性试验,毒代动力学研究,以及与评价药物安全性有关的其他试验。

## 一、药物非临床安全性评价研究的一般要求

1. **受试物的要求** 受试物应采用能充分代表临床试验拟用样品和 / 或上市样品质量和安全性的样品。应采用工艺路线及关键工艺参数确定后的工艺制备,一般应为中试或中试以上规模的样品,否则应有充分的理由。应注明受试物的名称、来源、批号、含量(或规格)、保存条件、有效期及配制方法等,并提供质量检验报告。当给药时间较长时,应考察配制后体积是否存在随放置时间延长而膨胀造成终浓度不准的因素。如果由于给药容量或给药方法限制,可采用原料药进行试验。试验中所用溶媒和 / 或辅料应标明名称、标准、批号、有效期、规格及生产单位。化学药物试验过程中应进行受试物样品分析,并提供样品分析报告。成分基本清楚的中药、天然药物也应进行受试物样品分析。

2. **实验动物的要求** 理想的实验动物应具有以下特点:①对受试物的代谢与人体相近;②对受试物敏感;③已有大量历史对照数据,来源、品系、遗传背景清楚。对于涉及采用实验动物作为实验系统的非临床安全性评价项目,实验动物的选择应从动物的种属、性别、年龄、动物数量、体重等方面进行考虑。①种属:不同种属的动物各有其生理特点,对同一受试物的反应可能会有所不同,从充分暴露受试物毒性的角度考虑,可以采用不同种属的动物(选用啮齿类和 / 或非啮齿类)进行试验可获得较为充分的安全性信息;②性别:通常采用两种性别的动物进行试验,一般雌雄各半,如有特殊情况需说明理由;③年龄:通常采用健康成年动物进行试验,如果受试物用于特殊人群,可采用幼年动物、老龄动物等进行试验;④动物数量:通常从动物种属、研究目的、试验方法、结果统计分析的需要等方面确定具体所需动物数;⑤体重:严格控制用于研究的动物之间的个体差异,初始给药时的动物体重差异不宜过大,通常动物初始给药时同性别体重差异应在平均体重的 20% 之内。

3. **给药途径的要求**  给药途径不同,受试物的吸收速度、吸收率和暴露量均会有所不同。原则上应与临床拟用途径一致,如不一致则应说明理由。

4. 用于药物注册申报的非临床安全性评价研究资料,研究过程须执行《药物非临床研究质量管理规范》(GLP)。

5. 试验设计应遵循随机、对照、重复的原则。

6. 应在遵循安全性评价普遍规律的基础上,具体问题具体分析,结合受试物的特点,在阐明其研究方法或技术科学、合理的前提下进行规范性试验,对试验结果进行全面分析评价。

二、安全药理学试验

1. **概念和研究目的**  安全药理学试验(safety pharmacology study)主要是研究药物在治疗范围内或治疗范围以上的剂量时,潜在的不期望出现的对生理功能的不良影响。其研究目的包括:①明确受试物可能与人体安全性有关的非预期药效学特性;②评价毒理学试验和/或临床试验中观察到的受试物的不良药效学和/或病理生理学作用;③研究已观察到的和疑似的不良药效学作用的机制。

2. **选择和设计安全药理学试验的一般原则**  由于药理学作用因每个受试物的特性而不同,因此安全药理学试验的选择和设计应依据受试物特性而定。应考虑下述因素:

(1) 由于作用机制可能提示特定的不良反应,所以应考虑与受试物的治疗分类相关的作用(如抗心律失常药通常具有致心律失常的特性)。

(2) 与化学分类或治疗分类药物相关的不良反应,但与主要药效学无关的作用(如抗精神病药和 QT 间期延长)。

(3) 提示有潜在不良反应的配体结合或酶学试验数据。

(4) 来自已有安全药理学试验、次要药效学试验、毒理学试验或人用的结果提示需开展进一步研究,以建立和阐明这些结果与潜在人体不良反应之间的相关性。

3. **安全药理学核心组合试验**  安全药理学核心组合试验的目的是研究受试物对人体重要生命功能的影响。心血管系统、呼吸系统和中枢神经系统通常被认为是重要的器官系统,因此,应列入核心组合试验中进行研究。根据科学合理的原则,在某些情况下,可增加或减少部分试验内容。

(1) 中枢神经系统:定性和定量评价给药后动物的运动功能、行为改变、协调功能、感觉/运动反射和体温的变化等,以确定药物对中枢神经系统的影响。可进行动物的功能组合试验。

(2) 心血管系统:测定给药前后血压(包括收缩压、舒张压和平均压等)、心电图(包括 QT 间期、PR 间期、QRS 波等)和心率等的变化。建议采用清醒动物进行心血管系统指标的测定(如遥测技术等)。如药物从适应证、药理作用或化学结构上属易于引起人类 QT 间期延长类的化合物,如抗精神病药、抗组胺药、抗心律失常药和氟喹诺酮类药物等,应进行深入的试验研究,观察药物对 QT 间期的影响。

(3) 呼吸系统:测定给药前后动物的各种呼吸功能指标的变化,如呼吸频率、潮气量、呼吸深度等。

4. **追加和/或补充的安全药理学试验**  当核心组合试验、临床试验、流行病学、体内外试验以及文献报道提示药物存在潜在的与人体安全性有关的不良反应时,应进行追加和/或补充的安全药理学研究。追加的安全药理学试验是除了核心组合试验外,反映受试物对中枢神经系统、心血管系统和呼吸系统的深入研究。追加的安全药理学试验根据已有的信息,具体情况具体分析选择追加的试验内容。补充的安全药理学试验是出于对安全性的关注,在核心组合试验或重复给药毒性试验中未观察泌尿/肾脏系统、自主神经系统、胃肠系统等相关功能时,需要进行的研究。

### 5. 安全药理学试验的设计

(1)剂量设置:体内安全药理学试验要对所观察到的不良反应的剂量反应关系进行研究,如果可能也应对时间效应关系进行研究。一般情况下,安全药理学试验应设计 3 个剂量,产生不良反应的剂量应与动物产生主要药效学的剂量或人拟用的有效剂量进行比较。由于不同种属的动物对药效学反应的敏感性存在种属差异,因此安全药理学试验的剂量应包括或超过主要药效学的有效剂量或治疗范围。如果安全药理学研究中缺乏不良反应的结果,试验的最高剂量应设定为相似给药途径和给药时间的其他毒理学试验中产生毒性反应的剂量。体外研究应确定受试物的浓度 - 效应关系。若无明显效应时,应对浓度选择的范围进行说明。

(2)动物数量:试验组的组数及每组动物数的设定,应以能够科学合理地解释所获得的试验结果,恰当地反映有生物学意义的作用,并符合统计学要求为原则。小动物每组一般不少于 10 只,大动物每组一般不少于 6 只。动物一般雌雄各半。

(3)给药频率:一般采用单次给药。但是若主要药效学研究表明该受试物在给药一段时间后才能起效,或者重复给药的研究和/或临床研究结果出现令人关注的安全性问题时,应根据具体情况合理设计给药次数。

(4)观察时间点:结合受试物的药效学和药代动力学特性、实验动物、临床研究方案等因素选择观察时间点和观察时间,通常观察时间点设置在给药后以及达峰时间点前后。

### 三、单次给药毒性试验

1. **概念和研究目的** 单次给药毒性(single dose toxicity),又称急性毒性(acute toxicity),是指药物在单次或 24 小时内多次给予后一定时间内动物所产生的毒性反应。狭义的单次给药毒性试验,是考察单次给予受试物后动物所产生的急性毒性反应;广义的单次给药毒性试验,可采用单次或 24 小时内多次给药的方式获得药物急性毒性信息。单次给药毒性试验对初步阐明药物的毒性作用和了解其毒性靶器官具有重要意义。单次给药毒性试验所获得的信息对重复给药毒性试验的剂量设计和某些药物临床试验起始剂量的选择具有重要参考价值,并能提供一些与人类药物过量所致急性中毒相关的信息。

2. **单次给药毒性试验的设计**

(1)实验动物选择:对于化学药,应采用至少两种哺乳动物进行试验,一般应选用一种啮齿类动物和一种非啮齿类动物;对于中药、天然药物,根据具体情况,可选择啮齿类和/或非啮齿类动物进行试验。

(2)剂量设置:原则上,给药剂量应包括从未见毒性反应的剂量到出现严重毒性反应的剂量,或达到最大给药量。

(3)观察时间与指标:给药后,一般连续观察至少 14 天,观察的间隔和频率应适当,以便能观察到毒性反应的出现时间及恢复时间、动物死亡时间等。观察指标包括:临床症状(动物外观、行为、饮食、对刺激的反应、分泌物、排泄物等)、死亡情况、体重变化等。记录所有的死亡情况,出现的症状以及症状的起始时间、严重程度、持续时间,体重变化等。所有的实验动物应及时进行大体解剖,当组织器官出现体积、颜色、质地等改变时,应进行组织病理学检查以确定靶器官。

### 四、重复给药毒性试验

**1. 概念和研究目的**　重复给药毒性试验(repeated dose toxicity study)是描述动物连续重复接触受试物后引起的毒性效应,它是非临床安全性评价的重要内容。其研究目的包括:①预测受试物可能引起的临床不良反应,包括不良反应的性质、程度、量效和时效关系以及可逆性等;②判断受试物重复给药的毒性靶器官或靶组织;③如果可能,确定未观察到损害作用剂量(no observed adverse effect level, NOAEL);④推测第一次临床试验(first in human,FIH)的起始剂量,为后续临床试验提供安全剂量范围;⑤为临床不良反应监测及防治提供参考。

**2. 重复给药毒性试验的设计**

(1) 实验动物种属、数量的选择:重复给药毒性试验通常采用两种实验动物,一种为啮齿类(首选大鼠),另一种为非啮齿类(首选比格犬)。对于动物数量,包含恢复组动物,每个剂量组啮齿类不少于 15 只 / 性别(主试验组 10 只,恢复组 5 只),非啮齿类不少于 5 只 / 性别(主试验组 3 只,恢复组 2 只)。

(2) 剂量设置:重复给药毒性试验至少设低、中、高 3 个剂量组,以及 1 个溶媒(或辅料)对照组,必要时设立空白对照组和 / 或阳性对照组。高剂量应使动物产生明显的毒性反应,但不应有大量动物出现死亡;低剂量应相当或高于动物药效剂量或临床使用剂量的等效剂量;中剂量需结合毒性作用机制和特点在高剂量和低剂量之间设立。剂量的设置需满足考察毒性的剂量 - 反应关系的要求。

(3) 给药频率:原则上应每天给药,特殊类型的受试物就其毒性特点和临床给药方案等原因,可根据具体药物的特点设计给药频率。

(4) 试验期限:采用分阶段进行重复给药毒性试验以支持不同期限的临床试验。试验期限的选定可以根据拟定的临床疗程、适应证、用药人群等进行设计。

(5) 观察指标:试验过程中,全面考察受试物对动物的影响,开展各项检测工作,包括:

临床观察:外观、体征、行为活动、腺体分泌、呼吸、粪便性状、给药局部反应、死亡情况等。

摄食量、体重、眼科检查。

体温和心电图检测(非啮齿类动物)。

血液学:红细胞计数、血红蛋白、血细胞比容、平均血细胞比容、平均红细胞血红蛋白、平均红细胞血红蛋白浓度、网织红细胞计数、白细胞计数及其分类、血小板计数、凝血酶原时间、活化部分凝血活酶时间等。

血液生化学:谷草转氨酶、谷丙转氨酶、碱性磷酸酶、肌酸激酶、尿素氮(尿素)、肌酐、总蛋白、白蛋白、血糖、总胆红素、总胆固醇、甘油三酯、γ - 谷氨酰转移酶、钾离子浓度、氯离子浓度、钠离子浓度等。

尿液：尿液外观、比重、pH、尿糖、尿蛋白、尿胆红素、尿胆原、酮体、潜血、白细胞等。

称重器官：脑、心脏、肝脏、肾脏、肾上腺、胸腺、脾脏、睾丸、附睾、卵巢、子宫、甲状腺（含甲状旁腺）等。

组织病理学检查的组织或器官：肾上腺、主动脉、骨（股骨）、骨髓（胸骨）、脑（至少 3 个水平）、盲肠、结肠、子宫和子宫颈、十二指肠、附睾、食管、眼、胆囊（如果有）、哈氏腺（如果有）、心脏、回肠、空肠、肾脏、肝脏、肺（附主支气管）、淋巴结（一个与给药途径相关，另一个在较远距离）、乳腺、鼻甲、卵巢和输卵管、胰腺、垂体、前列腺、直肠、唾液腺、坐骨神经、精囊（如果有）、骨骼肌、皮肤、脊髓（颈椎、中段胸椎、腰椎）、脾脏、胃、睾丸、胸腺（或胸腺区域）、甲状腺（含甲状旁腺）、气管、膀胱、阴道、所有大体观察到异常的组织、组织肿块和给药部位等。

### 五、生殖毒性试验

1. **概念和研究目的**　生殖毒性试验（reproductive toxicity study）是评价受试物对哺乳动物的生殖功能、胚胎发育以及胎仔发育过程产生的毒性反应和不良影响。其研究目的是揭示与人类风险评估相关的药物对哺乳动物生殖的影响。在适当的情况下，所进行的一组试验应包含对一个完整生命周期（即从第一代的受孕至下一代的受孕）的观察，并可检测即时和潜在的不良影响。

一般评估生殖的下列阶段：

A. 从交配前至受孕（成年雄性和雌性生殖功能、配子的发育和成熟、交配行为、受精）。

B. 从受孕至着床（成年雌性生殖功能、着床前发育、着床）。

C. 从着床至硬腭闭合（成年雌性生殖功能、胚胎发育、主要器官形成）。

D. 从硬腭闭合至妊娠结束（成年雌性生殖功能、胎仔发育和生长、器官发育和生长）。

E. 从出生至离乳（分娩和哺乳、新生幼仔对宫外生活的适应性、离乳前发育和生长）。

F. 从离乳至性成熟（离乳后发育和生长、独立生活的适应能力、达到性成熟的情况）。

2. **生殖毒性试验的主要研究内容**　生殖发育过程是完整连续的过程，生殖毒性试验考察的是从受孕到胎仔成熟的发育各阶段，试验内容包括生育力与早期胚胎发育毒性试验（Ⅰ段）、胚胎-胎仔发育毒性试验（Ⅱ段）以及围产期毒性试验（Ⅲ段）。

（1）生育力与早期胚胎发育毒性试验（阶段 A 和阶段 B）：评价受试物对从交配前到受孕、着床阶段的生殖毒性。该试验评价指标包括配子成熟度、交配行为、生育力、胚胎着床前阶段和着床等。对于雌性动物，特别需要对动情周期、受精卵输卵管转运、着床及胚胎着床前发育的影响进行检查；对于雄性动物，特别需要对生殖器官的组织和功能（如附睾精子成熟度等）进行检查。

（2）胚胎-胎仔发育毒性试验（阶段 C 和阶段 D）：评价受试物对从着床到硬腭闭合，至妊娠终止的生殖毒性，除了对妊娠动物，还需要关注受试物对胚胎及胎仔发育的影响。该试验评价指标包括妊娠动物较非妊娠雌性动物增强的毒性、胚胎及胎仔死亡情况、骨骼和脏器的生长改变和结构变化等。

（3）围产期毒性试验（阶段 C 至阶段 F）：评价受试物对从着床到硬腭闭合、妊娠终止、出生、离乳直至性成熟为止的生殖毒性，同时观察对妊娠和哺乳的雌性动物以及胚胎和子代发育的不良影响。该试验评价指标包括妊娠动物较非妊娠雌性动物增强的毒性、出生前和出生后子代死亡情况、生长发育的改变以及子代的功能缺陷等。

### 3. 生殖毒性试验的特殊要求

(1) 实验动物：采用哺乳动物，啮齿类动物首选大鼠，因为大鼠实用性好，与其他试验结果的可比性高，并已积累了大量的背景资料。在胚胎 - 胎仔发育毒性研究中，还需要采用第二种哺乳动物，优先选用的是兔。

(2) 剂量设置：生殖毒性试验的剂量设置需要参考前期已有的研究资料，特别需要参考重复给药毒性试验中对于生殖系统的毒性剂量。高剂量范围内应该出现一些轻微的母体毒性反应，低剂量应为生殖毒性方面的 NOAEL。

(3) 试验期限：Ⅰ段生殖毒性试验对雌雄动物（亲代动物）由交配前到交配期直至胚胎着床阶段进行给药；Ⅱ段生殖毒性试验对妊娠动物自胚胎着床至硬腭闭合开始进行给药；Ⅲ段生殖毒性试验对妊娠动物从胚胎硬腭闭合到幼仔离乳进行给药。

### 六、遗传毒性试验

**1. 基本概念** 遗传毒性试验（genotoxicity study）是指用于检测通过不同机制直接或间接诱导遗传学损伤的受试物的体外和体内试验，这些试验能检测出 DNA 损伤及其损伤的固定。遗传毒性是毒性筛选重要组成部分，与其他研究尤其是致癌性、生殖毒性等研究有着密切的联系，是药物进入临床试验及上市的重要环节。

**2. 遗传毒性试验的主要内容** 通常需对遗传毒性进行全面评价，一般采用组合的形式进行。

选择一

(1) 一项细菌回复突变试验。

(2) 一项染色体损伤的细胞遗传学试验（体外中期相染色体畸变试验或体外微核试验），或一项体外小鼠淋巴瘤 *Tk* 基因突变试验。

(3) 一项体内遗传毒性试验，通常为采用啮齿类造血细胞进行的染色体损伤试验，用于检测微核或中期相细胞染色体畸变。

选择二

(1) 一项细菌回复突变试验。

(2) 采用两种不同组织进行的体内遗传毒性试验，通常是一项啮齿类造血细胞微核试验及第二项体内试验。典型的试验是肝 DNA 链断裂试验，除非其他试验证明是合适的。

### 七、刺激性、过敏性和溶血性试验

**1. 基本概念** 刺激性、过敏性、溶血性是指药物制剂经皮肤、黏膜、腔道、血管等非口服途径给药，对用药局部产生的毒性（如刺激性和局部过敏性等）和 / 或对全身产生的毒性（如全身过敏性和溶血性等），为临床前安全性评价的组成部分。

药物的原型及其代谢产物、辅料、有关物质及理化性质（如 pH、渗透压等）均有可能引起刺激性和 / 或过敏性和 / 或溶血性的发生，因此药物在临床应用前应研究其制剂在给药部位使用后引起的局部和 / 或全身毒性，以提示临床应用时可能出现的毒性反应、毒性靶器官、安全范围。

2. **刺激性试验** 刺激性是指非口服给药制剂给药后对给药部位产生的可逆性炎症反应,若给药部位产生了不可逆性的组织损伤则称为腐蚀性。该试验目的是观察动物的血管、肌肉、皮肤、黏膜等部位接触受试物后是否引起红肿、充血、渗出、变性或坏死等局部反应。

(1)给药部位:一般应选择与临床给药相似的部位,并观察对可能接触到受试物的周围组织的影响。

(2)给药浓度、剂量与体积:可选择几种不同浓度,至少应包括临床拟用最高浓度。如果技术上难以达到临床拟用最高浓度,如皮肤刺激性试验,在给药面积不变的情况下,可通过改变给药频次进行剂量调整,而不应通过增加厚度来达到增加给药量的目的。设计给药浓度、剂量与体积时,应根据临床用药情况,并考虑受试动物给药部位的解剖和生理特点,保证受试物在给药部位的有效暴露。

(3)给药频率与周期:应根据临床用药情况,一般给药周期最长不超过 4 周。建议进行恢复期观察,同时评价给药局部及周围组织毒性反应的可逆性。

(4)观察指标:结合肉眼观察和组织病理学检查,详细描述局部反应,包括红斑、水肿、充血程度及范围,计分表示;同时观察动物的一般状态、行为、体征等;详细描述给药部位的病理变化,并半定量分析、判断。提供相应的组织病理学照片。

3. **过敏性试验** 过敏又称超敏反应,指机体受同一抗原再刺激后产生的一种表现为组织损伤或生理功能紊乱的特异性免疫反应。过敏性试验是观察动物接触受试物后的全身或局部过敏反应。通常局部给药发挥全身作用的药物(如注射剂和透皮吸收剂等)需考察 I 型过敏反应,如注射剂需进行主动全身过敏试验(active systemic anaphylaxis,ASA)和被动皮肤过敏试验(passive cutaneous anaphylaxis,PCA),透皮吸收剂需进行主动皮肤过敏试验(active cutaneous anaphylaxis,ACA)。Ⅱ和Ⅲ型过敏反应可结合在重复给药毒性试验中观察,如症状、体征、血液系统、免疫系统及相关的组织病理学改变等。经皮给药制剂(包括透皮剂)应进行Ⅳ型过敏反应试验,包括豚鼠最大化试验(guinea-pig maximization test,GPMT)或豚鼠封闭斑贴试验(Buehler test)或其他合理的试验方法,如小鼠局部淋巴结试验(murine local lymph node assay,LLNA)等。

4. **溶血性试验** 溶血是指药物制剂引起的溶血和红细胞凝聚等反应。溶血性反应包括免疫性溶血与非免疫性溶血。溶血性试验是观察受试物是否能够引起溶血和红细胞凝聚等。凡是注射剂和可能引起免疫性溶血或非免疫性溶血反应的其他局部用药制剂均应进行溶血性试验。溶血试验包括体外试验和体内试验,常规采用体外试管法评价药物的溶血性,若结果为阳性,应与相同给药途径的上市制剂进行比较研究,必要时进行动物体内试验或结合重复给药毒性试验,应注意观察溶血反应的有关指标(如网织红细胞、红细胞数、胆红素、尿蛋白,肾脏、脾脏、肝脏继发性改变等),如出现溶血时,应进行进一步研究。

# 第四节　药物非临床药代动力学研究

非临床药代动力学研究是通过体外和动物体内的研究方法,揭示药物在体内的动态变化规律,获得药物的基本药代动力学参数,阐明药物的吸收、分布、代谢和排泄(absorption,distribution,metabolism, excretion，ADME）的过程和特征。

非临床药代动力学研究在新药研究开发的评价过程中起着重要作用。在药物制剂学研究中，非临床药代动力学研究结果是评价药物制剂特性和质量的重要依据。在药效学和毒理学评价中，药代动力学特征可进一步深入阐明药物作用机制，同时也是药效和毒理研究动物选择的依据之一；药物或活性代谢产物浓度数据及其相关药代动力学参数是产生、决定或阐明药效或毒性大小的基础，可提供药物对靶器官效应（药效或毒性）的依据。在临床试验中，非临床药代动力学研究结果能为设计和优化临床试验给药方案提供有关参考信息。

## 一、基本原则

进行非临床药代动力学研究，要遵循以下基本原则：

1. 试验目的明确。

2. 试验设计合理。

3. 分析方法可靠。

4. 所得参数全面，满足评价要求。

5. 对试验结果进行综合分析与评价。

6. 具体问题具体分析。

## 二、试验设计

### （一）总体要求

#### 1. 受试物

（1）中药、天然药物：受试物应采用能充分代表临床试验拟用样品和 / 或上市样品质量和安全性的样品。应采用工艺路线及关键工艺参数确定后的工艺制备，一般应为中试或中试以上规模的样品，否则应有充分的理由。应注明受试物的名称、来源、批号、含量（或规格）、保存条件、有效期及配制方法等，并提供质量检验报告。由于中药的特殊性，建议现用现配，否则应提供数据支持配制后受试物的质量稳定性及均匀性。当给药时间较长时，应考察配制后体积是否存在随放置时间延长而膨胀造成终浓度不准的因素。如果由于给药容量或给药方法限制，可采用原料药进行试验。试验中所用溶媒和 / 或辅料应标明名称、标准、批号、有效期、规格及生产单位。

（2）化学药物：受试物应采用工艺相对稳定、纯度和杂质含量能反映临床试验拟用样品和 / 或上市样品质量和安全性的样品。受试物应注明名称、来源、批号、含量（或规格）、保存条件、有效期及配制方法等，并提供质量检验报告。试验中所用溶媒和 / 或辅料应标明名称、标准、批号、有效期、规格和生产单位等，并符合试验要求。

在药物研发的过程中，若受试物的工艺发生可能影响其安全性的变化，应进行相应的安全性研究。

化学药物试验过程中应进行受试物样品分析，并提供样品分析报告。成分基本清楚的中药、天然药物也应进行受试物样品分析。

#### 2. 实验动物　一般采用成年和健康的动物。常用动物有小鼠、大鼠、兔、豚鼠、犬、小型猪和猴等。

动物选择的一般原则如下：

（1）首选动物：在考虑与人体药代动力学性质相关性的前提下，尽可能选择与毒理学和药效学研究相同的动物。

（2）尽量在动物清醒状态下进行试验，最好从同一动物多次采样获取药代动力学参数。

（3）创新型药物应选用两种或两种以上的动物，其中一种为啮齿类动物；另一种为非啮齿类动物（如犬、小型猪或猴等）。其他药物，可选用一种动物，建议首选非啮齿类动物。在动物选择上，建议采用体外模型比较动物与人代谢的种属差异性，包括代谢反应类型的差异和代谢产物种类及量的差异。通过比较，选取与人代谢性质相近的动物进行非临床药代动力学评价；同时尽可能明确药物代谢的研究对象（如原型药物、原型药物与代谢产物，或几个代谢产物同时作为药代动力学研究观察的对象）。经口给药不宜选用兔等食草类动物。

3. **剂量选择**　动物体内药代动力学研究应设置至少 3 个剂量组，低剂量与动物最低有效剂量基本一致，中、高剂量按一定比例增加。不同物种之间可根据体表面积或药物暴露量进行剂量换算。主要考察在所设剂量范围内，药物的体内动力学过程是属于线性还是非线性，以利于解释药效学和毒理学研究中的发现，并为新药的进一步开发和研究提供信息。

4. **给药途径**　所用的给药途径和方式，应尽可能与临床用药一致，也要兼顾药效学研究和毒理研究的给药途径。

（二）生物样品的分析方法

生物样品中药物及代谢产物的分析方法包括色谱法、放射性同位素标记法和微生物学方法等。应根据受试物的性质，选择特异性好、灵敏度高的测定方法。色谱法包括高效液相色谱法（HPLC）、气相色谱法（GC）和色谱 - 质谱联用法（如 LC-MS、LC-MS/MS、GC-MS、GC-MS/MS 方法）。在需要同时测定生物样品中多种化合物的情况下，LC-MS/MS 和 GC-MS/MS 联用法在特异性、灵敏度和分析速度方面有更多的优势。

对于前体药物或有活性（药效学或毒理学活性）代谢产物的药物，以及主要通过代谢从体内消除的药物，建立生物样品分析方法时应考虑测定原型药和主要代谢产物，考察物质平衡（mass balance），阐明药物在体内的转归。在这方面，放射性同位素标记法和色谱 - 质谱联用法具有明显优点。

应用放射性同位素标记法测定生物样品可配合色谱法，以保证良好的检测特异性。如某些药物难以用上述的检测方法，可选用其他方法，但要保证其可靠性。

方法学验证是生物样品分析的基础。所有药代动力学研究结果，都依赖于生物样品分析，只有可靠的方法才能得出可靠的结果。应通过准确度、精密度、特异性、灵敏度、重现性、稳定性等研究，对建立的方法进行验证。制备随行标准曲线并对质控样品进行测定，以确保生物样品分析数据的可靠性。

（三）研究项目

1. **血药浓度 - 时间曲线**

（1）受试动物数：以血药浓度 - 时间曲线的每个采样点一般不少于 5 个数据为限计算所需动物数。建议受试动物采用雌雄各半。对于单一性别用药，可选择与临床用药一致的性别。

（2）采样点：采样点的确定对药代动力学研究结果有重大影响，若采样点过少或选择不当，得到的血药浓度 - 时间曲线可能与药物在体内的真实情况产生较大差异。给药前需要采血作为空白样品。为获得给药后一个完整的血药浓度 - 时间曲线，采样时间点的设计应兼顾药物的吸收相、平衡相（峰浓度附近）和消除相。对于吸收快的血管外给药药物，应尽量避免第一个点是峰浓度，在峰浓度附近需要 3 个时间点，尽可能保证峰浓度的真实性。整个采样时间应持续到 3~5 个半衰期，或持续到血药浓度为峰浓度的 1/20~1/10。为保证最佳采样点，建议在正式试验前进行预试验，然后根据预试验的结果，审核并修正原设计的采样点。同时应注意采血途径和整个试验周期的采血总量不影响动物的正常生理功能和血流动力学，一般不超过动物总血量的 15%~20%。

（3）口服给药：一般在给药前应禁食 12 小时以上，以排除食物对药物吸收的影响。另外在试验中应注意根据具体情况统一给药后禁食时间，以避免由此带来的数据波动及食物的影响。

（4）多次（重复）给药：对于临床需长期给药或有蓄积倾向的药物，应考虑进行多次（重复）给药的药代动力学研究。多次给药试验时，一般可选用一个剂量（有效剂量）。根据单次给药药代动力学试验结果求得的消除半衰期，并参考药效学数据，确定药物剂量、给药间隔和连续给药的天（次）数。

（5）血药浓度测定：按照已验证的分析方法，对采集的生物样品进行处理及分析测定，获得各个受试动物的各采样点的血药浓度数据。生物样品的处理应与分析方法验证中的处理方法一致。

（6）药代动力学参数：根据试验中测得的各受试动物的血药浓度 - 时间数据，求得受试物的主要药代动力学参数。静脉注射给药，应提供消除半衰期、表观分布容积（$V_d$）、血药浓度 - 时间曲线下面积（AUC）、清除率（Cl）等参数值；血管外给药，除提供上述参数外，还应提供峰浓度和达峰时间等参数，以反映药物吸收、消除的规律。另外，应提供统计矩参数，如平均滞留时间（MRT）、$AUC_{(0-t)}$ 和 $AUC_{(0-\infty)}$ 等，对于描述药物药代动力学特征也是有意义的。

（7）应提供的数据：①单次给药各个受试动物的血药浓度 - 时间数据及曲线和各组平均值、标准差及曲线。各个受试动物的主要药代动力学参数及各组平均值、标准差。对受试物单次给药非临床药代动力学的规律和特点进行讨论和评价。②多次（重复）给药各个受试动物首次给药后的血药浓度 - 时间数据及曲线和主要药代动力学参数及各组平均值、标准差和曲线。

各个受试动物的 3 次稳态谷浓度数据及各组平均值、标准差。

各个受试动物血药浓度达稳态后末次给药的血药浓度 - 时间数据及曲线和主要药代动力学参数及各组平均值、标准差和曲线。

比较首次与末次给药的血药浓度 - 时间曲线和有关参数。对受试物多次给药非临床药代动力学的规律和特点进行讨论和评价。

**2. 吸收** 对于经口给药的新药，进行整体动物实验时应尽可能同时进行血管内给药的试验，提供绝对生物利用度。如有必要，可进行体外细胞试验、在体或离体肠道吸收试验等以阐述药物的吸收特性。对于其他血管外给药的药物及某些改变剂型的药物，应根据立题目的，提供绝对生物利用度或相对生物利用度。建议采用非啮齿类动物（如犬或猴等）自身交叉试验设计，用同一受试动物比较生物利用度。

**3. 分布** 一般选用大鼠或小鼠进行组织分布试验，但必要时也可在非啮齿类动物（如犬）中进行。通常选择一个剂量（一般以有效剂量为宜）给药后，至少测定药物及主要代谢产物在心、肝、脾、肺、肾、胃肠道、生殖腺、脑、体脂、骨骼肌等组织的浓度，以了解药物在体内的主要分布组织和器官。特别注意药物浓度高、蓄积时间长的组织和器官，以及在药效靶组织或毒性靶组织的分布（如对造血系统有影响的药物，应考察在骨髓的分布）。必要时建立和说明血药浓度与靶组织药物浓度的关系。参考血药浓度-时间曲线的变化趋势，选择至少3个时间点分别代表吸收相、平衡相和消除相的药物分布。若某组织的药物或代谢产物浓度较高，应增加观测点，进一步研究该组织中药物消除的情况。每个时间点，一般应有6个动物（雌雄各半）的数据。以下情况可考虑进行多次给药后特定组织的药物浓度研究：

（1）药物/代谢产物在组织中的半衰期明显超过其血浆消除半衰期，并超过毒性研究给药间隔的两倍。

（2）在短期毒性研究、单次给药的组织分布研究或其他药理学研究中观察到未预料的，而且对安全性评价有重要意义的组织病理学改变。

（3）定位靶向释放的药物。

进行组织分布试验，必须注意取样的代表性和一致性。

4. **排泄**　建议同时提供啮齿类和非啮齿类动物的排泄数据，啮齿类（大鼠、小鼠等）每个性别3只动物，非啮齿类（如犬）每个性别2~3只动物。根据药物特性，也可选择单一性别动物，但需说明。

（1）尿和粪的药物排泄：将动物放入代谢笼内，选定一个有效剂量给药后，按一定的时间间隔分段收集尿或粪的全部样品，直至收集到的样品中药物和主要代谢产物低于定量下限或小于给药量的1%。粪样品收集后按一定比例制成匀浆，记录总重量或体积，取部分尿或粪样品进行药物和主要代谢产物浓度测定或代谢产物谱分析，计算药物和主要代谢产物经此途径排泄的速率及排泄量。每个时间段至少有5只动物的试验数据。

（2）胆汁排泄：一般在动物麻醉下作胆管插管引流，待动物清醒且手术完全恢复后给药，并以合适的时间间隔分段收集胆汁，进行药物和主要代谢产物测定。

（3）记录药物及主要代谢产物自粪、尿、胆汁排出的速度及总排出量（占总给药量的百分比），提供物质平衡的数据。

5. **与血浆蛋白的结合**　一般情况下，只有游离型药物才能通过脂膜向组织扩散，被肾小管滤过或被肝脏代谢，因此药物与蛋白质的结合会明显影响药物分布与消除的动力学过程，并降低药物在靶部位的浓度。建议根据药理毒理研究所采用的动物种属，进行动物与人血浆蛋白结合率比较试验，以预测和解释动物与人在药效和毒性反应方面的相关性。研究药物与血浆蛋白结合可采用多种方法，如平衡透析法、超过滤法、分配平衡法、凝胶过滤法、色谱法等。根据药物的理化性质及实验室条件，可选择使用一种方法进行至少3个浓度（包括有效浓度）的血浆蛋白结合试验，每个浓度至少重复试验3次，以了解药物与血浆蛋白结合率以及可能存在的浓度依赖性和血浆蛋白结合率的种属差异。对血浆蛋白结合率高，且安全范围窄的药物，建议开展体外药物竞争结合试验，即选择临床上有可能合并使用的高蛋白结合率药物，考察对所研究药物蛋白结合率的影响。

6. **生物转化**　对于创新性的药物，尚需了解在体内的生物转化情况，包括转化类型、主要转化途径及其可能涉及的代谢酶表型。对于新的前体药物,除对其代谢途径和主要活性代谢产物结构进行研究外,尚应对原型药和活性代谢产物进行系统的药代动力学研究。而对主要在体内以代谢消除为主的药物(原型药排泄 <50%),生物转化研究则可分阶段进行:临床前可先采用色谱方法或放射性同位素标记方法分析和分离可能存在的代谢产物,并用色谱 - 质谱联用等方法初步推测其结构。如果临床研究提示其在有效性和安全性方面有开发前景,需进一步研究并阐明主要代谢产物的代谢途径、结构及酶催化机制。但当多种迹象提示可能存在有较强活性或毒性的代谢产物时,应尽早开展活性或毒性代谢产物的研究,以确定开展代谢产物动力学试验的必要性。体内药物生物转化可考虑与血药浓度 - 时间曲线和排泄试验同时进行,应用这些试验采集的样品进行代谢产物的鉴定及浓度测定。

应尽早考察药效和毒性试验所用的实验动物与人体代谢的差异。这种差异有两种情况:其一是量的差异,动物与人的代谢产物是一致的,但各代谢产物的量不同或所占的比例不同;其二是质的差异,即动物与人的代谢产物是不一致的,这时应考虑这种代谢的种属差异是否会影响到其药效和毒性,并以此作为药效和毒性试验动物选择的依据。建议在早期非临床药代动力学研究时,进行药物体外代谢试验,以预测动物与人体体内代谢有无差异。

**7. 药物代谢酶及转运体研究**　药物的有效性及毒性与血药浓度或靶器官浓度密切相关。一定剂量下的血药浓度或靶器官浓度取决于该药物的吸收、分布、代谢及排泄过程(ADME),而代谢酶和转运体是影响药物体内过程的两大生物体系,是药物 ADME 的核心机制之一。因此,创新性药物的研究开发应该重点关注药物吸收和主要消除途径的确定、代谢酶和转运体对药物处置相对贡献的描述、基于代谢酶或转运体的药物 - 药物相互作用的评估等。

**8. 物质平衡**　在临床前和临床早期阶段,特别是毒性剂量和有效治疗剂量范围确定的情况下运用放射性标记化合物,可通过收集动物和人体粪、尿以及胆汁以研究药物的物质平衡。这些研究能够获得化合物的排泄途径和排泄速率等信息,而且有助于代谢产物的性质鉴定,并通过有限的数据比较它们的体内吸收和分布特点。通过体外和动物样品中分离出的代谢产物有时可作为参比品用于临床和非临床的定量研究。同时,组织分布研究和动物胆管插管收集的胆汁能够提供药物的组织分布数据和明确胆汁清除特点。

### 三、试验结果与评价

应有效整合各项试验数据,选择科学合理的数据处理及统计方法。如用计算机处理数据,应注明所用程序的名称、版本和来源,并对其可靠性进行确认。

# 本 章 小 结

本章介绍了药物非临床研究与评价的基本内容,包括药效学研究、安全性评价和药代动力学研究。其中非临床药效学研究是指与该新药防治作用有关的主要药理作用研究。非临床安全性评价主要系统研究受试物潜在的毒性反应及靶器官,确定安全剂量范围,为临床试验开展的剂量设置和监测策略提供参考,研究内容主要包括单次给药毒性试验、重复给药毒性试验、生殖毒性试验、遗传毒性试验、致癌性试验等。非临床药代动力学研究在于了解新药在动物体内动态变化规律和特点,研究内容包括药物在动物体内的 ADME 研究,并根据数学模型求算药代动力学参数。非临床药代动力学研究、药物制剂学研究、药效学和毒理学评价以及临床试验均具有重要作用。

（都述虎　何俏军）

# 第八章 新药临床研究与评价

**学习目标**

1. 掌握新药临床药效学、安全性、药代动力学的研究内容和研究方法及新药临床研究的意义。

2. 熟悉临床研究的流程及试验设计中盲法、随机、对照的概念。

3. 了解常见临床试验设计方法的应用场景和不同点。

新药研发是一个复杂的过程,需要逐步筛选与优化,不断循环改进。此外,临床候选化合物在体外或动物水平观察到的活性和毒性作用与人体上的效应并非完全等同,甚至因为物种差异而存在差异。因此,新药的开发过程十分漫长,且成本高昂。以化学新药为例,需要 7~10 年的时间实现从临床前研究到最终获得上市许可。

新药的临床研究与评价是新药研发过程中的一个关键环节,它涵盖了从药物候选的早期实验室试验到最终获得上市许可的全过程。新药的临床研究(clinical trial)是指任何在人体(患者或健康志愿者)进行的药物系统性研究,目的是阐明或证实临床候选新药的临床药效学作用、不良反应及药代动力学性质,以确定新药的疗效与安全性。在临床研究阶段,研究人员通过严密的试验设计和严格的数据收集,评估药物的安全性、有效性以及适应证。这个过程需要精心策划,确保研究结果的准确性和可靠性。

本章将聚焦于"新药临床研究与评价",分别介绍新药临床研究的基本概念、目的和意义、基本法律法规及相关人员的职责,随后深入探讨临床研究的总体考量、统计学方法和临床试验设计方法等。同时,将针对新药临床研究的Ⅰ期、Ⅱ期、Ⅲ期和上市后研究进行详细介绍。总之,新药的临床研究与评价是一个综合性、复杂性极高的过程,涉及多个学科领域的知识和合作。通过深入研究和理解这一过程,有望为新药的研发和上市提供更为全面和科学的指导,为患者的健康福祉作出贡献。

## 第一节 新药临床研究与评价概述

新药临床研究作为医学领域中关键的一环,扮演着确保药物安全、疗效以及适应证的重要角色。

在新药研发的旅程中,临床研究是不可或缺的一部分,它从药物实验室走向真实世界,通过科学实证的手段评估药物的疗效、安全性,以及适用范围。临床研究的核心目标在于提供客观、可靠的数据,支持药物的审批和上市,确保患者在接受治疗时得到最大限度的保障。

在临床研究中,基本法律法规扮演着监管和指导的作用,确保研究的合法性、道德性和准确性。相关人员的职责分工明确,包括研究人员、临床协调员和监察员等,各自承担着保障试验可信度和透明度的职责。

临床研究不仅仅是一个药物的评价过程,更是一个综合性的考量。研究的设计、方法的选择以及样本的招募都需要从整体和局部的角度进行综合思考。统计学方法则为数据的分析和解读提供了科学工具,确保结果的可靠性和可重复性。

临床试验设计是研究的基础,它需要充分考虑药物的特性、治疗需求以及实际操作情况。优秀的试验设计不仅能够提高数据的质量,还能够减少资源的浪费,最终更有效地为患者带来益处。

综上所述,新药临床研究的多个方面共同构成了一个严谨而复杂的体系,为药物的研发与应用提供了坚实的基础。通过严格的研究方法和科学的数据分析,我们能够更好地了解药物的特性,为人类健康和医疗质量作出积极的贡献。

### 一、新药临床研究的概念

《药物临床试验质量管理规范》(2020 年第 57 号)中临床试验定义为以人体(患者或健康受试者)为对象的试验,意在发现或验证某种试验药物的临床医学、药理学以及其他药效学作用、不良反应,或者试验药物的吸收、分布、代谢和排泄,以确定药物的疗效与安全性的系统性试验。按照 ICH- 药物临床试验管理规范(ICH E6)中的定义,临床试验和临床研究为同义词。

《药品注册管理办法》中将临床试验分为 I 期临床试验、II 期临床试验、III 期临床试验、IV 期临床试验以及生物等效性试验,新药研究内容包括临床药理学研究、探索性临床试验、确证性临床试验和上市后研究,各期临床试验间存在一定的重叠,以及各期临床试验的目的和设计是不相同的。生物等效性试验指的是生物效应的一致性,主要用于仿制药的一致性评价。

### 二、新药临床研究的目的

新药临床研究的意义和目的主要包括以下几点:评价新药的临床应用价值,确定新药的最佳使用方法,提供新药注册的资料,为企业新药及市场开发策略提供依据,以及为医生和患者正确使用新药提供依据。

**(一)评价新药的临床应用价值**

药物临床试验旨在评价新药的临床使用价值,主要包括以下三方面含义:

1. 在人体使用时的安全性。

2. 对治疗或预防某种或几种疾病或症状的有效性。

3. 是否满足了未被满足的临床需求。

在实际的临床研究中对不同的药物在评价其临床价值时,以上三方面目的的侧重点可能会有所差别。对于一个全新的化合物,即所谓的新化学实体在临床试验设计中要对上述三方面内容进行全面的评价。但对于一个以发现新的适应证为目的的临床试验,可能会把试验目的的侧重点放在针对该适应证的有效性上。而对于一个新的给药途径或新剂型的药物进行临床评价则可能把研究重点放在第三方面,仅仅会对新的制剂与原药物或原剂型进行药物疗效的比较。

### (二) 确定新药的最佳使用方法

一个药物的有效性或安全性是相对的,只有在采用了正确的使用方式(给药途径和用量),用在了适宜的人群,并避免了不当使用的因素时才能发挥其最佳的临床效果,避免或减小其不良反应。通过临床试验,可以为具有临床应用价值的药物上市后的正确使用提供极其重要的依据,主要包括适应证、剂量、给药途径、禁忌证以及耐药性等方面。

证实新药的治疗价值的试验主要采用大规模的临床研究,研究会有助于定量评价一种新药的使用前景和市场前景,并作为说服药品监督管理部门和医生接受该药的主要证据。因新药的治疗价值(临床获益)在新药注册中和上市后的重要作用而往往成为新药研究开发过程中引人注目的亮点内容。

### (三) 提供新药注册的资料

临床研究资料与非临床研究资料是药品监督管理部门审评药品注册申请资料并颁发上市许可或批文的主要依据,也是批准新药标准、新药标签、说明书及广告宣传资料的主要依据。根据药品注册及申报资料的相关法律法规的要求,申请人提出药品上市注册申请,应按照国家药品监督管理部门公布的相关技术指导原则的有关要求开展临床研究,并按照现行版《M4:人用药物注册申请通用技术文档(CTD)》格式编号及项目顺序整理相应的临床试验资料并提交。

### (四) 为企业新药及市场开发策略提供依据

通过临床试验过程中及结束后获得的信息,企业可以预测正在研发的新药获得药品监督管理部门批准的可能性,及新药上市后的风险及获益,从而决定新药进一步研究及市场开发的战略。例如可以及时终止一项没有开发前景的新药研究,以避免花费更多的金钱和人力。还可以根据临床试验中的发现,及时调整研究的方向,发现新药更有前途的适应证。如治疗性功能障碍的药物盐酸西地那非的发现,就是将临床试验中发现的副作用及时调整为主攻方向并取得巨大成功的典范。

新药获批上市后,临床试验的结果可以指导企业和监管部门确定该药品应当用于何种适应证、在促销中如何使用广告语、推荐的剂量、禁忌及标签说明书的内容等。Ⅳ期临床试验的结果,特别是药品不良反应的监测结果,可以保证企业及时调整其市场策略,决定是否加大市场开发力度或及时将新药从市场撤回或限制新药的使用。

### (五) 为医生和患者正确使用新药提供依据

一旦医生开始接受并应用某种新药,他们必将需要更进一步的信息。例如患者的起始剂量多大,用药间隔时间多长;是否和食物同服或应在一天中的特定时间用药;显效时间多长;采用何种临床观测指标来监测药品的毒性和疗效;何时、如何进行剂量调整;哪些药物不能合并使用等。而这些信息主要在新药获批上市前的Ⅰ~Ⅲ期临床试验中获得,并归纳总结到新药说明书中。然后,随着新药上市后Ⅳ期临床试验的开展和临床应用进一步扩大,会逐渐地得到补充和完善。

## 三、新药临床研究应遵循的基本原则

### (一) 符合科学性原则

新药经临床前研究后,其有效性、安全性最终由临床试验来证实,但是在药物临床试验的整个过程中,由于研究对象的诊断标准发生的各种偏倚、误差和受到混杂因素的干扰,患者对诊治措施的依从性等均可能影响临床观察和研究的结果,都会导致不可靠、不客观结论的产生。为避免、排除、防止这些因素对研究工作的干扰,确保研究结果的可靠性及结论的准确性,临床试验全过程都必须遵循一定的科学性原则和采用科学性的设计和分析方法。

临床研究的科学性,一方面是指任何临床试验均应事先应用统计学原理对试验相关的因素作出合理、有效的安排,最大限度地控制混杂与偏倚,减少试验误差,提高试验质量,并对试验结果进行科学的分析和合理的解释,在保证试验结果科学、可信的同时,尽可能做到高效、快速、经济;另一方面是指临床研究应当遵守生物统计学的四项基本原则,即对照、随机、盲法和可重复。

（二）遵循伦理道德原则

临床试验作为在人体内研究药物有效性和安全性的手段,可能会对参加试验的受试者带来潜在的风险,有时甚至是致命的伤害。因此,严格遵循伦理道德准则,保护受试者的权益、健康和安全是临床试验不容忽视的首要原则。1964 年第 18 届世界医学大会通过了《赫尔辛基宣言》,作为医生进行生物学和药学临床研究的指南,以保护对自愿参与临床试验的受试者;随后国际医学科学组织委员会颁布了《人体生物医学研究国际道德指南》,在更大程度上保护了受试者。尤其现在,受试者安全性被视为药物试验科学研究中最重要的前提。中国《药物临床试验质量管理规范》（Good Clinical Practice,GCP）要求药物临床试验必须符合《赫尔辛基宣言》《人体生物医学研究国际道德指南》,即公正、尊重人格、力求使受试者最大程度受益和尽可能避免伤害。伦理委员会与知情同意是保障受试者权益的主要措施。试验开始前必须获得伦理委员会的批准方能实施。知情同意是指向受试者本人和 / 或法定监护人告知一项试验的各个方面情况后,受试者本人和 / 或监护人自愿确认同意参加该项临床试验的过程。根据知情同意原则,受试者在进入临床试验以前要进行充分的知情同意,包括:自愿参加,有权随时退出试验;在试验中的个人资料均需保密;告知受试者试验的性质、目的、药品的有关资料、试验的过程与期限、检查操作、受试者预期可能的受益和可能发生的风险;告知受试者可能被分配到试验的不同组别,可供选用的其他治疗方法。若受试者或者其监护人缺乏阅读能力,还应当有一位公正的见证人见证整个知情同意过程并在知情同意书上签字并注明日期。如发生与试验相关的损害时,受试者可以获得治疗和适当的保险补偿。

（三）遵循 GCP 和相应法规

GCP 是国家药品监督管理部门对临床试验所作的标准化、规范化管理的规定,是有关临床试验的设计、组织、进行、监查、稽查、记录、分析和报告的标准。遵守该标准可保证试验结果的准确、可靠,并保护受试者的权利和隐私。

一个经临床前及临床研究证实其安全性、有效性,具有临床应用前景的药物,其研究资料只有经过药品监督管理部门的审评认可后才能获准上市。因此,除了 GCP 外,药物临床试验还必须严格按照《药品注册管理办法》《药物临床试验期间安全信息评估与管理规范（试行）》《新药临床安全性评价技术指导原则》《新药获益 - 风险评估技术指导原则》等其他有关现行法规及指导原则的要求实施,其结果方可获得认可。

整体而言,在药物临床试验中,科学原则、法规原则与伦理原则三者是相互关联,相辅相成的。药物临床试验设计的科学原则首先要符合法规原则,如临床试验的方案设计必须符合 GCP 的要求。而伦理原则的实施则需要法规原则作为支撑和保障,如知情同意书就是目前作为保护受试者权益的最常见的法规要求性文件之一。没有法律法规的约束,受试者权益就没有办法得到有效的保障。

### 四、新药临床研究相关人员的职责或权利

#### (一)研究者的职责

研究者指实施临床试验并对临床试验质量及受试者权益和安全负责的试验现场负责人。研究者应具备以下资格:

1. 具有在临床试验机构的执业资格。

2. 具备临床试验所需的专业知识、培训经历和能力。

3. 能够根据申办者、伦理委员会和药品监督管理部门的要求提供最新的工作履历和相关资格文件。

4. 熟悉申办者提供的试验方案、研究者手册和试验药物相关资料信息。

5. 熟悉并遵守临床试验相关的法律法规及伦理要求。

研究者为临床医生或授权临床医生,需要承担所有与临床试验有关的医学决策责任。在临床试验和随访期间,受试者出现与试验相关的不良事件,包括有临床意义的实验室异常时,研究者和临床试验机构应当保证受试者得到妥善的医疗处理。在临床试验实施前,研究者应当获得伦理委员会的书面同意,未获得伦理委员会书面同意前,不能筛选受试者。研究者有责任按照伦理委员会同意的试验方案实施临床试验,未经申办者和伦理委员会的同意,研究者不得修改或者偏离试验方案,但不包括为了及时消除对受试者的紧急危害或者更换监查员、电话号码等仅涉及临床试验管理方面的改动。

#### (二)申办者的职责

申办者指负责临床试验的发起、管理和提供临床试验经费的个人、组织或者机构。通俗一点讲,申办者就是一种新药的研究开发和新药证书的申报单位,也可以是为了药品进口注册的目的在我国进行临床试验的国外企业。在我国除了多数情况下制药公司或者药厂为申办外,申办者还可以为其他组织和机构,如从事新药研究开发的研究单位或院校。

申办者要履行管理职责,根据临床试验需要建立临床试验的研究和管理团队,以指导、监督临床试验实施。同时也有责任建立涵盖临床试验全过程的质量管理体系,确保临床试验各个环节的可操作性,避免试验流程和数据采集过于复杂。申办者还可以将其临床试验的部分或者全部工作和任务委托给合同研究组织(contract research organization,CRO),但申办者仍然是临床试验数据质量和可靠性的最终责任人,应当监督合同研究组织承担的各项工作。合同研究组织应当实施质量保证和质量控制。

#### (三)伦理委员会的职责

伦理委员会指由医学、药学及其他背景人员组成的委员会,其职责是通过独立地审查、同意、跟踪试验方案及相关文件、获得和记录受试者知情同意所用的方法和材料等,确保受试者权益、安全受到保护。伦理委员会应当对试验方案和试验方案修订版、知情同意书及其更新件、招募受试者的方式和信息、提供给受试者的其他书面资料、研究者手册、现有的安全性资料、包含受试者补偿信息的文件、研究者资格的证明文件、伦理委员会履行其职责所需要的其他文件进行审查。

伦理委员会应当审查试验方案中是否充分考虑了相应的伦理学问题以及法律法规;审查是否存在

受试者受到强迫、利诱等不正当的影响而参加临床试验;审查知情同意书、提供给受试者的其他书面资料是否说明了给受试者补偿的信息。在合理的期限内完成临床试验相关资料的审查或者备案流程,并给出明确的书面审查意见。伦理委员会有权暂停、终止未按照相关要求实施,或者受试者出现非预期严重损害的临床试验。

### (四)受试者的权利和义务

**1. 知情同意权**    知情同意权包括知情和同意两个方面。于知情而言,研究者必须充分、详尽告知与受试者生命、健康安全及社会心理影响等相关的全部信息,而不能为了试验目的和研究者个人的利益隐瞒信息。于同意而言,研究者需充分考虑受试者的理解能力,包括年龄、智力和知识面等因素。研究者应当以通俗易懂、非专业术语、非诱导或倾向性引导的用语和形象化等方式向受试者(特殊情况下为受试者近亲属)告知试验相关的信息,以保障受试者在充分理解的情况下作出选择。

**2. 生命尊严和隐私受到尊重的权利**    受试者作为公民,其生命尊严和个人隐私、个人健康信息受法律保护。申办者在制订研究方案时应当尊重这些权利,不得以追求经济利益为目的。特别是试验方法和安慰剂对照的设计上,不得为试验而试验。研究者在试验过程中,应当对受试者高度尊重,关心受试者的心理、身体状况,及时予以帮助、安慰。对于受试者的个人信息、健康信息的收集、保存、利用必须遵守法律规定,不得泄露和用于商业化目的。

**3. 获得补偿的权利**    药物临床试验是不断适应人类疾病治疗的需要,也是提供健康保护水平所必需的,受试者参与临床试验是善意和应当褒扬的利他行为。因此,对试验药物的试验相关的检测、检查应当免费;对其为参加试验而支付交通费、收入损失应当予以补偿。

**4. 获得赔偿的权利**    受试者因参加药物临床试验受到伤害,除非是因为受试者故意所造成,均应当获得法律规定和双方约定的赔偿,且申办者和研究者应当及时支付该赔偿。治疗损害所发生的一切费用应当由申办者或者研究者支付。

**5. 随时退出且不受歧视的权利**    受试者参加临床试验必须是自愿的,自愿即包含了有权随时退出试验。研究者在受试者退出试验后,对于其参加试验期间的费用,申办者和研究者不得扣减。受试者为患者的,退出试验后,研究者应当按照诊疗规范为其提供诊疗计划和建议。

**6. 提供准确信息的义务**    参加临床试验前受试者应当如实告知自身的健康状况、病史、用药情况等信息,以确保研究人员能够全面准确地评估其是否适合参与试验以及试验过程中的风险。受试者不得为了符合临床试验的参加标准而隐瞒可能影响试验结果的个人生活习惯,如吸烟、饮酒、特殊饮食偏好等。

**7. 遵守试验要求的义务**    受试者应当认真听取研究人员的讲解和指导,理解试验的目的、过程和可能的风险,如有疑问,应及时向研究人员咨询并获得解答。参加临床试验过程中,如出现任何不适或异常情况,应立即告知研究人员,以便及时采取相应的措施。受试者还应当按照试验方案的规定按时接受检查、治疗和随访,包括在指定的时间和地点进行身体检查、服用试验药物或接受其他治疗措施,并配合研究人员记录相关数据。此外,受试者还需要遵循试验过程中的饮食、活动等要求,例如临床试验可能会要求受试者在特定时间段内避免饮酒、避孕以及避免高强度剧烈运动等等。

**8. 保护试验数据安全的义务**    受试者应当妥善保管试验过程中发放的药物、设备等物品,防止丢失或损坏。不得擅自将试验药物、资料等提供给他人,也不得在未经授权的情况下公开试验相关信息,以确保试验数据的保密性。

### 五、新药临床研究的总体考量

#### （一）统计学方法

1. **盲法**　盲法也称设盲,指在药物临床试验中使受试者方(受试者及其陪同人员)和/或研究者方(申办者及其委托机构、临床试验机构、其他相关机构等的人员)不知道治疗(也称为"处理")分组信息,是控制试验偏倚的一项重要措施。如果在临床试验过程中未设盲,试验相关人员知道治疗分组信息可能就会有意或无意地在心理上产生差异性影响,进而导致试验结果发生偏倚。对于随机临床试验,盲法往往与随机分组相结合,作用于试验的全过程,以避免因"知道随机分组信息"而导致可能出现的试验偏倚。

临床试验常用的盲法有双盲和单盲两种,在双盲临床试验中,受试者、研究者(对受试者进行筛选的人员、终点评价人员以及对方案依从性评价人员)、与临床有关的申办方人员对处理分组均处于盲态。在单盲临床试验中,仅受试者或研究者一方对处理分组处于盲态。临床试验的设盲程度,应综合考虑药物的应用领域、评价指标和可行性,应尽可能采用双盲试验。一般情况下,神经、精神类药物的临床试验采用量表评价效应,用于缓解症状(变应性鼻炎、疼痛等)的药物或以"受试者自我评价"等主观指标为主要指标的临床试验,以安慰剂为对照的临床试验,均应采用双盲,在一些以临床终点(如死亡)为主要评价指标的临床试验中(抗肿瘤药物),也可以接受开放性研究。

双盲的临床试验要求试验药和对照药(包括安慰剂)在外观(剂型、形状、颜色、气味)上的一致性,如果试验药和对照药在用药方式有差异,还需要做到试验组和对照组在药物使用上的一致性。如要达到双盲的目的,可采取双模拟技术,在使用双模拟技术的临床试验中,受试者的用药次数与用药量将会增加,可能导致用药依从性的降低。

2. **随机化**　随机化是临床试验的基本原则,也是疗效和安全性评价的统计学方法的基础。随机化是指临床试验中每位受试者均有同等的机会被分配到试验组或对照组中的实施过程或措施,其过程不受研究者和/或受试者主观意愿的影响。随机化的目的是使各种影响因素在处理组间的分布趋势相似。随机化与盲法合用,可有效避免分组的可预测性,控制对受试者分组的选择偏倚。可以有多种方式达到随机的目的,例如掷硬币、查随机数字表、使用计算器和计算机确定等。临床试验的随机化方法一般采用简单随机法、区组随机化法和/或分层随机化法。

(1) 简单随机:简单随机即在整个研究中心按照受试者入选的先后顺序,根据预定的随机方案分配入试验组或对照组。随机方案通过查阅随机对照表或采用计算机产生。该方法简单易行,但可能在同一时段内会出现大多数受试者集中入选同一组别,形成分布不均匀,导致时间性(如季节)差别或其他外在因素影响研究结果。

(2) 区组随机:区组随机化是根据受试者进入研究的时间顺序,将其分成内含相等例数的若干区组或亚组,然后区组内的受试者被随机分配至不同的组别。如果受试者的入组时间较长,区组随机化是临床试验所必需的,这样有助于减少季节、疾病流行等客观因素对疗效评价的影响,也可减少因方案修订(如入排标准的修订)所造成的组间受试者差异。区组的大小要适当,太大易造成组间不均衡,太小则易造成同一区组间受试者分组的可猜测性。研究人员及其他人员应该对区组长度保持盲态,也可设定

2个或多个区组长度,或采用中央随机化系统以尽可能减少分组的可预测性。

(3) 分层随机:区组随机通常保证了得到两种药物治疗的患者的数目在整体上相同,但并不能保证各组患者条件的均匀性或可比性,如果药物的效应会受到一些预后因素(如受试者的病理诊断、年龄、性别、疾病的严重程度和生物标志物等)的影响时,可采用分层随机化,以保持层内的组间均衡性。为此,可先将患者按照某些重要的因素进行分层,例如分为男性和女性组、60周岁及以上或以下组,然后再将每层患者随机分配。

3. 对照　设置对照组的主要目的是可以将试验治疗给患者带来的结果(如症状、体征或其他发病情况的改变)与其他因素(如疾病的自然进展、观察者或者患者的期望或其他治疗措施)造成的结果区分开来。对照组的结果可以告诉研究人员,假如患者没有接受试验治疗或者接受另外一种已知有效治疗会发生什么情况。

(1) 阳性对照:出于对受试者伦理的考虑,采用安慰剂对照在试验中并不总是可行的,在更多临床试验中往往采用已知阳性药品作对照。在活性对照(或阳性对照)试验中,受试者被随机分配到试验治疗组或活性对照组。这种试验通常是双盲的,不过有时不可能做到双盲。例如许多肿瘤学研究,由于存在不同的给药方案、不同的给药途径以及不同的毒性,双盲被认为是困难或不可能的。阳性对照在评估新药的临床研究中一般具有不同的目的:①显示试验治疗的有效性与某种已知有效的治疗一样好;②显示试验治疗的有效性优于阳性对照;③显示试验治疗的安全性高于阳性对照。不管试验目的是证实新治疗的有效性还是对两种治疗安全性的比较,是否能够区分有效、低效和无效治疗是临床研究的关键问题。

(2) 安慰剂对照:安慰剂对照试验中,受试者被随机分配到试验治疗组或外表完全相同的不含试验药物组。药物可被滴定到有效水平或耐受水平,也可以给予一个或多个固定剂量。这类试验几乎总是双盲试验。该对照的名称表明其目的是控制"安慰剂"效应(受试者的改善是因为他或她认为自己是在服药),但这不是它唯一或主要的优势。更准确地说,安慰剂平行对照设计,通过采用盲法、随机化以及设立一个对照治疗组,控制了除试验药物药理作用之外的所有对疾病实质和表现的潜在影响。这些影响包括自发性的改变(疾病的自然病程和回归均数现象)、受试者或研究者的期望、临床试验效应、使用其他治疗以及诊断或评估中的主观因素。在研究有效性时,安慰剂对照试验试图发现治疗间的差异,但在评价安全性指标时,可能试图证明没有(指定大小的)差异。在这种情况下,如果有差异,试验是否能够显示差异就成为关键性的问题。采用安慰剂对照组并不是说对照组不接受治疗。在许多安慰剂对照试验中,新的治疗方法和安慰剂是加在通常的标准治疗之上的。

(3) 无治疗(空白)对照:在无治疗的对照试验中,受试者被随机分配到试验治疗组或无治疗组。这种设计和安慰剂对照试验的主要区别是,治疗分配对受试者和研究者都是公开的。因为双盲设计的优点,这种设计很可能仅仅是在下列情况下才需要和适用:难以或不可能实行双盲(例如容易识别毒性的治疗);有理由确信研究终点是客观的。值得注意的是,即使整个试验不是双盲的,但通常仍可能运用盲态的终点评价。这是一种有价值的方法,在不能进行盲法的研究中应该考虑它,但它不解决知道治疗分配所带来的其他问题。

(4) 外部对照(包括历史对照):外部对照试验是将接受试验治疗的一组对象与本研究以外的一组患者进行比较,而不是与分配到不同治疗组的相同人群组成的内部对照组进行比较。外部对照可以是早些时候接受过治疗的一组患者(历史对照)或是在同一时间而在不同环境下治疗的一组患者。外部对照可能是限定的(特定的患者)或非限定的(根据对结果的一般医学认知确定的对比组)。利用后一种比较组是十分不可靠的(这种试验通常被认为是非对照的),因为在一般印象中这种试验常常不准确。所谓的基线对照研究是指将受试者接受治疗后的状况与治疗前的状况相比较(例如血压、肿瘤大小)。

### (二) 估计目标

药物开发和批准的核心问题是明确治疗效应是否存在,并估计其大小:如何比较相同受试者接受不同治疗的结局(即如果受试者未接受治疗或接受不同治疗)。估计目标是对治疗效应的精确描述,反映了既定临床试验目的提出的临床问题。它在群体层面上总结了同一批患者在不同治疗条件下比较的结果。估计的目标将在临床试验之前定义。一旦定义了估计的目标,即可设计试验以可靠地估计治疗效应。

1. **受试者的选择**　样本代表性的好与差直接影响临床试验结果的普适性,受试者／研究对象作为临床试验的主体,应该具有样本代表性。受试者能否入组取决于临床试验方案中的纳入、排除标准,合理的纳入、排除过程是保证临床试验科学、顺利开展的前提。

(1) 入选标准:入选标准是指进入临床试验的受试者必须完全满足的条件,包括年龄范围、性别、特别检查或实验室结果、诊断、允许的前期治疗以及对器官功能的要求等。此外,受试者自愿参与并签署知情同意书也是入选标准中的必要内容。

入选标准必须预先在试验方案中作出规定并在纳入受试者时严格遵循。研究结果与研究人群密切相关,如果研究无法在其他人群中重现,将限制研究结果的推广。

制订入选标准时应考虑到研究阶段、研究适应证以及对已有非临床和临床研究情况的了解。在早期试验中,受试者的族群变异可以用严格的筛选标准限制在狭小范围内,但当药物研究向前推进时,受试者的人群应适当扩大,以反映出目标人群的特性。

(2) 排除标准:排除标准是指候选人不应被纳入临床试验的判断条件。候选人即使已完全满足了入选标准,只要符合排除标准中的任何一条就不能进入试验。制订排除标准一般考虑以下因素:需要服用治疗其他疾病药物的,同时患有其他病症或并发症者,如参加试验会增加患者的风险,又因存在混杂因素,影响试验结果的判断,因此应予以排除;已接受有关治疗,可能影响效应指标观察者应当排除;伴有影响效应指标观察、判断的其他生理或病理状况,例如月经周期,心、肝、肾损伤而影响药物的体内代谢者,除非特别需要,一般有心、肝、肾等器质性病变者应排除;某些特殊人群,如入选则可能有悖伦理并增加其风险者,例如孕妇、婴幼儿、儿童、老年人、危重或晚期受试者等应排除;不愿签订知情同意书、依从性差或可能退出者(例如经常出差、临近出国、行动不便等)也应排除。

作为一个基本原则,受试者不应同时参加两个或两个以上的临床试验。育龄期妇女在参加临床试验时通常应采取高度有效的避孕措施。对男性受试者也应考虑试验用药物对其后代的潜在危害,如存在涉及致突变或生殖毒性的药物,在试验中也应提供适当的避孕措施。

(3) 剔除标准:在做统计分析时,有些数据不应列入。例如试验中纳入了不符合入选标准的受试者;未用药或用药极少(<10%)即退出了试验的受试者不列入疗效分析中,但后者因药品不良反应而退出者应纳入安全性评价的分析中。

临床试验设计过程中需要考虑多种因素,一个周密、完善的临床试验应当能够很好地实现研究目的,客观、准确地量度重要的临床指标,避免或最低程度降低各种偏倚和误差,从而最大限度地降低受试者所面临的风险,同时也能够保证研究数据的科学性。

**2. 研究设计类型** 临床研究根据是否存在干预措施,分为观察性研究和试验性研究。在观察性研究中,不对研究对象施加干预措施,包括描述性研究和分析性研究。干预性研究则对研究对象施加某种干预措施,根据是否随机分组分为随机对照试验和非随机对照试验。

(1) 观察性研究:①描述性研究,描述性研究包括横断面研究、系列病例分析和病例报告等。其中横断面研究又称现况研究,是对特定期间和特定范围内人群中所研究疾病、健康状况或暴露因素分布情况的描述,其研究目的和应用范围主要为:掌握目标人群疾病或健康状况的分布情况;确定高危人群;提供病因研究的线索。横断面研究特点为暴露和结局在同一时间断面,在确定因果关系时受到限制。②分析性研究,分析性研究包括病例对照研究和队列研究等。病例对照研究是将研究人群按是否患病或是否具有某种状况分为两组,同时追溯研究对象既往暴露于某个(些)因素的情况,比较两组暴露因素的差异,借以判断暴露因素与疾病有无关联的一种观察性研究方法,是一种回顾性研究。病例对照研究适用于慢性疾病、罕见病的病因研究,可用于筛查不明疾病的致病因素。病例对照研究的优势为适合少见病、罕见病的研究,能够节省研究投入的时间,易于组织实施,但其局限性为不适合对暴露比例特别低的因素进行研究,难以避免选择偏倚,暴露与疾病的时间先后性在某些情况下难以判定,存在信息回忆偏倚,也无法测量暴露组和非暴露组疾病的发病率。队列研究又称定群研究、群组研究,是将人群按照暴露于或未暴露于某种因素(包括危险因素、致病因素等)分为两组,之后经过追踪一段时间后比较两组发病或死亡的结局,从而判断暴露的危险因素与疾病的相关性及强度的研究方法,是一种前瞻性研究。队列研究随访时间要足够长,而且要尽可能确保随访完成,减少失随访。

(2) 干预性研究:①随机对照研究,随机对照试验是采用随机分配的方法,将合格的研究对象随机分配到试验组和对照组,然后接受相应的干预措施,在一致的条件下或环境中,同步地进行研究和观察干预效果,并用客观的效应指标对试验结果进行科学的测量和评价。随机的意义在于控制研究的选择性偏倚和混杂偏倚,增加组间的可比性,经统计学处理可以获得可靠真实的结果。②非随机对照研究,非随机对照试验是未按随机化原则将研究对象分组,由研究者确定研究对象的分组或按不同地点加以分组,一组作为试验组,另一组作为对照组。经过一段时间观察后比较两组的研究结果。非随机对照试验是前瞻性研究,常用于比较临床不同干预措施的效果。该试验在研究对象的分组分配上,由于人为的因素,易造成试验组和对照组两组在试验前即处于不同的基线状态,缺乏可比性。在研究过程中难以盲法评价试验结果,使得许多已知/未知的偏倚影响测量结果的真实性。

**3. 多中心试验** 多中心试验是一种更加高效地评价新药的可接受的方法,某些情况下,为在合理的时间框架内获得足够的受试者以满足试验目的,它可能是唯一可行的方法。原则上,在临床研发的任何阶段均可开展多中心试验。多中心试验还可以为研究结果的后续推论提供更好的基础,因为能从更广泛的人群中招募受试者和呈现更宽泛的使用药物的临床环境,从而呈现出更典型的用药场景。加之有较多研究者的参与,相互合作,能集思广益,提供更宽泛的药物价值临床判断。但是多中心试验存在的医疗水平、用药习惯等差别都可能会影响临床试验的均一性,增加了试验的复杂性,需要尽量设法减少各种差别,或减少差别所产生的影响。

**(三) 适应性设计**

《药物临床试验适应性设计指导原则(试行)》对适应性设计的定义为:按照预先设定的计划,在期中分析时使用试验期间累积的数据对试验作出相应修改的临床试验设计。一方面,适应性修改是"按预先设定的计划"进行的,而不是临时提出的修改方案;另一方面,适应性修改是一个自我学习的过程,即通过对累积数据的不断学习,相应地调整试验方案,以适应不断变化的研究环境。因此,适应性设计旨在更好地调整进行中的临床试验,而不是因设计本身缺陷而有极大可能导致临床试验失败所做的临时补救。

常用的适应性设计有以下几种:

**1. 成组序贯设计**　成组序贯设计是指方案中预先计划在试验过程中进行一次或多次期中分析,依据每一次期中分析的结果作出后续试验的决策,决策通常有四种可能:

(1)依据优效性终止试验。

(2)依据无效性终止试验。

(3)依据安全性终止试验。

(4)继续试验。

期中分析的时间一般基于累积数据的占比,如受试者入组比例或发生目标事件数的比例,或日历时间。如果期中分析至少有一次优效性分析,且有提前终止试验的可能,则应调整分析的I类错误率以将总I类错误率控制在事先设定的水平。由于期中分析仅使用了部分数据,结果仍有较大的不确定性,评估早期优效性时一般建议使用较为保守的方法以便终止试验时增加优效结论的可靠性。

选择期中分析的时间点也要仔细考虑。如果成组序贯调整计划中存在以优效性提前终止试验的可能,时间点的选择应该考虑期中分析时的数据量是否充分以及随访时间是否足够以便能够提供可靠的疗效估计和安全性评价的结果,也包括重要的次要终点以及一些重要的亚组结果的估计。若期中分析是要验证药物的安全性和无效性,时间点则应该侧重于如何最大限度地保护受试者。

**2. 样本量重新估计**　样本量重新估计是指依据预先设定的期中分析计划,利用累积的试验数据重新计算样本量,以保证最终的统计检验能达到预先设定的目标或修改后的目标,并同时能够控制I类错误率。

初始样本量的估计通常取决于效应量、主要终点的变异度、试验随访时间和受试者脱落率等诸多因素,而这些常常基于以往的研究数据。多数情况下,试验设计阶段样本量的估计所需要的参数信息往往不够充分,可能会导致样本量估算的不够准确。适应性设计中的样本量重新估计为此类问题提供了有效的解决方案。

**3. 适应性无缝剂量选择的设计**　适应性无缝剂量选择的设计是指将两个试验无缝连接,在前期试验结束时作剂量选择,并将所选剂量用于后期试验。最终分析时则同时包含前期和后期两个试验入组的所有受试者的数据。本指导原则以II/III期试验为例对适应性无缝剂量选择的设计予以阐述,其他无缝设计情形可以此为参考。

在传统的设计中,独立的II期剂量选择通常包括多个剂量组,目的是选出合适的剂量并用于III期试验。III期试验是一个独立于II期的试验,其最终分析并不包含II期试验的数据。以此为特定目标的II/III期试验也常称为II/III期操作无缝设计。操作无缝设计将II期试验的受试者排除在III期的最终分析之外,且不需要在III期的最终分析时对I类错误率进行调整。另一种被称为II/III期推断无缝设计,是指在最终分析时包含了选中剂量和未选中剂量的II期试验的所有受试者。适应性II/III期推断无缝剂量选择的设计是推断无缝设计的特例。这种设计具有很多优点,例如可以缩短通常由Ⅱ期试验结束时到Ⅲ期试验开始时的时间间隔,减少试验的总样本量,缩短试验的时长和减少试验的费用等。同时,因Ⅱ期入组的受试者有更长的随访时间,有时可以更早地观察到药物的长期安全性。

4. **适应性富集设计**  适应性富集设计是指试验将根据期中分析的结果,依据预先设定的标准对目标人群进行适应性调整,以决定试验后续阶段的目标人群。试验的后续阶段可能继续在全人群中进行,或者仅入组亚群并有可能需要作一些相应的适应性调整,或者加大样本量继续入组全人群,这同时也自然地加大了亚群的入组人数。试验的最终分析目标可能仅是全人群、亚群,或者全人群和亚群都包含。试验的最终分析将包含试验的两个阶段入组的所有受试者的数据,并有相应的调整方法以控制Ⅰ类错误率。

5. **两阶段适应性设计**  两阶段适应性设计是指将一个试验分为两个阶段,适应性调整前是第1阶段,适应性调整后是第2阶段。在第1阶段结束时进行期中分析,依据预先设定的修改计划,对第2阶段的试验进行适应性修改。

以上所讨论的成组序贯设计(若仅有一次期中分析)、样本量重新估计、适应性Ⅱ/Ⅲ期无缝剂量选择的设计、适应性富集设计都是两阶段适应性设计。两阶段适应性设计也包括其他常见的设计,例如在第1阶段结束期中分析时,从第1阶段选择一个合适的主要终点用于第2阶段;从第1阶段的两个或多个目标子群中选择一个合适的目标子群用于第2阶段;将第1阶段的单一主要假设修改为多个主要假设等。

6. **适应性主方案试验设计**  主方案试验设计是指一个整体临床试验方案含有多个子方案,不同的子方案可同时检验一种药物对于多种疾病的临床效果,也可同时检验多种药物对于一种疾病的临床效果,或者同时检验多种药物对于多种疾病的临床效果。每一个子方案可以是单臂试验,也可以是随机对照试验。如果有子方案是随机对照试验且患者群体相同,这些随机对照试验有可能共用一个对照组,也可能有各自的对照组。主方案试验也用来泛指由患者特定特征(如疾病、组织学类型、分子标记物)为标志的临床试验。主方案试验具有很多优点,例如能够为患者提供最大的入组机会并选择最合适的受试药物的机会。常见的主方案设计包括篮式试验、伞式试验和平台试验设计。

7. **多重适应性设计**  多重适应性设计是指一个试验中采用了多于一种适应性调整方法的试验设计。以上所讨论的适应性设计方法都可以同时用于同一个临床试验。例如一个临床试验在第1阶段结束时确定了下阶段的用药剂量,其后可以选择目标人群,再其后可以作样本量重新估计。

# 第二节  新药临床试验

新药的研究和开发过程经历了临床研究Ⅰ期、Ⅱ期、Ⅲ期以及上市后研究等多个阶段,每个阶段都有其独特的目标、方法和挑战。这些阶段的研究为新药的安全性、疗效性以及适应证提供了科学依据,也为医疗实践和药品监管部门的决策提供了重要的参考信息。

Ⅰ期被称为"初次人体试验"阶段。在这个阶段,研究人员主要关注新药的安全性和耐受性。通常情况下,小规模的健康志愿者或患者群体会接受不同剂量的新药,并通过监测生理生化指标、药物代谢和不良事件等数据来评估药物的安全性。此阶段的研究有助于确定新药的起始剂量范围,以及初步了解药物的代谢途径和药代动力学特性。

Ⅱ期临床研究是在Ⅰ期验证了初步的安全性后进行的,也被称为"治疗效果初步评价"阶段。在这个阶段,研究人员将扩大受试者的数量,包括患者,以评估药物的治疗效果、剂量-效应关系以及可能的不良反应。研究Ⅱ期的目标是为后续的Ⅲ期研究提供更多的疗效和安全性数据,并帮助确定最佳的治疗剂量。

Ⅲ期临床研究是新药研发过程中最大规模的阶段,也被称为"治疗效果确认"阶段。在这个阶段,大规模的患者群体将接受新药治疗,与现有的标准治疗方法进行比较。研究人员将重点关注新药的疗效、安全性以及适应证范围。通过随机对照试验等研究设计,可以更准确地评估新药与现有治疗方法之间的差异。临床研究Ⅲ期的结果将为药品监管部门的批准决策提供重要依据。

新药获得上市批准后,仍然需要进行上市后研究,也称为"Ⅳ期研究"或"上市后市场监测"。这个阶段的研究旨在进一步监测药物在大规模使用中的安全性和疗效,并发现可能的罕见不良反应。上市后研究通常采用观察性研究方法,如队列研究或病例对照研究,以分析现实世界中药物使用的情况。

综上所述,新药的临床研究过程涵盖了Ⅰ期、Ⅱ期、Ⅲ期和上市后研究等多个阶段,每个阶段都有其独特的目标和意义。这些研究为新药的研发和临床应用提供了必要的科学依据,有助于保障患者的安全和药物的质量。然而,药物研发过程中仍然面临着诸多挑战,包括临床试验设计、患者招募和数据分析等方面的问题,因此需要持续的合作和创新来推动药物研发的进展。

一、Ⅰ期临床试验

(一) 概述

1. Ⅰ期临床试验的目的　Ⅰ期临床试验为初步的临床药理学及人体安全性评价试验,为新药人体试验的起始期,又称为早期人体安全性评价试验,包括耐受性试验和药代动力学研究。其目的是研究人体对药物的耐受程度,并通过药代动力学研究,了解药物在人体内的吸收、分布、代谢、消除的规律,为制订给药方案提供依据,以便进一步进行后续试验。

2. Ⅰ期临床试验的受试对象及样本量　按照《药物Ⅰ期临床试验管理指导原则(试行)》,Ⅰ期临床试验应选择少数适宜的健康成年人(经过体格检查,无严重的心、肺、肾、造血功能障碍者),均以自愿为原则,男女数量最好相等。女性受试者应排除怀孕、哺乳期。但在某些情况下,不宜用健康志愿者做Ⅰ期临床试验,而应选择少数适宜的患者,例如抗肿瘤的化疗药物(特别是细胞毒性药物),应在较晚期的癌症患者中进行Ⅰ期临床试验。

(二) 研究内容

1. 评估安全性和耐受性　耐受性试验是考察人体对不同剂量药物的耐受程度和安全性,通过试验发现最初出现不良反应的性质和剂量。Ⅰ期临床的耐受性试验给药方式包括单剂量和多剂量,试验可以是开放、基线对照,也可以采用随机化和盲法提高观察结果的准确性。一般来说,Ⅰ期临床人体耐受性试验总体设计理念是从起始剂量开始,逐渐增加剂量,直至找到最大耐受剂量(maximum tolerable dose,MTD)或到达设计的最大剂量。

2. **药代动力学研究**　药物吸收、分布、代谢和排泄特征的确定通常贯穿整个研发计划。Ⅰ期临床人体药代动力学试验是为了初步确定新药在人体内的吸收、分布、代谢、消除的动力学规律和特点,为指导Ⅱ期临床试验,设计合理的给药方案和临床安全有效用药提供理论依据。药代动力学可以通过多个独立研究进行评价,也可以作为药效学、安全性和耐受性研究的组成部分进行评价。

(三)Ⅰ期临床试验设计关键考量

1. **受试者筛选与风险评估** 早期临床试验因其探索性目的强、研究内容多变、可参考的相关文献较少等特点,因此风险较高和风险多元化。做好早期临床试验中的风险评估,是使受试者的权益得到更好保护的基础和前提。首先是实施环境和研究者资质方面,早期临床试验对实施环境提出了较高的要求,需要有足够的、相对独立的、安全性良好的试验病房,并具有相应的现代网络通信设施等。因新药的不确定性,出现的安全性风险未知,因此,对抢救设施和人员提出了更为严格的要求,应设立专门的抢救室,并配备常用的急救药品,及监护仪、心电图机、除颤仪和呼吸机等专业抢救设备。承担早期临床试验的主要研究者应熟悉与临床试验相关的资料和文献,应具备相关专业背景及一定的技术职称,并有负责过多项Ⅰ期临床试验的经历,能够有效地指导和监督试验顺利进行。其次是试验药品本身存在的风险因素是早期临床试验中需要评估的重点和难点。特别是创新药在进行首次人体试验之前,需要评估该药物的药理学信息、制剂分型,为细胞毒性类药物还是非细胞毒类的药物,以及在人体内可能产生的作用机制,属于主动靶向还是被动靶向,为激动药或者拮抗药等问题。针对其属性分型和作用机制提前做好预期的风险因素分析,以及应对方法,针对可能会发生的不良事件做好风险预案。最后是试验方案的设计,早期临床试验的方案应在符合科学性和保障受试者权益的基础上,由研究者和申办方共同参与、多次讨论和反复斟酌,经参照相关技术指导原则制定。受试者的安全、健康和权利要高于对科学和社会利益的考虑,应尽量避免将受试者暴露于不必要的风险中。在方案设计的过程中,应当尤为重视方案设计的科学性、安全性和可操作性。

2. **起始剂量的确定** 初始剂量是指从动物实验过渡到人体试验时,首次应用于人体的药物剂量。理想的首次人体起始剂量应该较低,没有明显的毒性风险,同时应避免过度的无效剂量递增。为确定Ⅰ期临床试验的安全初始剂量,需要充分了解临床前动物的药理学、毒理学及药代动力学数据。

2021年国家药品监督管理局(National Medical Products Administration,NMPA)发布的《健康成年志愿者首次临床试验药物最大推荐起始剂量的估算指导原则》指出,最大推荐起始剂量(maximum recommended starting dose,MRSD)的确定应由多部门、多专业背景的资深专家共同探讨,每一个新化合物首次临床试验的风险都会因其创新程度、化学结构、作用机制、给药途径、与生物靶点的结合程度和临床前研究所用的动物种属等因素而不同。因此,MRSD必须根据药物的特点具体情况具体分析。申请人和研究者需要综合分析所有的临床前研究数据,充分分析其临床风险,设计出科学安全的MRSD。

临床试验中计算起始剂量的方案主要有以下几种:

(1)以动物毒理学试验的NOAEL为基础推算MRSD。

(2)异速增长模型推算法。

(3)最低预期生物效应剂量(minimal anticipated biological effect level,MABEL)为基础推算MRSD。

(4)PK/PD模型推算MRSD。

这些估算方法主要适用于拟全身暴露的药物,对于局部应用,鼻腔内、组织内和腔室内给药途径,以及植入的储库型剂型,可能还要考虑其他的一些因素,但可采用类似的原理。研究者最终采用的最大起始剂量应该是各种推算方法中得出的较低剂量,以最大程度地保证受试者的安全。首次人体试验中估计起始剂量的方法及优缺点详见表 8-1。

表 8-1　起始剂量估算方法的比较

| 方法 | 优点 | 缺点 |
|---|---|---|
| NOAEL | 安全记录良好,易于计算 | 经验性方法;仅基于剂量;选用安全系数比较随意;忽略药理活性和剂量递增 |
| MABEL | 基于药理学;具有高度物种特异性或者针对免疫系统高风险候选药物最安全的方法 | 需要更广泛的非临床数据;不清楚哪种非临床模型/数据预测最准 |
| PK(异速增长模型) | 考虑到 PK 参数的物种差异;预测安全阈值;对经肾脏消除的化合物和线性消除的单抗有效 | 忽略了药理学上的种属差异(假设动物与人的量效关系相同);取决于非临床 PK 的准确性与缩放方法 |
| PK/PD | 比 PK 模型更进一步,考虑到 PK/PD 参数的物种差异;考虑到药理活性,并支持剂量递增 | 需要更多的非临床数据;需要经验丰富的建模师 |

**3. 剂量的递增和最大耐受剂量**　当初始剂量应用后如无不良反应,就可逐步递增剂量,以尽快找出最大耐受剂量。初期增加幅度可较大,后期则应较小。另外,也可按改良 Fibonacci 法递增,即当初始剂量为 $n(g/m^2)$ 时,其后按顺序递增的剂量分别为 $2n$、$3.3n$、$5n$、$7n$,此后则依次递增前一剂量的 1/3。

试验开始前应规定耐受性试验的最大剂量,即临床应用该类药物的单次最大剂量。一般用动物在长期毒性试验中引起功能或脏器可逆性损害剂量的 1/10 作为估计的最大耐受剂量,或根据同类药品的临床最大耐受剂量作出估计。Dollery 法估计的最大剂量为不大于动物最大耐受剂量的 1/5~1/2。从初始剂量到最大剂量之间分设若干组,对于毒性较小者可少设几个组,对于作用较强、毒性较大者,则应缩小剂距,多设几个组。在达到最大剂量仍无不良反应一般即可终止试验并以此为最大耐受剂量。反之,如果在剂量递增过程中出现了某种不良反应,虽未达到规定的最大剂量,亦应终止试验,并以此前的剂量为最大耐受剂量。

耐受性试验时,应从小剂量组开始逐组进行,每个剂量需要一组受试者,要在一个剂量组进行相关评估后才能进行下一个剂量组的试验。每名受试者只能接受一个剂量的试验,不得对同一个受试者进行剂量递增和积累耐受性试验,以确保受试者安全。

## 二、Ⅱ期和Ⅲ期临床试验

### (一)Ⅱ期临床试验

**1. 概述**

(1)内容和目的:Ⅱ期临床研究阶段又称探索性研究阶段,也可分为Ⅱa 期和Ⅱb 期,在整个药物临床研究周期中,发挥着承前启后的作用。按照我国《药物临床试验的一般考虑指导原则》和 ICH E8 的相关描述,该阶段的目的在于提炼有效剂量和治疗方案,细化目标人群的定义,确保药物安全性特征的稳健性,并包括对后续研究中采纳的潜在研究终点的评价。Ⅱ期临床研究可提供有关识别和确定影响治疗效果因素的信息,并结合建模与模拟,有助于支持随后的确证性研究设计。

(2)意义:从临床推进的角度来看,Ⅱ期临床阶段主要解释两个问题:①研究药物是否具有临床意义;②已证明具有临床意义作用的药物,其剂量范围、最佳剂量、量效关系特征如何?问题①可以用概念验证(proof of concept,POC)试验(多见于Ⅱa期)来解答,问题②可以用量效关系研究(多见于Ⅱb期)来解答。Chi Heem Wong 等对临床阶段不同时期的成功率(probability of success,POS)作调查,结果发现,创新药物在Ⅱ期转化至Ⅲ期阶段成功率是最低的,主要原因是药物的药效问题。因此,通过较小成本的 POC 试验初步说明有效性问题,可以尽早淘汰不可能成为药物的化合物,最大限度地避免资源浪费。贸然进行剂量探索研究,可能需要更大花费才能获知所研究的药物是否具有进一步开发的价值。

2. **研究人群** 在Ⅱ期试验中,选择的人群相对比较单一,无过多的基础疾病。对于观测指标的设定,早期阶段为了节省时间或受限于早期毒理学研究支持,一般选择较易观察测量的生物标志物进行测定,且观察时间有限。而在确证性临床试验(Ⅲ期)中,一般选择临床终点进行观察。

3. **POC 与量效关系研究**

(1) POC 研究:POC 研究一般是最早在患者群体中进行的药效学研究,根据获得的研究数据,明确研究药物是否具有开发成功的主要特性,同时没有导致开发失败的主要因素。

观测指标:生物标志物、替代终点、临床终点可以是单一指标,也可以是复合指标。如果用生物标志物作为主要的观察指标,要注意与Ⅲ期临床终点指标的区别,避免出现误判。

(2) 量效关系研究:当 POC 研究提示所开发的药物具有进一步研究的潜力时,即可进入量效关系研究的阶段。按照 ICH E4 的规定,在此阶段量效关系研究主要是:①找到合适的起始剂量;②找到调整剂量的最佳方法,满足特殊人群的剂量调整要求;③找到高的剂量,在此剂量之上,受试者不再获益或带来不能接受的不良反应。按照以上研究目的,可以开展的研究类型为:①剂量范围研究,研究产生药物效应或不良反应的剂量范围;②剂量滴定研究,通过调整研究中的给药剂量,来满足安全性和有效性的要求;③剂量发现或剂量选择研究,该研究主要是用来确定 1 个或数个有效剂量,其研究设计同剂量范围研究,但这种研究一般需要在剂量与安慰剂之间进行假设检验,找到具有临床意义的最低有效剂量(minimum effective dose,MED)。

概念探索性研究和剂量效应研究比较详见表 8-2。

表 8-2 概念探索性研究和剂量效应研究比较

| 分类 | 研究目的 | 试验设计 |
|---|---|---|
| 概念探索性研究 | 探索药物有无临床研发价值 | 随机、双盲、安慰剂对照平行试验 |
| 剂量效应研究 | 初步评估新药的有效性和安全性;探索研究终点、受试群体等 | 平行剂量 - 效应设计 |

(二) Ⅲ期临床试验

1. **概述**

(1) 内容和目的:Ⅲ期临床试验是治疗作用确证阶段。用于进一步验证药物对目标适应证患者的治疗作用和安全性,评价利益与风险关系,最终为药物注册申请的审查提供充分的依据。设计一般应为具有足够样本量的随机盲法对照试验。特殊情况下,可能使用单臂设计,如部分抗肿瘤药,具体需要与药品监管部门进行沟通。Ⅲ期临床研究一般是关于更广泛人群、疾病的不同阶段，或合并用药的研究。另外，对于长期服用的药物，Ⅲ期临床研究会进行药物延时暴露的试验。

（2）意义：Ⅲ期临床的意义在于确证早期临床研究中积累的关于药物在预期用途和用药人群中的安全性和有效性的初步证据。确证性研究通常旨在为药物上市批准提供充分的依据，并为药物的使用和官方公布的制剂信息提供充分的说明。此外，确证性研究在受累于特定状况或疾病或面临此类风险的受试者（即一旦获得批准后将使用该药物的人群）中评价药物，可能包括在受累于频发或潜在相关合并症（例如心血管疾病、糖尿病、肝和肾功能损害）的患者亚群中开展研究，以确定药物在这类患者中的安全性和有效性。

因此，Ⅲ期临床试验一般采用有足够受试者样本量的随机盲法对照试验设计。同时，Ⅲ期临床试验也可以进行量效关系的研究，也可以根据药物特点、目标患者的具体情况，进行药物相互作用等的研究。Ⅲ期临床试验结束时需提供有统计学意义的结论，包括：新药目标适应证、所纳入的疾病人群、主要疗效指标、给药途径、用法用量及疗程和足够支持注册申请的安全性信息，并针对有效性、安全性数据进行全面的风险 / 效益的评估等。另外，Ⅲ期临床也可进一步细分为Ⅲa 和Ⅲb 期，申办方完成Ⅲa 临床试验后即可申请上市批准，加快上市进度，提高市场收益；而通过Ⅲb 临床试验可以进一步扩展新药适应证，扩大市场收益。

**2. 研究人群**　Ⅲ期临床试验研究人群的选择应注意人群代表性。试验中所入组的受试者，应该尽可能接近临床实践中患者的特点和组成，使临床试验的结果和经验可以在临床实践环境中推广应用，有效地指导临床实践中患者的用药。

例如抗肿瘤药物的Ⅲ期临床试验设计，肿瘤患者因疾病原因，常常一般状态功能较差，特别是晚期患者，除了肿瘤可能侵犯其他器官而造成功能障碍以外，在经历多次抗肿瘤治疗后，也往往合并有脏器功能的损害。然而在关键临床试验中，为了尽可能确保临床试验安全，提高试验药物疗效，减少因患者自身耐受性差，或肿瘤在重要脏器转移对预后的影响，往往会设置较为严格的入排标准，对受试者的功能状态、器官功能进行要求，并对高危人群进行排除。严格的排除标准在一定程度上可以提高受试者的安全性，但有时也会使研究人群不能完全代表或充分体现临床中实际需要治疗人群的特征。

因此，设计入排标准以及入组受试者时，在考虑受试者安全性的同时，还需兼顾受试者是否可以代表广大患者的特征。否则，临床试验中研究人群的安全耐受性与临床上实际需要治疗的广泛患者的安全耐受性特征之间可能存在明显的差异，此时临床试验结果就无法全面地为更广泛的患者提供安全性用药指导。如果确因安全性考虑不宜纳入高危人群（如肝功能损害、肾功能损害人群等），则应适时开展在特殊人群中的研究，以满足临床中广泛患者的治疗需求。

**3. Ⅱ期和Ⅲ期临床试验设计关键考量**

（1）主要终点与次要终点的选择：①主要终点。应该能够提供与试验主要目的直接相关的最具临床相关性和说服力的证据。通常应只有一个主要指标。因大部分确证性试验的主要目的是提供与有效性相关的强有力的科学证据，所以主要指标通常是有效性指标。安全性 / 耐受性有时也可能是主要指标，并且总是一个重要的考虑内容。有关生活质量和卫生经济的测量也是进一步的潜在主要指标。主要指标的选择应反映相关研究领域公认的准则和标准。建议使用在早期研究或已发表文献中获得的已有实践经验的可靠且已验证的指标。在纳入和排除标准所描述的患者人群中,应该有充分的证据说明主要指标能够对一些临床相关的和重要的治疗获益提供有效且可靠的测量。主要指标通常应当是用于样本量估计的指标。②次要终点。临床试验的次要终点通常有多个,多数情况下它们提供对主要终点的支持作用。但在某种情况下,有些次要终点可能用于支持药品说明书声称的获益,一般被称为关键次要终点。

(2)优效性与非劣效性设计:①优效性设计。从科学上讲,通过在安慰剂-对照试验中显示优于安慰剂,通过显示优于阳性对照处理,或通过显示剂量-反应关系,所证实有效性是最可信的。这种类型的试验被称为"优效性"试验。对于严重疾病来说,当存在通过优效性试验已经显示出有效的治疗处理时,安慰剂-对照试验可能被认为是有悖伦理的。在这种情况下,应当考虑科学合理地使用阳性处理作为对照。安慰剂对照和阳性对照相比的适用性应当基于各个试验的实际情况考虑。②非劣效性设计。当优效性试验不适用,比如使用安慰剂对照不符合伦理要求时,可考虑采用非劣效试验。非劣效试验是为了确证试验药的临床疗效,即使低于阳性对照药,但其差异也是在临床可接受范围之内。非劣效试验中阳性对照药相对于安慰剂的疗效无法在本试验中直接观察,因此,需要假定阳性对照药有确切的疗效。非劣效试验应确保具有足够的检定敏感性,即具有区分阳性对照药为有效、低效或无效的能力。非劣效试验的对照药物为阳性对照药,阳性对照药必须具有其疗效优于安慰剂的明确和充分的证据,包括可靠的疗效差异估计。阳性对照药应选择当前标准疗法或者最佳疗法的药物。如果所选的阳性对照药的疗效证据不充分,那么将其用于评价其他新药疗效会存在巨大风险。非劣效界值是指试验药与阳性对照药相比在临床上可接受的最大疗效损失。因此,非劣效界值不应大于阳性对照药相对于安慰剂的临床获益,以确保试验药的疗效至少能够优于安慰剂。非劣效界值的确定通常应根据统计分析和临床判断综合考虑,并在试验方案中详细说明非劣效界值的确定过程。

4. **样本量的计算** 临床研究的客观规律性需要通过一定数量的重复观测才能显现出来。科学、合理地对临床试验样本含量进行估算,不仅可以达到预期研究结果,还能有效减少人力、物力、财力和时间的浪费。不同的研究设计类型其样本量估算的方法是有所区别的,因此,在估算样本量之前,要充分理解研究的假设检验是属于优效性检验、非劣效性检验还是等效检验,并根据科研假设的目的及其测量参数的性质,选择相应的统计计算公式进行样本量估算。估算的样本量是研究最少需要量,要充分考虑到受试者中可能有不合作、中途脱落、失访的情况,一般试验时增加 10%~20% 的观察对象。样本含量估计要求估计每组的样本数,估计率间或均数间差异时要符合客观事实,必要时应做预试验或文献调查。

另外,样本量的大小也受到药物上市前是否累积了足够的安全性数据的影响。例如《治疗糖尿病药物及生物制品临床试验指导原则》提出在提交以治疗 2 型糖尿病为目的新药的上市申请时,推荐Ⅲ期临床试验至少有 2 500 名受试者使用试验药物(新药);其中至少 1 300~1 500 名受试者使用试验药物治疗 1 年或更长时间;至少需要 300~500 名受试者使用试验药物治疗 18 个月或更长的时间。由此可见,对于需要长期服用来治疗无生命威胁的疾病的药物上市前需要达到上千例的安全性观察样本量方能证明其安全性。

### 三、上市后研究及监测

#### (一) 概述

1. **内容及意义**　作为对新药上市前Ⅰ、Ⅱ、Ⅲ期临床试验的补充和延续,上市后研究是由药品申请人在新药上市后进行的研究,是新药临床试验的一个重要组成部分。上市后研究通常包括Ⅳ期临床试验和真实世界研究等类型。

Ⅳ期临床试验是药品监管部门要求开展的,研究的结果需要向其报告,作为上市后变更、补充申请或再注册申请的依据。此外,一些通过附条件等特殊途径批准上市的药品,申请人也应按照相应要求继续完成上市后研究,重点针对药品的安全性、有效性和质量可控性进行进一步确证,加强对已上市药品的持续管理,更重要的是可以弥补上市前临床试验有效性和安全性数据的不足。

真实世界研究是指针对预设的临床问题,在真实世界环境下收集与研究对象健康有关的数据(真实世界数据)或基于这些数据衍生的汇总数据,通过分析,获得药物的使用情况及潜在获益 - 风险的临床证据(真实世界证据)的研究过程。真实世界研究所产生的真实世界证据既可用于支持药物研发与监管决策,也可用于其他科学目的(如不以注册为目的的临床决策等)。

2. **受试对象**　从概念上看,上市后临床研究都以适应证患者为受试对象,并且在受试者纳入、排除标准上,上市后研究相对于上市前Ⅰ、Ⅱ、Ⅲ期的临床试验应更加宽松,使之适应临床应用的实际情况,如在年龄、肝肾功能及合并疾病等方面都应适当放宽。当研究目的是观察药品在特殊人群中的有效性和安全性时,则必须选择相应的特殊人群。

#### (二) 研究内容

1. **真实世界研究**　真实世界研究类型大致可分为非干预性(观察性)研究和干预性研究。前者包括不施予任何干预措施的回顾性和前瞻性观察性研究,患者的诊疗、疾病的管理和信息的收集等完全依赖于日常医疗实践;后者与前者最大的不同是主动施予某些干预措施。

2. **Ⅳ期临床试验**　Ⅳ期临床试验是为了考察在广泛使用条件下的药物的疗效和不良反应,评价在普通或特殊人群中使用的利益与风险以及改进给药剂量等,针对药品注册前因样本量小和时间所限未能考察和解决的假说和问题进行研究,内容包括药物长期效果和毒性、药物次要作用、具体的给药方案(如剂量)、药物相互作用、联合用药或辅助治疗的影响等。

#### (三) 上市后药物警戒

1. **定义和目的**　药物警戒活动是指对药品不良反应及其他与用药有关的有害反应进行监测、识别、评估和控制的活动。药品上市许可持有人应当开展药品上市后不良反应监测,主动收集、跟踪分析疑似药品不良反应信息,对已识别风险的药品及时采取风险控制措施。

药品上市前所完成的临床试验无论从受试者样本量、研究人群、观察时限还是研究内容来说都具有很大局限性,药品的安全性,尤其是一些意外的、未知的、发生率低的不良反应,只有在上市后大范围患者的使用中才能显现。因此,开展新药上市后药物警戒具有重要的意义。

(1) 促进临床合理用药:开展药品不良反应报告和监测工作,有助于提高医护人员、药师对药品不良反应的警惕和识别能力,注意选用比较安全的品种,避免配伍禁忌,从而提高了合理有效用药水平。

（2）加强药品生产、流通领域质量管理：事实上，很多药品不良反应一定程度上是由于药品在生产或流通环节上存在问题。加强上市后药品不良反应监测，可同时加强辅助药品在生产领域的药品生产质量管理规范的管理和流通领域的药品经营质量管理规范的管理，从而及时亡羊补牢，保证药品的质量。

（3）为遴选、整顿和淘汰药品提供依据：药品上市后再评价的主要内容包括药品有效性、药品不良反应和药物经济学研究。作为药品说明书上市后再评价工作的组成部分，药品不良反应报告和监测工作在对药品安全性评价方面发挥着重要作用。

（4）促进新药的研发：开展对药品不良反应的监测对于药品的研制和开发也有重要的促进作用，研制高效、低毒的药品是新药开发的必然趋势。通过上市后监测，发现药品的处方或标准问题，发现药物风险效益问题。

总而言之，开展上市后药品不良反应监测是为了在不同环节发现药品的安全性缺陷而采取措施，最终降低药品安全风险，保护和促进公众健康。

**2. 上市后药物警戒的基本原则**　根据 2021 年 5 月 NMPA 发布的《药物警戒质量管理规范》，药品上市许可持有人（以下简称持有人）应当主动开展药品上市后监测，建立并不断完善信息收集途径，主动、全面、有效地收集药品使用过程中的疑似药品不良反应信息，包括来源于自发报告、上市后相关研究及其他有组织的数据收集项目、学术文献和相关网站等涉及的信息。持有人应当根据药品风险情况主动开展药品上市后安全性研究，或按照省级及以上药品监督管理部门的要求开展。药品上市后安全性研究及其活动不得以产品推广为目的。

由持有人发起或资助的上市后相关研究或其他有组织的数据收集项目，持有人应当确保相关合作方知晓并履行药品不良反应报告责任。

对于创新药、改良型新药、省级及以上药品监督管理部门或药品不良反应监测机构要求关注的品种，持有人应当根据品种安全性特征加强药品上市后监测，在上市早期通过在药品说明书、包装、标签中进行标识等药物警戒活动，强化医疗机构、药品生产企业、药品经营企业和患者对疑似药品不良反应信息的报告意识。

**3. 药物警戒工作如何开展**　上市后药物警戒工作应重点关注以下几个方面：

（1）质量管理：药品上市许可持有人需建立与其类型、规模、持有品种的数量及安全性特征等相适应的药物警戒体系，包括机构、人员、制度和资源等方面，并将其关键活动纳入质量保证系统中，包括但不限于组织机构，人员、设备和资源，管理制度，操作规程，有效、畅通的疑似药品不良反应信息收集途径，符合法律法规要求的报告与处置活动，风险信号识别和评估活动，以及对已识别风险的控制措施等，以确保药物警戒相关文件和记录可获取、可查阅、可追溯。

持有人应当制定药物警戒质量目标，建立质量保证系统，对药物警戒体系及活动进行质量管理，不断提升药物警戒体系运行效能，确保药物警戒活动持续符合相关法律法规要求。此外，持有人应当定期开展内部审核，审核各项制度、规程及其执行情况，评估药物警戒体系的适宜性、充分性、有效性。当药物警戒体系出现重大变化时，应当及时开展内部审核。

（2）机构人员与资源：持有人应当建立药品安全委员会，设置专门的药物警戒部门，明确药物警戒部门与其他相关部门的职责，建立良好的沟通和协调机制，保障药物警戒活动的顺利开展。药物警戒部门应当配备足够数量并具备适当资质的专职人员。专职人员应当具有医学、药学、流行病学或相关专业知识，接受过与药物警戒相关的培训，熟悉我国药物警戒相关法律法规和技术指导原则，具备开展药物警戒活动所需的知识和技能。

持有人应当配备满足药物警戒活动所需的设备与资源，包括办公区域和设施、安全稳定的网络环境、纸质和电子资料存储空间和设备、文献资源、医学词典、信息化工具或系统等。明确信息化系统在设计、安装、配置、验证、测试、培训、使用及维护等环节的管理要求，并规范记录上述过程；明确信息化系统的安全管理要求，根据不同的级别选取访问控制、权限分配、审计追踪、授权更改和电子签名等控制手段，确保信息化系统及其数据的安全性；信息化系统还应当具备完善的数据安全及保密功能，确保电子数据不损坏、不丢失、不泄露，应当进行适当的验证或确认，以证明其满足预定用途。

（3）监测与报告：在信息收集方面，持有人可采用电话、传真和电子邮件等多种方式收集来源于自发报告、上市后相关研究及其他有组织的数据收集项目、学术文献、相关网站等涉及的有关信息。

在报告的评价与处置方面，持有人需尽可能全面地收集患者、报告者、怀疑药品以及不良反应发生情况等信息，并做好记录，原始记录传递过程中应保持信息的真实、准确、完整、可追溯。在处置报告时，应对药品与疑似不良反应之间的关联性进行科学、客观的评价。

在报告提交方面，持有人需按时限提交报告，其中严重的药品不良反应报告不迟于获知信息后的15日，非严重报告不迟于获知信息后的30日，跟踪报告按照个例药品不良反应报告的时限提交。提交报告的内容至少包含可识别的患者、可识别的报告者、所涉药品信息和发生的药品不良反应相关信息。

（4）风险识别与评估：风险识别与评估是持有人开展安全性监测工作一个较为核心的环节。持有人需建立适合本企业及产品特点的信号检测方法，并对以下信号予以重点关注：药品说明书中未提及的药品不良反应；药品说明书中虽有提及但发生频率、严重程度等明显增强的不良反应；疑似新的药品与药品、药品与医疗器械、药品与食品间相互作用导致的药品不良反应；疑似新的特殊人群用药或已知特殊人群用药的变化；疑似不良反应聚集性现象。在风险评估方面，持有人需对信号检测中获取的药品安全风险开展评估，并根据风险评估结果，对已识别风险、潜在风险等采取适当的风险管理措施，主动开展药品上市后安全性研究。

（5）药物警戒计划：药物警戒计划作为药品上市后风险管理计划的一部分，是描述上市后药品安全性特征以及如何管理药品安全风险的书面文件，主要内容应包含药品安全性概述、药物警戒活动，以及拟采取的风险控制措施、实施时间周期等。

# 本 章 小 结

本章介绍了新药临床研究的基本概念、目的和意义、基本法律法规、相关人员的职责、临床研究的总体考量、统计学方法和临床试验设计方法等。详细阐述了新药临床研究的Ⅰ期、Ⅱ期、Ⅲ期和上市后研究。作为新药研发过程中的关键环节，新药的临床研究涵盖了从药物候选的早期实验室试验到最终获得上市许可的全过程,在此过程中充分考察了新药用于人体的安全有效性。临床试验的偏倚可能来自临床试验的各个阶段,要排除各种因素对结果的影响,包括分组方式、组别设计及受试者的选择等。药物临床试验分为几个不同的阶段,每个阶段的试验目的不同,I期临床试验的目的是研究人体对药物的耐受程度;II期临床试验可提供有关识别和确定影响治疗效果因素的信息;III期临床试验是治疗作用确证阶段,用于进一步验证药物对目标适应证患者的治疗作用和安全性,评价利益与风险关系,最终为药物注册申请的审查提供充分的依据。

（**刘 颜**）

# 第九章　新药审评与注册中的知识产权保护

**学习目标**

1. 掌握新药知识产权的目的与意义;我国新药知识产权适用药品品种;新药专利期限制定标准。

2. 了解药品的行政保护期。

药品作为一种特殊的商品,和其他商品最主要的区别就在于,药品在上市前需要经过药品监管部门严格的审评和注册程序。在新药的审评和注册过程中会专门涉及一些有别于其他产品的知识产权保护问题。

1. 由于仿制药的研发和审批需要耗费一定的时间,是否会变相延长专利药的专利保护期。

2. 药品专利保护期限自提交专利申请之日起开始计算,而通常药品最重要的核心专利始于实验室研究阶段,所以当该药物被批准上市时,其剩余的有效专利期远远小于 20 年,甚至于有的药品被批准上市后其专利已经过期了。由于药品审批造成的对药品有效专利期损耗是否应该补偿回来。

3. 药品上市审批部门与专利审批部门是两个完全不同的机构,如果申请上市的仿制药侵犯了其他专利药的有关专利,而药品监管部门正常批准了该仿制药的上市,则会在上市后产生专利纠纷,耗费行政资源。如何通过有效的制度设计将注册中出现的专利纠纷早期解决,将其扼杀在萌芽状态。

4. 如何能够对专利药品上市许可所必需的安全性和有效性数据这一新型的智力劳动成果更好地进行保护,才能防止仿制药"搭便车"并激励新药创新。

1984 年,美国国会通过了《药品价格竞争与专利期补偿法》(*Drug Price Competition and Patent Term Restoration Act*,简称 Hatch-Waxman 法案),在该法案中针对以上四个问题设计了四项制度:Bolar 例外制度、药品专利期补偿制度、药品专利链接制度和药品试验数据保护制度,以期解决在新药审评和注册中出现的知识产权保护问题。这四项制度在美国实施以来收到了较好的效果,大大激励了新药的创新,促进了仿制药的尽快上市,减少了因注册产生的知识产权纠纷。这四项制度也被其他许多国家和地区借鉴,纳入本国的专利法或药事法中。

我国 2008 年《中华人民共和国专利法》(以下简称《专利法》)进行修正时,引入了 Bolar 例外,2020 年《专利法》修正时则引入了药品专利期补偿和专利链接制度。药品试验数据保护制度也即将在我国落地。本章将对新药审评与注册中涉及的四项特殊的药品知识产权保护制度进行介绍。

# 第一节　Bolar 例外制度

Bolar 例外又称为 Bolar 豁免,是指在药品专利到期前允许其他人未经专利权人的同意而进口、制造、使用专利药品进行试验以获取药品管理部门所要求的数据等信息。有的国家如美国将 Bolar 例外延及所有医药产品,包括人用或兽用药品、生物制品、医疗器械和保健食品。

## 一、Bolar 例外制度的起源与内涵

Bolar 例外制度的立法缘起是美国联邦巡回上诉法院(Federal Circuit Appeal Court)对 Roche Product. Inc. v. Bolar Pharmaceutical Co. 一案的判决。被告 Bolar 是一家仿制药制造商,打算在原告 Roche 公司的中枢神经系统药物 Dolamine 专利到期后(1984 年 1 月 17 日)立即销售该产品的仿制药。但由于完成 FDA 要求的试验及上市审评与注册审查需要 2 年多的时间,Bolar 于 1983 年就使用 Roche 的专利药进行仿制试验并收集 FDA 上市批准所要求的数据。1983 年 7 月 28 日 Roche 对 Bolar 提起专利侵权诉讼。

在那个时期,美国法院创制的法律将仅以娱乐、满足业余好奇心或严格的哲学探询为目的的试验行为界定为"试验使用例外行为",视为不侵犯专利权,但是试验使用例外的范围非常狭窄并且绝对不覆盖任何商业目的驱动的行为。

一审判决中,美国纽约东部地区法院认为 Bolar 为满足 FDA 要求的试验而对 Roche 专利药的使用不构成侵权,因为 Bolar 的使用是很小的,并且是试验性的,属于"试验使用例外行为"。而美国联邦巡回上诉法院于 1983 年 4 月 23 日推翻了地方法院的判决,确认 Bolar 的行为侵犯了 Roche 的专利权,理由是 Bolar 的行为带有商业目的,不符合试验使用例外的条件。对于药品试验公司在抗辩中提出的"由于 FDA 的审批周期长达数年,若专利期届满前不允许仿制药厂商进行试验,则仿制药公司等候审批的过程实际上延长了专利保护的期限"的问题,法官则认为由国会立法来解决。

判决结果引起了仿制药生产商的强烈反应,在制药界引起轩然大波,一些仿制药厂商开始对国会进行游说,指出如果仿制药厂商必须等到专利药专利期届满才开展仿制,将导致药品专利期的变相延长,进而延迟仿制药的上市,并导致药品价格居高不下。

1984 年,美国国会颁布的《药品价格竞争与专利期补偿法》中修正了上诉法院的判决,对 Bolar 类型的试验使用豁免专利侵权责任。

此后,其他国家也纷纷针对药品专利制定了类似的法律,或者通过司法实践确立了类似的规则。这些允许第三人未经专利权人同意为满足药品管理部门上市批准要求而对专利发明进行使用的例外由于是缘起 Roche v. Bolar 一案,因此,这类对药品专利进行权利限制的一般例外被统称为 Bolar 例外。

Bolar 例外制度属于专利保护制度范畴,核心思想是对专利权进行合理限制,进而实现专利权人利益与社会公共利益之间的合理平衡。运行机制为使仿制药能在专利期届满后立即上市,刺激药品价格竞争,促进药品价格下降,降低整个社会的医疗开支,达到节约社会成本、维护社会公共利益的目的。

## 二、各国立法与司法实践及比较

对 Bolar 例外专门立法的代表性国家为美国。美国在 Hatch-Waxman 法案中引入了类似于 Bolar 例外的概念,允许制造商在药品专利期限内准备用于申请药品上市许可的数据。这样可以在专利期满后立即推出药品的等效品,促进了药品市场的竞争。通过案例发展适用于 Bolar 例外特殊规则的代表性国家有德国、日本,在其药品专利法中明确规定了 Bolar 例外或类似的概念,以促进药品市场的竞争,降低药品价格,并在专利期限内进行必要的研究和开发活动。

### (一) 美国

Hatch-Waxman 法案第 271(e)(1)条规定,在美国制造、使用或销售药品,需要依照联邦药品管理法的规定提交相关研发信息,仅仅为满足联邦法律对提交数据的规定而进行的相关行为,如在美国本土制造、使用、许诺销售或销售专利药品或将专利药品进口至美国本土不认为是专利侵权行为。

1990 年 Eli Lilly and Company v. Medtronic Inc. 一案,美国联邦最高法院(Federal Supreme Court)的判决将 Bolar 例外扩展至药品、医疗器械、食品添加剂、色彩添加剂和生物产品等一系列在上市前需经过 FDA 批准的物质的专利发明;2005 年 6 月,美国联邦最高法院就 Merck v. Integra Lifesciences 一案作出判决,在新药研发的临床前试验中使用专利化合物不构成侵权,并借该案对 Hatch-Waxman 法案第 271(e)(1)条进行了阐释:"该条款延伸到专利的所有应用,只要该应用与根据《联邦食品、药品和化妆品法案》(Federal Food、Drug and Cosmetic Act, FDCA)研发和提供任何信息合理相关。"

目前 Bolar 例外已经扩展至下列行为:

1. 使用医药产品获取资本。
2. 批准描述产品特征的出版物。
3. 向潜在被许可人发布研究结果。
4. 在科学会议或贸易展销会上展示医药产品的特征。
5. 获得某一外国政府的进口批准。
6. 进行为了外国管理机构清关的临床研究。
7. 获得外国专利。
8. 为获得生产数据而制造一种产品。
9. 向医院临床研究人员销售一种产品。
10. 向国际分销商销售一种产品。
11. 临床研究人员在外国测试一种产品。
12. 外国公司的产品测试。
13. 向内科和非内科医师证明一种产品。
14. 进行消费研究。
15. 向投资者和杂志描述临床试验。
16. 向消费者促销一种产品。
17. 向潜在商业伙伴运输产品。

（二）德国

德国在 1981 年的《专利法》中制定了试验使用例外条款，即其第 11 条第 2 款规定："专利的效力并不及于出于实验目的而利用涉及专利内容的行为。"然而，对于药品以上市为目的而进行的各阶段临床试验是否适用该试验使用例外条款在德国仍有很大争议。之后，德国联邦最高法院和宪法法院通过并主要在 Klinische Versuche Ⅰ案和 Klinische Versuche Ⅱ案逐步建立起其 Bolar 例外规则。1995 年 Klinische Versuche Ⅰ案件，德国最高法院的判决认为在专利期满前使用某专利药品进行试验（包括临床试验）以探求该药品未受到专利保护的第二适应证，即使目的是获得该药品新的适应证上市批准的数据的行为也属于试验使用例外，不构成侵权；2000 年 10 月德国宪法法院肯定了德国最高法院对 Klinische Versuche Ⅱ一案的判决，在专利期满前使用某专利药品进行试验获得信息（无论该信息是关于该药品未受到专利保护的第二适应证或受到专利保护的同一个适应证），即使目的是取得上市批准的数据的行为都属于试验使用例外，不构成侵权。该判决为在专利期满前对专利药进行仿制试验不构成侵权打开了大门。

2004 年 3 月 11 日，欧盟部长理事会通过了一项新的欧洲药品管理法，其中包含的第 27 号指令（Directive 2004/27/EC）中引入了药品试验条款。该条款规定，为了申请仿制药上市许可而进行必要的研究和试验以及附随的实际需要的行为，不构成对专利权和药品补充保证书（SPC）的侵犯。欧盟要求各成员国自 2004 年 4 月 30 日起的 18 个月内将上述规定落实到其国内法中。

因为欧盟在 2004/27/EC 中引入了药品试验例外条款，德国在 2005 年对其《专利法》就使用例外作出修改，在德国《专利法》第 11 条第 2 款 2b 中规定，根据《药品法》为取得在欧盟、欧盟成员国或第三国进行销售的许可而对专利产品进行研究、试验或其他后续性实际操作的行为应排除在侵权行为之外。这种规定将适用药品试验例外免责条款的行政审批的地域范围扩大到世界上任何国家。

（三）日本

日本《专利法》第 69 条第 1 款规定了试验使用例外："专利权的效力不应延伸到以试验和研究为目的的对专利的实施。"该条款 1909 年制定，至今有效，目的是保护为了获取更多的关于专利产品的信息或改进专利的行为。但是该条款却没有明确何种行为可以构成"试验"或"研究"行为。致使长久以来对于在专利期满前使用专利药品进行仿制试验是否构成侵权的案例，法院的判决常常存在争议。直到 1999 年 4 月，在日本大冢制药有限公司案中，日本最高法院一致地确认东京高等法院的判决，为获得销售一种专利药品的仿制药的许可为目的而使用专利发明并不是专利侵权，日本试验使用例外庇护诸如为满足管理审查目的而需要的活动。这表明日本承认了 Bolar 例外的特殊规则。但同时法院也表明，超出满足药品上市所要求的范围的行为，例如以在专利期满后销售为目的而生产专利药品的行为是禁止的。

（四）其他国家

1993 年，加拿大在《专利法》第 55.2 条第 1 款通过了一种"Bolar"类型的条款。表面上看该条款针对所有技术领域，但实际上只适用于医药领域。尽管加拿大法以美国法为模型，但在以下几个方面加拿大法更为广泛：①包括为满足外国批准程序而对专利发明的试验使用例外，而美国法只准许了为了满足联邦法的批准要求；②该法表面上适用于所有产品。

另外，阿根廷、以色列、澳大利亚以及马来西亚也有 Bolar 例外专门立法，值得提出的是，澳大利亚的 Bolar 例外只针对获得专利期延长资格的专利发明,并且只能在延长期内生效。

到目前为止,Bolar 例外制度在世界范围内获得了越来越多国家的支持,已有 48 个国家和地区在《专利法》中引入了 Bolar 例外条款,该制度也成为国际药品专利保护领域的一项基本准则,但尚未在国际范围内形成统一的标准。

### 三、我国的 Bolar 例外制度

我国 2007 年颁布的《药品注册管理办法》(以下简称《办法》)第十九条规定:"对他人已获得中国专利权的药品,申请人可以在该药品专利期届满前 2 年内提出注册申请。"这意味着在专利期满前可以进行仿制药的申请,是我国对药品专利 Bolar 类型例外的规定。但该条款仅对仿制药"提出注册申请"的时间作了限定,并没有涉及是否侵犯专利权的问题,并且该《办法》也没有在其他地方明确规定该行为是否属于侵犯专利权。但是当时的《专利法》及其实施细则也未对此行为是否侵权作出具体规定。另外,最高人民法院也没有对此作出相关的司法解释。这导致了《专利法》与药品相关法规不能配套,Bolar 例外没有确定的法律依据。

我国于 2005 年 4 月启动了《中华人民共和国专利法》第三次修改的准备工作,2006 年 7 月 31 日形成了《中华人民共和国专利法修订草案(征求意见稿)》。在第 63 条"不视为侵犯专利权"的修改建议中,对第 4 款"专为科学研究和实验而使用有关专利的"针对的对象和行为类型作出明确的规定:"专为对专利技术本身进行科学研究和实验而制造、使用、进口专利产品或者使用专利方法的,以及为其制造、进口并向其销售专利产品的。"另增加了第 5 款,即涉及药品和医疗设备的 Bolar 例外:"专为获得和提供药品或者医疗设备的行政审批所需要的信息而制造、使用、进口专利药品或者专利医疗设备的,以及为其制造、进口并向其销售专利药品或者专利医疗设备的。"

2008 年 12 月 27 日我国对《专利法》进行了第 3 次修正,并于 2009 年 10 月 1 日正式施行。在第 69 条"不视为侵犯专利权"的情形中增加了第 5 项的规定:"为提供行政审批所需要的信息,制造、使用、进口专利药品或者专利医疗器械的,以及专门为其制造、进口专利药品或者专利医疗器械的。"

值得注意的是,我国的 Bolar 例外条款限于"制造""使用"或"进口",不包括"销售"和"许诺销售",针对的主体或对象为"为获得行政审批所需要的信息"的研发主体,且客体、品种、数量等不得超出研发之必需,该 Bolar 例外条款抗辩并不适用于不分目的、不分对象、不受限制的销售、许诺销售行为。

## 第二节　药品专利期补偿制度

药品专利期补偿(patent term extension,PTE)制度即符合特定条件的获得某项专利的专利药品在该专利期满后,针对该项专利可以再额外获得一定时期的专利期延长。设立这一制度主要是为了补偿药物临床试验、审评与注册对有效专利期的消耗。

### 一、药品专利期补偿制度的起源与内涵

药品专利期补偿制度最早起源于美国,于 1984 年在 Hatch-Waxman 法案中制定,从而在全球首次

建立起了药品专利期补偿制度,此后欧盟、日本等创新药产业发达的地区和国家也相继建立了类似制度。除此以外,加拿大、韩国等国家也根据与美国、欧盟签订的国际条约或根据自身需求,建立起了相应的专利期补偿制度。

获得专利期补偿的权利人享有与其药品的基本专利期(补偿之前的专利期)一样的权利(按照国际通行的标准,即在专利保护期内,除非有特殊规定,未经专利权人的许可,都不得以生产经营为目的的实施其专利,包括对专利产品和使用其专利方法直接生产的产品的制造、使用、许诺销售、销售和进口),也承担相同的义务(如定期缴纳专利维持费)。药品的基本专利是专利期补偿所载权利的基础,基本专利被撤销,或被限制,专利期补偿也随之被撤销,或受相同的限制。药品专利期补偿是有别于专利的、自成一体的特殊的知识产权形式:首先,专利期补偿的获得必须要经过审评与注册的程序,它与专利申请中的公开发明没有任何联系。其次,尽管基本专利是专利期补偿的基础,专利期补偿中的权利也取决于基本专利中的权利,但是基本专利只是后者的前提条件,真正决定专利期补偿的权利范围的并不是基本专利,而是政府的上市许可。上市许可所决定的权利范围可能会与基本专利相重叠,但不会超出基本专利的范围。

## 二、各国立法比较

目前药品专利期补偿制度尚未建立统一的国际标准,但各国制定的条款却都有一些共同之处:①药品的专利期补偿不能自动获得,必须提出特定的申请;②专利期补偿的具体期限取决于专利申请到该项专利药品获得上市批准的时间间隔,最多不能超过 5 年;③每个药品的每项专利只能获得一次专利期补偿;④已批准药品的衍生物,如酯或盐也可以获得专利期补偿,但其代谢产物不能获得专利期补偿;⑤与在基本专利期内享有的权利相比,相关专利持有人在药品专利延长期内享有的权利是有限的。

不同之处主要表现在以下三个方面:①专利期补偿的条件;②专利期补偿的期限;③专利期补偿的权利限制;④管理部门不同。

(一)美国

**1. 药品专利期补偿的条件**　可获得专利期延长的药品专利包括产品专利和方法专利。方法专利为使用方法专利或制备方法专利。

药品的某项专利保护期补偿需满足以下条件:①专利尚未过期;②以前从未获得过专利期补偿;③药品在上市销售之前经过了 FDA 的注册批准,并且是经 FDA 批准的首次上市销售、使用或在该制备方法专利下生产的药品;④必须在 FDA 批准上市后 60 天内向美国专利商标局(US Patent Trademark Office,USPTO)递交专利期延长申请,即使该药品还未做好上市准备。

提出药品专利期补偿申请的申请人必须是 USPTO 记录的该项专利的持有人,且参与了该药品注册的强制审查。

**2. 药品专利期补偿的期限**　药品专利期补偿的期限受到以下两方面的限制:①补偿期不得超过 5 年;②药品通过 FDA 批准后剩余的基本专利期加上补偿期不得超过 14 年。例如一个已批准的药品按要求可以获得 5 年的专利期补偿,但其在批准上市时还有 10 年的基本专利期剩余,则该药品只能获得 4 年的专利期补偿。

在此限定条件下,美国专利法第 156(c)条规定了 PTE 的计算方法:

PTE= 临床研究时间 × 1/2+ 注册审批时间 – 申请人未尽合理义务的天数

其中,临床研究时间的计算存在以下两种情况:

第一种情况:专利授权日晚于 IND 获批日,PTE=(NDA 申报日 – 专利授权日)× 1/2+(NDA 获批日 – NDA 申报日)– 申请人未尽合理义务的天数。

第二种情况:专利授权日早于 IND 获批日,PTE=(NDA 申报日 – IND 获批日)× 1/2+(NDA 获批日 – NDA 申报日)– 申请人未尽合理义务的天数。

如果依据以上算法得出的 PTE 虽然未超过 5 年,但是剩余的基本专利期与 PTE 之和超过了 14 年,需要采用以下计算公式得出 PTE:

PTE=NDA 获批日 +14 年 – 专利到期日

一旦 PTE 确定,FDA 将通知 USPTO 和申请人,同时抄送 FDA 文件摘要管理处,并在《联邦注册》杂志上公布。《联邦注册》上将注明申请人的姓名、产品的商品名和通用名、专利号、确定的 PTE(包括试验阶段和审批阶段各为多长时间及各阶段的尽责决定)。

3. **药品专利期补偿中的异议处理**　在公布 PTE 决定后 180 天内,任何人都可以向 FDA 提出尽责申诉,申诉的目的是力图改变 FDA 因申请人未能尽责而减少专利期补偿期限的决定。同时,任何人都可以在 FDA 公布 PTE 决定后的 60 天内要求 FDA 对此举行非正式的听证,即尽责听证。

FDA 在下列情况之一即认定 PTE 是最终结果:①180 天期限届满,而无尽责申诉;②对及时提出的关于强制审查期的异议通过尽责申诉或尽责听证得到了解决。

4. **药品专利期补偿的程序及审批中的职责分工**　药品专利期补偿的程序是:①申请人在收到 FDA 批准函 60 天内向 USPTO 递交专利期补偿申请;②USPTO 在收到申请的 60 天内将申请送交至 FDA;③FDA 负责计算 PTE,并将计算结果通知 USPTO;④FDA 公布 PTE,并主持尽责申诉和尽责听证;⑤USPTO 审查专利期补偿申请,并确定最终的专利期补偿期限。

美国药品专利期补偿制度一个显著的特点就是实现了 USPTO 和 FDA 的职责的联接和分工。FDA 的主要职责是协助 USPTO 考察提出申请的药品专利期补偿的资格,提供有关该产品依法审批期限的信息,计算 PTE,并负责随后的尽责诉讼和尽责听证。而 USPTO 负责接收药品专利期补偿申请,并有专利期补偿期限最终的确定权,签发专利期补偿指令状。FDA 在所有涉及专利解释和有效性方面与 USPTO 保持一致。

5. **药品期补偿的权利限制**　只有通过 FDA 批准的药品、药品的使用方法或药品的制备方法的专利才能够获得专利期补偿;每项专利只能获得一个专利期补偿,即使在该项专利下有多个被 FDA 批准的药品;每个被 FDA 批准的药品只能有一项专利获得专利期补偿,即使该药品享有多项专利(如第一项专利是药品专利,第二项专利是使用方法或制备方法专利)。

(二) 日本

日本在 1987 年的专利法中首次提出了药品专利期补偿制度,并不断进行了修改与完善,最近的一次修改是 1999 年的专利法。现行专利法的第 67 条第 2 款对药品专利期补偿作出了明确规定。

1. **药品专利期补偿的条件**　经过药品审批部门批准的药品的相关专利都可以获得专利期补偿,只要满足以下条件即可:①药品的上市审批时间超过 2 年;②在获得上市批准的 3 个月内提出专利期补偿申请;③在相关专利基本专利期满 6 个月前提出专利期补偿申请。如果预计在基本专利期满的 6 个月前还不能得到上市批准,欲提交专利期补偿申请的申请人应提前于获得上市批准之日向日本专利局(Japan Patent Office,JPO)提交文件说明此项情况。

专利期补偿申请的申请人必须是相关专利的专利持有人,并且专利期补偿只能授予专利持有人或其权利继承人。

**2. 药品专利期补偿的期限** 药品专利期补偿的期限为自基本专利期届满之日起最长 5 年。根据专利授权日是否晚于 IND 获批日,日本专利期补偿期限的计算可以分为以下两种情况:①第一种情况,专利授权日晚于 IND 获批日,PTE=NDA 获批日 – 专利授权日;②第二种情况,专利授权日早于 IND 获批日,PTE=NDA 获批日– IND 获批日。

**3. 药品专利期补偿的权利限制** 与美国不同,日本允许每项专利获得多个专利期补偿,但每次专利期补偿应用于不同的被批准的药品;每个被批准的药品也可以获得多项专利的专利期补偿,只要 JPO 认为多项专利期的补偿是必要的;若同一项专利下先后被批准的药品只是剂型不同,有效成分和用途都相同,则只有第一个被批准的药品可以获得专利期补偿。

**4. 特殊规定** 对于在日本注册专利,而在国外进行临床试验的药品的专利期补偿申请满足以下条件,便可将在国外进行临床试验的时间计入专利的补偿期限内:①在国外开展临床试验的日期晚于专利注册日期;②该临床试验是药品获得日本药品审批部门批准所必需的;③该临床试验的数据与获得批准是密切相关的。

如果获得专利的某种化学物质首先被批准为具有特殊治疗用途的药物(如治疗乳腺癌),其后同样的该专利化学物质又被批准为一般治疗用途的药物(如抗癌,包括治疗乳腺癌)。在这种情况下,该物质首先作为具有特殊治疗用途的药品的专利期可以单独得到补偿,其作为一般抗癌药品的专利期也可以另外单独延长,但是治疗乳腺癌这一用途的药品专利期不能再次补偿。

**(三) 欧盟**

1992 年 6 月 18 日欧洲议会颁布了《补充保护证书》(*Supplementary Protection Certificates*,SPCs)法案,目的是通过授予《补充保护证书》给予药品一定期限的专利期补偿,以补偿药品为通过强制批准程序所造成的药品有效专利期的损失。随后其被列入欧洲经济共同体理事会规则的第 1768/92 号规则——Council Regulation(EEC)No 1768/92,于 1993 年 1 月 2 日首先在经济共同体各成员国生效。1993 年 11 月 1 日欧盟成立以后,Regulation No 1768/92 直接作用于欧盟各个成员国。但其对各成员国只起指导性的作用。因此在 Regulation No 1768/92 的具体应用上,各成员国也存在一些不同。本章只介绍 Regulation No 1768/92 对专利期补偿的相关规定。

**1. SPCs 授予的条件** 可获得专利期补偿的药品专利包括产品专利和使用方法专利。

SPCs 的授予与管理隶属于各成员国专利局,申请人须向各成员国专利局递交 SPCs 申请,获得的 SPCs 只在该成员国有效。授予的条件有:①申请人提出 SPCs 申请之日,相关专利尚未过期;②已获得了该成员国药品审批部门的上市批准,并且是首次批准在该成员国市场上销售、使用的药品(即使该药品在欧盟其他成员国的上市时间更早);③相关专利在该成员国从未获得过 SPCs。

Regulation No 1768/92 对 SPCs 的申请人没有要求,但 SPCs 只能授予相关专利持有人或其权利继承人。此外,SPCs 申请的提交时间是在该成员国获得上市批准或获得专利之日(以较晚的日期为准)60 天内。

**2. SPCs 的有效期限**　SPCs 的有效期限为自基本专利期届满之日起最长 5 年,且药品通过批准后剩余的基本专利期加上 SPCs 的有效期不得超过 15 年。具体计算方法为:

$$SPCs=NDA\ 获批日 - 专利申请日 - 5\ 年$$

值得提出的是,在计算 SPCs 有效期限时的"首次上市"指的是"在欧盟市场的首次上市",包括欧盟所有的成员国。

**3. SPCs 的权利限制**　美国、日本的专利期补偿通过专利法生效,被批准的药品在专利补偿期内的权利要求与对应的基本专利期内的权利要求完全相同。而欧盟的专利期补偿通过 SPCs 生效,严格意义上 SPCs 延长的是市场独占权,而非完全专利权,其给予通过批准的药品及其使用的一段时期的市场独占权。在 SPCs 有效期内,可以进行专利药的仿制和生产,但仿制药不能上市销售和使用。

如果被批准的一个药品拥有多项基本专利,每项专利都可以获得 SPCs,只要各自的申请都在第一个 SPCs 授予之前提出;同一个基本专利可以获得多个 SPCs,每个 SPCs 应用于该基本专利下含有不同的有效成分并通过各自的上市批准的药品。

### 三、我国的药品专利期补偿制度

为了弥补漫长的临床试验和审评审批过程所造成的药品专利保护期的减损,我国开始逐步探索建立药品专利期补偿制度。

2017 年 10 月 8 日,中共中央办公厅、国务院办公厅印发了《关于深化审评审批制度改革鼓励药品医疗器械创新的意见》,首次提出了"药品专利期补偿",开展药品专利期限补偿制度试点。明确选择部分新药开展试点,对因临床试验和审评审批延误上市的时间,给予适当专利期限补偿。

2018 年 4 月 12 日,国务院总理李克强主持召开国务院常务会议,会议决定对在中国与境外同步申请上市的创新药给予最长 5 年的专利保护期限补偿。这是国家首次在政策层面明确对创新药给予专利期限补偿。

2019 年 1 月 4 日,经过第十三届全国人民代表大会常务委员会审议的《中华人民共和国专利法修正案(草案)》公布,其中第 42 条涉及药品专利期补偿的内容:"为补偿新药上市审评审批占用时间,对在中国境内与境外同步申请上市的创新药品发明专利,国务院可以决定延长专利期限,延长期限不超过五年,创新药上市后总有效专利权期限不超过十四年。"

2020 年 10 月 17 日,第十三届全国人民代表大会常务委员会第二十二次会议审议通过了《全国人民代表大会常务委员会关于修改〈中华人民共和国专利法〉的决定》,完成了对专利法的第四次修正。其中第 42 条第 3 款规定:"为补偿新药上市审评审批占用的时间,对在中国获得上市许可的新药相关发明专利,国务院专利行政部门应专利权人的请求给予专利权期限补偿。补偿期限不超过五年,新药批准上市后总有效专利权期限不超过十四年。"第四次修正的专利法于 2021 年 6 月正式施行。

2021 年国家知识产权局制定并发布了《关于施行修改后专利法的相关审查业务处理暂行办法》,其中第 6 条规定:"专利权人自 2021 年 6 月 1 日起,可以依照修改后的专利法第四十二条第三款,自新药上市许可请求获得批准之日起三个月内,通过纸件形式提出专利权期限补偿请求,后续再按照国家知识产权局发出的缴费通知要求缴纳相关费用。国家知识产权局将在新修改的专利法实施细则施行后对上述申请进行审查。"

2021年5月27日,国家知识产权局发布了《关于施行修改后专利法相关问题解答》,明确了对于2021年5月31日(含该日)以前获得上市许可的新药相关发明专利,药品专利权期限补偿制度不溯及既往。

2020年11月27日,我国发布了《专利法实施细则修改建议(征求意见稿)》,对药品专利权期限补偿制度的相关内容,包括适用药品和专利范围、补偿期限计算方法、补偿期间的保护范围、补偿条件等作出细化规定。专利法实施细则修改草案已于2020年11月27日至2021年1月11日向社会公开征求意见。目前修改后的《专利法实施细则》还未正式公布,我国的新药专利期补偿制度的具体规定还待落地。

# 第三节　药品专利链接制度

在各个国家,专利审批和药品注册隶属于不同的政府机构管辖。专利主管部门负责授予满足条件的新药一定期限的专利权,在这段期限内相应的仿制药不能随意上市与销售。而药品管理部门的核心职能就是对申请注册上市的药品的安全性、有效性和质量可控性进行审查,防止药品的不安全、无效或欺诈性上市。两个部门通常各司其职,不产生职能上的交叉。而药品的专利申请往往早于药品的注册申请,因此,不可避免地会出现很多药品在获得注册批准后才发现构成了侵权,不能进行生产。那么,如何在进行药品注册申请审批的时候杜绝侵犯他人专利权的药品获得批准就成为各个国家急于解决的问题。美国等发达国家由此建立了专利链接(patent linkage)制度,将药品的注册申请的审批与是否构成专利侵权的审查链接起来,有效地解决了上述问题。

## 一、专利链接制度的起源与内涵

专利链接制度起源于美国的 Hatch-Waxman 法案。完整的药品专利链接制度有两层含义:一是仿制药上市申请的审批与相应的新药专利是否被侵权和是否有效的审核程序的链接;二是不同政府职能的链接。专利链接制度涉及的职能政府主要包括药品管理部门(如美国的 FDA)和专利主管部门(如美国的 USPTO)。严格说来,专利链接制度还涉及法院的职权,因为在仿制药的注册实践中,专利的有效性、是否具有可执行性和是否侵权的判决是法院的职权。

## 二、各国药品专利链接制度的立法实践

在药品专利链接制度方面,美国最为完善,美国于1984年通过 Hatch-Waxman 法案,在全球首次建立了药品专利链接制度。美国专利链接制度包括橘皮书制度、专利声明和挑战、审批停摆期以及首仿药市场独占期制度。专利挑战和"停摆期"制度构成美国药品专利链接制度的核心基础。各个国家和地区的药品专利链接制度都是以美国的制度为模板再根据本国国情和实践进行修改。

(一)美国的药品专利链接制度

1. **专利链接制度的具体内容**　专利链接制度的具体实施规定和程序包括新药申请专利状况提交、橘皮书发布、第Ⅳ段声明、45天诉讼期、30个月停审期和180天的市场独占期。

(1) 新药申请专利状况提交：Hatch-Waxman 法案第 21USC355（b）（1）条规定，作为新药申请的组成部分，申请人（通常也是专利权人）须随申请向 FDA 提交权利要求覆盖该药品或覆盖其使用制造方法的所有专利的专利号及到期时间，以便当某人未经许可而制造、使用或销售该药品时，能够有理由主张其构成专利侵权。

这一条规定了 NDA 批件持有人（专利权人）的专利告知义务，即在提出 NDA 申请的同时，申请人须提交文件列明与申请上市的新药相关的所有专利，并在申请提交后及时补充文件。无论专利持有者在批准其新药上市的当时上市准备是否充足，专利持有者必须在新药批准的 30 天内登记所有有关的专利。对于新药批准后再注册的专利，持有者必须在专利批准后的 30 天内向 FDA 提交专利说明补充文件。

当 NDA 申请人为非专利权人时，第 21USC355（b）（2）条规定：如申请人所提交的研究不是由申请人完成的，或者申请人没有得到试验完成人的授权来使用或参照试验结果，则还应提交一项声明，以申请人的观点或就其最大了解程度，声明与此药品相关的每一个专利满足下列条件之一：①没有人提交过相关的专利；②没有人提交过相关专利的信息；③相关的专利将要过期的时间；④相关专利是无效的，或者其制造、使用或销售所提交申请的新药不会侵犯相关专利。

(2) 橘皮书发布：根据 Hatch-Waxman 法案的要求，FDA 出版了《经治疗等同性评价批准的药品》一书。该书列出了所有被 FDA 批准的，经过安全性和有效性评价的包括处方药与非处方药的药品名单，并在附录部分发布与所批准的处方药与非处方药相关的专利和独占期信息。因为此书的书皮颜色为橘红色，因此俗称"橘皮书"。橘皮书的内容按月更新。所以，上文提到的 NDA 被批准后，该新药和提交的相关专利说明 FDA 都通过橘皮书来发布。

(3) 第Ⅳ段声明：Hatch-Waxman 法案中一项很重要的规定就是对于仿制药的上市申报，不再要求其重复进行已被 NDA 证明了的安全性和有效性研究，即减免了临床前动物毒理试验和人体临床研究项目，取而代之的是以参照新药为标准的生物等效性研究，简化了仿制药的审批程序，减轻了仿制药的时间和财力浪费。这个针对仿制药申报的程序为"简化新药申请"（ANDA）。并且规定仿制药可以在专利过期之前以研究目的进行样品生产，但不可以进行商品生产。申请人在提交 ANDA 时，须参照橘皮书上登记的专利，向 FDA 递交专利声明书，这在第 21USC355（j）（2）（A）（ⅶ）条中作出了规定：以申请人的观点或就其最大了解程度，与此药品相关的每一个专利：①没有人提交过相关的专利；②相关的专利已经过期；③相关的专利将要过期的时间，并声明将不在专利过期前上市销售所申报的仿制药；④相关专利是无效的，或者其制造、使用或销售所提交申请的药品不会侵犯相关专利。

有关专利的第Ⅳ段声明，是因为 Hatch-Waxman 法案还规定：在专利到期之前，仿制药可以向 FDA 提出申请，向专利药提出挑战。递交第Ⅳ段声明表示有人希望在新药专利到期之前申请仿制药上市许可。这项声明是法律规定必须发出的文件。并且申请者还必须在 ANDA 申报后的 20 天之内，同时通知每一个专利权人或 NDA 批件持有人。通知中不仅通告仿制药的申报日期，列举所有的有效专利，还必须陈述向专利挑战的科学及法律依据。

(4) 45 天诉讼期：专利权人或 NDA 批件持有人在收到第Ⅳ段声明之日起 45 日内，可以向联邦法院提起诉讼，要求裁定相关专利有效，且 / 或 ANDA 申请人侵权，并通知 FDA 联邦法院已经受理有关诉讼。但如果接到通知 45 天之内，专利权人或 NDA 批件持有人并未向法院提起诉讼请求，则经过符合条件的材料评审,FDA 便可以批准仿制药上市。

(5) 30 个月停审期:第 21USC355(j)(5)(B)(iii)条规定,FDA 给予专利权人或 NDA 批件持有人 30 个月的时间解决诉讼。同时 FDA 对 ANDA 的批准自动推延 30 个月,在这期间 FDA 并不停止对 ANDA 材料的评审。如果在 30 个月之内专利期届满或法庭最后作出了有利于 ANDA 申请人的裁决,并且 ANDA 符合 FDA 的审批要求,则 ANDA 的批准生效,生效日为专利期届满日或法院作出了有利于 ANDA 申请人的裁决的判决日。若法庭没有最后判决而 ANDA 申请已届 30 个月,则 ANDA 的批准也生效,生效日为 ANDA 申请 30 个月届满日,但 ANDA 申请人须自行承担风险,专利权人仍然可以依照专利法来追究可能发生的侵权行为。双方当事人也可以就此事达成和解。这条规定是侵权诉讼对 FDA 的限制性规定。

(6) 180 天的市场独占期:第 21USC355(j)(5)(B)(iv)条规定,给予递交第Ⅳ段声明向专利药挑战并获胜(该声明没有受到专利权人或 NDA 批件持有人的法律申诉,或仿制药公司法律胜诉)的第一家仿制药申报者以 180 天的市场独占期。如果多个申请人同一天提出 ANDA,都可以获得 180 天市场独占期。这项条款的目的在于鼓励和补偿仿制药公司在专利诉讼中所耗费的资金。这 180 天的市场独占期从该仿制药上市的第一天,或从仿制药公司法律胜诉的当天,按其中最早开始的日子计算。在这 180 天期间,FDA 不再批准相同的 ANDA 上市。在 180 天的市场独占期间,仿制药可以以新药约 80% 的价格销售,并获取仿制药市场分配额,因此大大激励了仿制药向创新药挑战的积极性。

**2. 美国药品专利链接制度的不足** 美国的专利链接制度在实际的运作过程中也存在一些不足,最主要的有以下几个方面:NDA 专利说明提交不规范,专利的种类限定不严格;橘皮书只收载 NDA 递交的专利说明,但没有异议机制,对能够列入橘皮书的专利类型及内容没有规范。因此,导致了滥用专利链接制度的现象发生。如由于可以获得 30 个月的停审期,新药公司不断向橘皮书增加新的甚至一些微不足道的专利,并频频向仿制药公司提起诉讼,持续获得 30 个月的停审期,来拖延仿制药的上市。某原研药公司在某仿制药公司对其抗抑郁药帕罗西汀提起首次 ANDA 后,先后又在橘皮书上登记了 9 个专利,引起对仿制药公司共 5 次专利侵权诉讼,总停审期累计达到 65 个月。

美国 2003 年出台了两项法案:《更容易获得可支付药品法》和《处方药和医疗保险促进现代化法》,其中的一些规定对专利链接制度不合理之处进行了修订。

(1) 一个 ANDA 只允许一次 30 个月的停审期。

(2) 品牌药专利"橘皮书"登记程序限制:自 2003 年 8 月 18 日起,新药申请(NDA)时,新药专利信息应同时提交,如果适当,在 NDA 申请公布后公布;如果专利在 NDA 批准后授权,则 NDA 申请人应在 30 天内向 FDA 备案,否则超过 30 天则被视为专利备案不及时。

(3) 可登记入"橘皮书"的专利限制:药物分子本身、药物配方和药品用途(使用方法)专利可以列入"橘皮书";另外 FDA 也允许在 NDA 批准后再在"橘皮书"上补充登记新的针对已批准的药品本身或适应证的专利。以下任何一种情况出现,则这个活性成分专利不能列入"橘皮书":专利中的活性成分不是 NDA 申请中的活性成分,也不是其多晶型;专利中的活性成分是 NDA 中的活性成分的多晶型,但没有符合要求的试验证明与 NDA 申请中的活性成分作用相同;虽然有试验证明多晶型与 NDA 中的活性成分作用相同但未填写试验结果;只是代谢产物专利;只是中间体专利;工艺限定产品专利中的产品不是新产品。以下情况之一出现,则药品配方专利不能列入"橘皮书":专利中的产品不是 NDA 申请的药品;只是中间体专利;工艺限定产品专利中的产品不是新产品。以下情况之一出现,则药品使用方法专利不能列入"橘皮书":使用方法专利中的药品不是 NDA 申请中的药品;使用方法专利中的方法不是 NDA 申请中批准的使用方法;或者是 NDA 申请中的药品的使用方法之一,但是专利信息登记表格要求的详细信息填写不完整。FDA 禁止将包装特性专利登入"橘皮书"。

(4) 专利持有人未在 45 天内提起侵权诉讼,ANDA 申请人可以向联邦地区法院申请专利无效或不侵权的宣告性判决,FDA 可以根据该判决批准 ANDA。

(5) 由于 FDA 不审查"橘皮书"登记专利的合法性,《更容易获得可支付药品法》提供了一种机制,允许在品牌药公司提起专利侵权诉讼时反诉该专利不应列入"橘皮书"的专利列表。

由于只有列入了"橘皮书"的专利才是品牌药公司发起"30 天专利诉讼停审期"的根据,通过对专利列入"橘皮书"的程序及专利类型的限制,可以有效地防止"30 天专利诉讼停审期"被滥用以阻止和拖延仿制药上市的时间,真正使其回归立法的本意,为法律纠纷的解决给予时间期限限制。同时通过给予仿制药申请者专利无效和不侵权的宣告性判决以及给予质疑"橘皮书"专利有效性的机制,可以进一步保障仿制药申请者的权益,有利于仿制药尽早上市。

(6) 丧失 180 天市场独占期的 5 种情况:①未能在规定时间内上市,规定日期指的是以下日期过后 75 天内,其市场独占期(180 天)的权利将丧失:收到 FDA 批准;仿制药申请递交 30 个月;地方法院已经作出有利于仿制药申请人的判决且对方没有上诉;上诉巡回法院已经作出了有利于仿制药申请人的判决;已经达成有利于仿制药申请人的协议;专利权过期或者撤回。②仿制药申请人撤销申请、补充申请或撤回第Ⅳ段声明。③未获得上市批准。④签订违反《反托拉斯法》的协议。⑤第Ⅳ段声明中列入的专利在递交声明时已全部过期。同时规定独占期从该药上市之日起算而非法院认定的品牌药公司的专利无效之日起算起。通过这些限制,可以有力地促进仿制药尽快上市,实现药品价格的充分竞争从而惠及广大公众,实现社会效益之最大化。

**(二) 加拿大的药品专利链接制度**

1993 年加拿大制定了《药品上市许可 NOC 专利链接条例》及《药品 NOC 专利链接的管理办法》,其目的是禁止加拿大卫生部对已上市的专利药品,在其专利失效之前批准其他仿制专利药品的上市申请。该办法对药品上市许可申请与药品专利关系问题进行了详细的规定。

**1. 药品专利登记**　专利登记是药品专利链接制度的核心,它的建立为药品上市许可申请专利的链接提供了依据。它是依据专利权人提供的专利目录,在该专利药品在加拿大获得注册批准的基础上建立的。专利登记在加拿大卫生部网站上对公众开放。图 9-1 简明地说明了专利登记的建立和药品上市许可申请中专利登记的应用。

(1) 专利登记的来源:专利权人为使药品专利目录进入加拿大卫生部的专利登记,在向加拿大卫生部提交药品上市许可申请的同时或者专利权人在专利批准 30 天内,向加拿大卫生部提交该药品的专利目录,包括药物名称、剂型、规格、给药途径和适应证等信息,并保证该专利目录提供的信息准确、完全、专利有效等。这部分资料作为药品上市许可申请的申报资料的一部分。

(2) 专利登记的审查:加拿大卫生部在受理此类药品上市许可申请后,由技术审评部门进行技术审评,在作出批准决定之前由相应的专利链接审查部门对其专利情况进行审查。能够进入专利登记的药品专利必须符合以下条件:①该专利必须是一个药品专利或作为药品使用的专利;②该专利不是完全

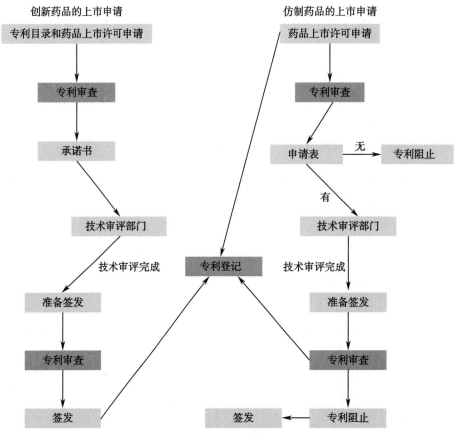

图 9-1　加拿大专利登记流程

的程序(过程)专利或医疗器械专利或制造药品的中间体的专利;③专利目录必须在提出药品上市许可申请的同时,或者已获得上市许可后专利批准后30天内提交;④该专利必须是已经授权的专利并未过期。符合条件的专利,在其药品上市许可申请批准之后,即可进入专利登记,即进入专利登记的专利药品,必须是在加拿大上市的药品。

**2. 仿制药注册申请专利链接的审查**　专利药品及联络办公室是药品上市申请专利链接的审查部门,主要职责为负责专利登记的管理、药品专利目录进入专利登记的审查、药品上市申请涉及专利链接的审查,以及在药品上市许可申请批准中涉及药品专利的诉讼时,负责与加拿大司法部门联系。

按照《药品 NOC 专利链接的管理办法》的规定,专利链接就是指对涉及专利问题的药品注册申请,需进行有关专利审查的要求和过程。

仿制药上市申请的审查过程包括2次专利链接的审查,第1次专利链接审查是在申请资料接收后正式受理前,再次专利链接审查是在完成技术审评后签署注册许可前。只有通过了第1次专利链接审查才能进入下一步形式审查程序,通过第2次专利链接审查才能获得上市许可,见图9-1。

(1) 第1次专利链接审查:第1次专利链接审查就是加拿大卫生部对仿制专利药品上市许可申请的申报材料之一《申请表Ⅴ》的审查。首先需要在专利登记库中查询有关专利登记的情况,如果在专利登记中查到有关的专利药品,申请人必须在提交上市申请的同时,提交另一份与专利药品有关的资料《申请表Ⅴ》。《申请表Ⅴ》是药品上市许可申请人对有关专利药品回复的一份声明,共分6个部分:第

1 部分是注册申请的编号信息。第 2 部分是注册申请人的信息,包括药品名称、商品名、给药途径以及适应证等。第 3 部分是专利药品的有关信息,包括药品名称、商品名、剂型、上市批准号、给药途径、适应证、制造商名称、专利号、失效期,注册申请人是否得到专利权人的允许在生产、使用、销售该药品,药品注册申请人是否承诺在专利期满前不能得到批准上市许可的通知,注册申请人是否声明专利权人的专利状态是错误的,或专利已经失效,或专利无效。如果没有任何声明,则其制造、使用、销售被视为侵权。第 4 部分与第 3 部分内容基本相同,药品注册申请人只需填写第 3 或第 4 部分。第 5 部分是注册申请人的保证,保证所有声明中的信息真实并符合专利药品上市许可规定。第 6 部分由官方填写。如果没有填写《申请表 V》,在资料接收时进入专利阻止,直至申请人补填该申请表之后才能进入技术审评。作为药品上市许可申请人,可以就以下情况进行辩解:如专利目录中专利权人并非专利的持有人,也不享有独占权;获得专利权人的许可;专利已经失效;专利无效等。药品上市许可申请人可以就上述情况之一,向专利登记中的专利权人发一封申述信,同时抄送给卫生部部长。这封信的内容必须包括药品的剂型、规格和给药途径等。发出的时间在提交申请资料之前或在提交申请资料的同时。

(2) 第 2 次专利链接审查:在批准上市之前,再次进行药品专利链接的审查。审查的内容包括专利权人是否在这段审评期间增加或修改其专利登记的信息,药品上市许可申请人是否在此时得到专利权人的申述的回复,是支持还是反对等。如果涉及专利药品的有关问题依然没有解决,药品上市许可申请的审批再次进入专利阻止,直至专利失效或法院的判决支持药品上市许可申请人或 24 个月法定的停止期后,才可获得药品上市许可。

（三）日本的类药品专利链接制度

日本目前没有建立法律上的专利链接制度,但根据日本政府医药审批机关的部门规定,在实践中实施了一种实质上的专利链接制度,故也可称为类专利链接制度,其主要分为两个步骤:步骤一,基于专利信息作出仿制药上市许可决定,即只要原研药活性成分及其相关适应证存在专利保护即不予批准仿制药申请人的上市许可,但是,如果仿制药申请人提交了原研药生效的专利无效决定或法院判决,则该仿制药有可能被批准上市。此外,如果原研药的一部分适应证和作用、剂量和给药途径等存在专利保护,则其他未被专利保护的适应证和作用、剂量和给药途径,可以给予仿制药上市许可。步骤二,在获得仿制药的上市许可之后,仿制药企业在日本医药品医疗器械管理局（Pharmaceuticals and Medical Devices Agency,PMDA）的主导下应当和拥有其他类型有效专利的原研药企业协商解决上市之前的任何潜在专利侵权问题。

（四）其他国家的做法

除了美国和加拿大以外,韩国、澳大利亚、新加坡和秘鲁等国家也陆续引进了药品专利链接制度。但是欧盟并没有专利链接制度,全靠药品生产商凭其法律意识和诚信原则避免侵犯专利权,药品监管部门可以在专利期内批准仿制者生产和销售,但批件上注明要等专利过期后才可以上市销售。印度也对药品专利链接制度持反对意见。

（五）美国生物制品专利舞蹈制度

加拿大、韩国均将生物制品纳入药品专利链接制度中。而美国的药品专利链接制度并不适用于生物制品。2010 年 3 月,美国国会通过的《生物制品价格竞争与创新法案》生效,开创性地构建了生物制品专利纠纷早期解决机制——专利舞蹈。由于这一机制包含了一连串要求生物类似药企业与原研药企业轮流执行的动作,这样一来一回,非常像两个人在跳舞,所以形象地被称为"专利舞蹈",见图 9-2。

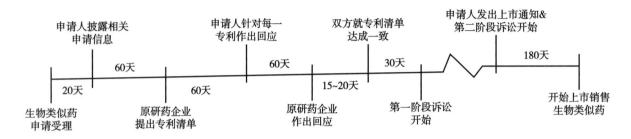

图 9-2 专利舞蹈的运行程序

1. **"专利舞蹈"运行的程序** 根据《生物制品价格竞争与创新法案》的规定,在原研生物药获准上市销售的 4 年后,FDA 才可以接受生物类似药申请,然后就触发了"专利舞蹈"程序。FDA 受理生物类似药上市申请后 20 天内,生物类似药企业应向原研药企业提供一份申请副本以披露相关信息。原研药企业在收到副本 60 天后,应向生物类似药生产企业提供一份被侵权专利清单和可许可专利清单。生物类似药企业在收到专利清单 60 天后,应向原研药企业说明原研专利无效、不可执行或不被侵犯,或者提供原研专利到期前不销售该产品的声明。原研药企业可在收到声明 60 天之内作出回应,表明是否接受生物类似药企业的声明及其原因。

在上述过程中,如果双方达成共同确认的专利清单,双方可根据该清单的内容进行第一阶段的诉讼;如果无法达成一致,双方互换的清单中的一致部分就构成了共同确认的专利清单。此阶段的诉讼并不影响 FDA 的上市审批。

下一步,生物类似药企业应在不迟于药品上市 180 天前,向原研药企业发出其进入市场的意向通知。原研药企业在收到上市通知之后,可以开始第二阶段诉讼。诉讼内容可以包括双方在第一阶段中已经列出但没有提起的诉讼,也可以包括原研药企业后来再次取得的新的专利。

此外,生物原研药企业收到上市通知后,还可以在生物类似药上市前申请"初步禁令",以阻止生物类似药申请人从事该生物类似药的商业制造或者销售,直至法院对专利的有效性、施行和侵权与否等问题作出裁决。

2. **"专利舞蹈"制度的特点**

(1) 非强制性:生物类似药申请人可以拒绝参加"专利舞蹈",直接进行相关诉讼。但是"专利舞蹈"实际上也给了生物类似药企业一定的控制权,使其可以主动提出专利诉讼并控制第一阶段的专利诉讼范围和第二阶段的专利诉讼时间。但是,如果生物类似药企业选择不遵守"专利舞蹈"程序,原研药企业可以立即提出诉讼,而生物类似药企业则不能提出专利诉讼。这样,生物类似药企业也就不能控制专利诉讼的范围和时间,从而失去了提起专利诉讼的主动权。

(2) 软链接:"软链接"是指生物原研药除使用初步禁令等侵权救济手段外,不能影响生物类似药注册审批、上市销售进程。相较于化学药品专利纠纷早期解决机制的"硬链接",即如果参比制剂持有人在一定期限内起诉化学仿制药侵犯其专利权时,则美国 FDA 在 30 个月等待期内不得批准化学仿制药上市，"专利舞蹈"的"软链接"使得生物类似药的注册审批不会因为生物类似药申请人与生物原研药企业专利纠纷诉讼而迟滞，有利于促进生物类似药尽快上市。

### 三、我国的药品专利链接制度

中共中央办公厅、国务院办公厅印发的《关于深化审评审批制度改革鼓励药品医疗器械创新的意见》是深化药品医疗器械审评审批制度改革的重要的纲领性文件。其中第十六项明确提出要"探索建立药品专利链接制度"。该文件中明确规定了药品专利链接的相关程序、义务、期限以及药品审评机构如何参考专利侵权纠纷的解决结果等内容。

#### （一）我国药品专利链接制度的立法沿革

2017 年 10 月 8 日，中共中央办公厅、国务院办公厅印发了《关于深化审评审批制度改革鼓励药品医疗器械创新的意见》，明确提出探索建立药品专利链接制度："为保护专利权人合法权益，降低仿制药专利侵权风险，鼓励仿制药发展，探索建立药品审评审批与药品专利链接制度。药品注册申请人提交注册申请时，应说明涉及的相关专利及其权属状态，并在规定期限内告知相关药品专利权人。专利权存在纠纷的，当事人可以向法院起诉，其间不停止药品技术审评。对通过技术审评的药品，食品药品监管部门根据法院生效判决、裁定或调解书作出是否批准上市的决定；超过一定期限未取得生效判决、裁定或调解书的，食品药品监管部门可批准上市。"

2020 年 10 月 17 日，《中华人民共和国专利法》（第四次修正）颁布，并于 2021 年 6 月正式施行。在第 76 条里对药品专利链接制度作出了明确规定："药品上市审评审批过程中，药品上市许可申请人与有关专利权人或者利害关系人，因申请注册的药品相关的专利权产生纠纷的，相关当事人可以向人民法院起诉，请求就申请注册的药品相关技术方案是否落入他人药品专利权保护范围作出判决。国务院药品监督管理部门在规定的期限内，可以根据人民法院生效裁判作出是否暂停批准相关药品上市的决定。"

2021 年 7 月 4 日国家药品监督管理局和国家知识产权局联合发布了《药品专利纠纷早期解决机制（试行）》，2021 年 7 月 4 日最高人民法院发布了《最高人民法院关于审理申请注册的药品相关的专利权纠纷民事案件适用法律若干问题的规定》，2021 年 7 月 5 日国家知识产权局发布了《药品专利纠纷早期解决机制行政裁决办法》等一系列配套法规和文件，我国的药品专利链接制度初步建立起来了。

#### （二）我国药品专利链接制度的具体内容

1. **平台建设和信息公开**　国务院药品监督管理部门组织建立中国上市药品专利信息登记平台，供药品上市许可持有人登记在中国境内注册上市的药品相关专利信息。国家药品审评机构负责建立并维护中国上市药品专利信息登记平台，对已获批上市药品的相关专利信息予以公开。

2. **专利权登记**　药品上市许可持有人在获得药品注册证书后 30 日内，自行登记药品名称、剂型、规格、上市许可持有人、相关专利号、专利名称、专利权人、专利被许可人、专利授权日期及保护期限届满日、专利状态、专利类型、药品与相关专利权利要求的对应关系、通信地址、联系人及联系方式等内容。可以在中国上市药品专利信息登记平台中登记的具体药品专利包括：化学药品（不含原料药）的药物活性成分化合物专利、含活性成分的药物组合物专利、医药用途专利;中药的中药组合物专利、中药提取物专利、医药用途专利;生物制品的活性成分的序列结构专利、医药用途专利。相关专利不包括中间体、代谢产物、晶型、制备方法和检测方法等的专利。登记信息与专利登记簿、专利公报以及药品注册证书相关信息应当一致;医药用途专利权与获批上市药品说明书的适应证或者功能主治应当一致;相关专利保护范围覆盖获批上市药品的相应技术方案。药品上市许可持有人对其登记的相关信息的真实性、准确性和完整性负责,对收到的相关异议应当及时核实处理并予以记录。相关信息发生变化的,药品上市许可持有人应当在信息变更生效后 30 日内完成更新。相关信息修改应当说明理由并予以公开。

3. **仿制药专利声明制度** 化学仿制药申请人提交药品上市许可申请时,应当对照已在中国上市药品专利信息登记平台公开的专利信息,针对被仿制药每一件相关的药品专利作出声明。声明分为四类:

(1) 一类声明:中国上市药品专利信息登记平台中没有被仿制药的相关专利信息。

(2) 二类声明:中国上市药品专利信息登记平台收录的被仿制药相关专利权已终止或者被宣告无效,或者仿制药申请人已获得专利权人相关专利实施许可。

(3) 三类声明:中国上市药品专利信息登记平台收录有被仿制药相关专利,仿制药申请人承诺在相应专利权有效期届满之前所申请的仿制药暂不上市。

(4) 四类声明:中国上市药品专利信息登记平台收录的被仿制药相关专利权应当被宣告无效,或者其仿制药未落入相关专利权保护范围。

4. **司法链接和行政链接** 仿制药申请被受理后 10 个工作日内,国家药品审评机构应当在信息平台向社会公开申请信息和相应声明;仿制药申请人应当将相应声明及声明依据通知上市许可持有人,上市许可持有人非专利权人的,由上市许可持有人通知专利权人。其中声明未落入相关专利权保护范围的,声明依据应当包括仿制药技术方案与相关专利的相关权利要求对比表及相关技术资料。除纸质资料外,仿制药申请人还应当向上市许可持有人在中国上市药品专利信息登记平台登记的电子邮箱发送声明及声明依据,并留存相关记录。

专利权人或者利害关系人对四类专利声明有异议的,可以自国家药品审评机构公开药品上市许可申请之日起 45 日内,就申请上市药品的相关技术方案是否落入相关专利权保护范围向人民法院提起诉讼或者向国务院专利行政部门请求行政裁决。当事人对国务院专利行政部门作出的行政裁决不服的,可以在收到行政裁决书后依法向人民法院起诉。

专利权人或者利害关系人如在规定期限内提起诉讼或者请求行政裁决的,应当自人民法院立案或者国务院专利行政部门受理之日起 15 个工作日内将立案或受理通知书副本提交国家药品审评机构,并通知仿制药申请人。

5. **批准等待期** 收到人民法院立案或者国务院专利行政部门受理通知书副本后,国务院药品监督管理部门对化学仿制药注册申请设置 9 个月的等待期。等待期自人民法院立案或者国务院专利行政部门受理之日起,只设置一次。等待期内国家药品审评机构不停止技术审评。

专利权人或者利害关系人未在规定期限内提起诉讼或者请求行政裁决的,国务院药品监督管理部门根据技术审评结论和仿制药申请人提交的声明情形,直接作出是否批准上市的决定,不启动等待期。

**6. 药品审评审批分类处理**　对引发等待期的化学仿制药注册申请,专利权人或者利害关系人、化学仿制药申请人应当自收到判决书或者决定书等10个工作日内将相关文书报送国家药品审评机构。

对技术审评通过的化学仿制药注册申请,国家药品审评机构结合人民法院生效判决或者国务院专利行政部门行政裁决作出相应处理。

(1) 确认落入相关专利权保护范围的,待专利权期限届满前将相关化学仿制药注册申请转入行政审批环节。

(2) 确认不落入相关专利权保护范围或者双方和解的,按照程序将相关化学仿制药注册申请转入行政审批环节。

(3) 相关专利权被依法无效的,按照程序将相关化学仿制药注册申请转入行政审批环节。

(4) 超过等待期,国务院药品监督管理部门未收到人民法院的生效判决或者调解书,或者国务院专利行政部门的行政裁决,按照程序将相关化学仿制药注册申请转入行政审批环节。

(5) 国务院药品监督管理部门在行政审批期间收到人民法院生效判决或者国务院专利行政部门行政裁决,确认落入相关专利权保护范围的,将相关化学仿制药注册申请交由国家药品审评机构按照(1)的规定办理,即确认落入相关专利权保护范围的,待专利权期限届满前将相关化学仿制药注册申请转入行政审批环节。

国务院药品监督管理部门作出暂缓批准决定后,人民法院推翻原行政裁决的、双方和解的、相关专利权被宣告无效的,以及专利权人、利害关系人撤回诉讼或者行政裁决请求的,仿制药申请人可以向国务院药品监督管理部门申请批准仿制药上市,国务院药品监督管理部门可以作出是否批准的决定。

对一类、二类声明的化学仿制药注册申请,国务院药品监督管理部门依据技术审评结论作出是否批准上市的决定;对三类声明的化学仿制药注册申请,技术审评通过的,作出批准上市决定,相关药品在相应专利权有效期和市场独占期届满之后方可上市。

**7. 首仿药市场独占期制度**　对首个挑战专利成功并首个获批上市的化学仿制药,给予市场独占期。国务院药品监督管理部门在该药品获批之日起12个月内不再批准同品种仿制药上市,共同挑战专利成功的除外。市场独占期限不超过被挑战药品的原专利权期限。市场独占期内国家药品审评机构不停止技术审评。对技术审评通过的化学仿制药注册申请,待市场独占期到期前将相关化学仿制药注册申请转入行政审批环节。

挑战专利成功是指化学仿制药申请人提交四类声明,且根据其提出的宣告专利权无效请求,相关专利权被宣告无效,因而使仿制药可获批上市。

# 第四节    未披露的药品试验数据保护

## 一、未披露的药品试验数据的概念、内容和特征

进行药品试验并获取试验数据是药品研发过程中的重要环节,需耗费大量的财力和时间(10~15年),但由于试验数据是基于标准化的科学试验而获得的,不能满足专利的三性(新颖性、创造性、实用性)要求,因而无法获得专利保护。药品试验数据保护制度,是指在一定数据保护期内原研药公司可以对药品试验数据享有独占权。

### (一)未披露的药品试验数据的概念

未披露的药品试验数据是指在药品注册过程中,申请者为获得药品上市许可向药品监督管理部门提交的关于证明药品安全性、有效性和质量可控性等的未披露的试验数据。

### (二)未披露的药品试验数据的内容

药品未披露的试验数据来源于药品研发过程中的非临床试验、临床试验,主要包括以下内容。

1. **针对试验系统的试验数据**    包括动物、细胞、组织、器官及微生物等试验系统的药理、毒理和动物药代动力学等试验数据。

2. **针对生产工艺流程、生产设备与设施、生产质量控制等研究数据**    包括药物的合成工艺、提取方法、理化性质及纯度、剂型选择、处方筛选、制备工艺、检验方法、质量指标和稳定性;中药制剂还包括原药材的来源、加工及炮制等;生物制品还包括菌毒种、细胞株和生物组织等起始材料的质量标准、保存条件、遗传稳定性及免疫学等研究数据。

3. **针对人体的临床试验数据**    包括通过临床药理学、人体安全性及有效性评价等获得人体对于新药的耐受程度和药代动力学参数、给药剂量等试验数据。

### (三)未披露的药品试验数据的特征

1. **无形性**    无形性财产具有非物质性、不发生有形控制的占有和不发生有形损耗的使用等特点。非物质性指的是无形财产是具有内在价值和使用价值的,凝结在有形载体中的无形的脑力劳动成果。药品试验数据是研发人员通过方案设计、试验验证等脑力劳动得出的脑力成果,同时通过递交给药品监管部门的试验资料这一有形载体呈现出来。

无形财产的使用不像有形财产那样会损耗,而且无形财产可以被多个主体共同使用。证明药品安全和有效的试验数据可以被反复使用,也可以被药品监督管理部门用作其他药品上市的参考。

2. **监管性**    由于药品试验数据是获得上市许可所必需,因此,研发者将试验数据提交给药品主管部门时,药品主管部门便获得了药品试验数据的合法知悉权。在以批准此新药上市为目的的范围内,药品试验数据的所有权发生了一定的转移。药品主管部门出于审查数据的需求,拥有对这些数据的使用、处分权。

3. **可依赖性**    出于加快仿制药上市、维护公共健康的考虑,各国药品监管部门规定仿制药只需提交简化新药申请,提供能够证明和被仿制的新药相同的生物等效性数据即可,药品监管部门则依赖相应

的证明新药的安全性与有效性的试验数据批准仿制药上市。在这种情况下,药品监管机构拥有了依赖该试验数据批准其他仿制药上市的合法使用权,药品试验数据无法再采用商业秘密的形式进行保护,丧失了商业价值,新药研发者也失去了市场竞争优势。

## 二、未披露的药品试验数据保护的方式及意义

为对未披露试验数据或其他数据防止不正当商业利用,研发者对其未披露的试验数据在一定时间内享有独占权,可禁止他人依赖该试验数据提出仿制药注册申请。该制度的建立对促进药品创新,提高创新药物可及性,推动医药产业发展具有重要意义。

（一）药品未披露的试验数据保护的方式

对未披露的药品试验数据实施保护是世界贸易组织(WTO)在《与贸易有关的知识产权协议》(TRIPS协议)第 39 条第 3 款中对 WTO 成员国提出的义务性的规定,但是并未明确具体采用何种方式。目前,世界上各个国家关于药品试验数据保护尚未形成统一的保护方式。主要有两种方式,即反不正当竞争保护模式和试验数据独占保护模式。

1. **反不正当竞争模式**　反不正当竞争模式禁止药品试验数据的不正当商业使用。权利人享有对抗不当使用未披露的药品试验数据的权利。在这类保护模式下,对药品未披露的试验数据保护力度较弱,对药品监管机构提出了不披露申请人提交的未披露的药品试验数据的要求,并不阻止药品监管机构依赖申请人提交的未披露的药品试验数据批准仿制药上市。

2. **试验数据独占保护模式**　试验数据独占保护模式指的是在一定的时间内,为未披露的试验数据提供一段时间的独占保护,在保护期内他人不得使用或引用这些数据,药品监管部门也不能依赖这些数据批准其他药品的上市。美国、欧盟和日本等国家和地区均采用试验数据独占保护模式。这个模式可以有效地对药品注册过程中的未披露的数据提供有效保护,禁止后来的药品注册申请者直接或者间接地依赖前者的数据来进行药品的注册申请,以保护新药开发的积极性,也被绝大多数国家所采用。因此,提到未披露的试验数据保护通常指的是对试验数据提供独占保护。

（二）对未披露的药品试验数据实施保护的意义

1. **药品试验数据保护是收回研发投资的重要保障**　药品试验数据的获得需要经过长期的试验,耗费巨大的金钱,如果不对这些数据加以保护,仿制药生产商就可以无偿地利用这些数据马上获得上市批准,而不必承担新药开发商所付出的巨额投资,造成仿制药"搭便车"的情况,并对品牌药形成竞争,降低品牌药的价格,这对于新药(特别是未获得专利保护的新药)开发商而言是极其不公平的,并且会抑制他们继续创新。药品数据保护是补偿药品研发投入的有效措施。

2. **药品试验数据保护是维护公共利益和新药投资者的个人利益的法律保障**　药品试验数据除了具备智慧财产属性以外,还具有一定的公益属性。药品作为一种特殊的商品,除了为厂商带来利润以外,更肩负着维护社会公共健康的使命。因此,如果对试验数据只加以保护,不加以限制,则不利于维护公众健康的公共利益。在理论上已经可以预知结果的前提下仍然要求仿制药申请者重复进行证明药品安全性和有效性的试验,从经济的角度而言是一种浪费,从人道的角度而言则是不合理的。重复的动物实验会导致因动物实验而受苦或死亡的动物增加,临床试验也会增加受试者的痛苦和承担不良反应的风险。因此,允许药品主管部门依赖相应的新药的试验数据批准仿制药的上市是符合公

共健康、社会经济利益以及人道考量的。这时公共利益和新药投资者的个人利益出现了冲突,需要一种法律制度来平衡这种冲突。药品试验数据保护就是维护公共利益和新药投资者的个人利益的法律保障。

（三）我国对未披露的药品试验数据的保护

我国于 2001 年加入 WTO,在《中国入世工作组报告》第五部分"知识产权制度"中对遵守 TRIPS 第39.3 条作出了承诺。根据 TRIPS 协议,我国政府在相应的行政法规和部门规章中,规定了对药品未披露的试验数据进行保护。详见表 9-1。

表 9-1 我国药品未披露的数据保护的法律依据

| 名称 | 条款及内容 |
| --- | --- |
| 《TRIPS 协议》 | 第三十九条第三款:如果缔约方要求以提交未公开的测试数据或其他数据作为批准一种采用新化学成分的药品或农业化学产品投放市场的条件,而上述数据的产生需要付出相当的努力,则该缔约方应禁止对这种数据的不正当商业性使用。此外,除非是为保护公众所必需,或者除非已经采取措施来确保防止对这样数据的不正当商业性使用,否则缔约方应禁止公开这样的数据 |
| 《药品管理法实施条例》(2002) | 第三十五条:国家对获得生产或者销售含有新型化学成分药品许可的生产者或者销售者提交的自行取得且未披露的试验数据和其他数据实施保护,任何人不得对该未披露的试验数据和其他数据进行不正当的商业利用。<br>自药品生产者或者销售者获得生产、销售新型化学成分药品的许可证明文件之日起6 年内,对其他申请人未经已获得许可的申请人同意,使用前款数据申请生产、销售新型化学成分药品许可的,药品监督管理部门不予许可;但是,其他申请人提交自行取得数据的除外 |
| 《药品注册管理办法》(2007) | 第二十条:按照《药品管理法实施条例》第三十五条的规定,对获得生产或者销售含有新型化学成分药品许可的生产者或者销售者提交的自行取得且未披露的试验数据和其他数据,国家药品监督管理局自批准该许可之日起 6 年内,对未经已获得许可的申请人同意,使用其未披露数据的申请不予批准;但是申请人提交自行取得数据的除外 |

2015 年,我国启动了对《药品注册管理办法》的修订工作,不再将未披露的药品试验数据保护内容在《药品注册管理办法》中体现,而是预留相应的接口,在下位法中作出具体规定。因此,我国分别于2017 年 5 月、2017 年 10 月和 2018 年 4 月对药品试验数据保护制度的相关规定提出了改进意见,并出台了《药品试验数据保护实施办法(暂行)(征求意见稿)》。我国的药品试验数据保护制度仍在进一步的完善当中。

# 本 章 小 结

本章介绍了新药审评与注册中涉及的四项特殊的药品知识产权保护制度,包括 Bolar 例外制度、药品专利期补偿制度、药品专利链接制度和未披露的药品试验数据保护。药品作为一种特殊商品,历来受到各国药品监管部门的特殊管理,再加上药品的开发具有时间长、资金大和多环节合作开发的特点,决定了药品只靠单一的技术诀窍的保密措施加以产权保护是不可靠的,风险很大,只有稳定、确切、强制的专利保护才是最好的保障。近年来,国家药品监督管理局、国家知识产权局出台了多项政策法规,如《关于深化审评审批制度改革鼓励药品医疗器械创新的意见》《关于强化知识产权保护的意见》等,建立了药品知识产权保护新生态。

新药审批管理部门和申请人均需按照《药品注册管理办法》等法律法规的要求,遵循公开、公平、公正原则,以临床价值为导向,以国家战略需求为导向,严格按照规定程序规范实行药品注册,认真落实党二十大科教兴国战略,积极推动国家创新药和仿制药发展。

**(杨 莉)**

# 第十章　美国新药审评与注册行政管理体系及相关法律体系

1. 掌握关于美国食品药品管理局(FDA)的药品注册管理法规体系中美国新药审评与注册的法案、管理规定、技术指导原则。

2. 熟悉美国食品药品管理局(FDA)的作用和主要构成机构。

3. 了解我国新药中美双报策略。

## 第一节　美国食品药品管理局

### 一、概述

美国食品药品管理局(Food and Drug Administration,FDA)隶属于美国卫生与公众服务部(U.S. Department of Health and Human Services),FDA 主要由 1 个专员办公室和 4 个职能中心组成,这 4 个职能中心包括医疗产品和烟草办公室、食品和兽药办公室、运营办公室,以及全球监管运营与政策办公室。

(一)FDA 职责

FDA 负责美国生产或进口的食品、药品、化妆品、生物制品、具辐射产品、医疗器械等产品的安全管理。FDA 的职责覆盖美国 50 个州、哥伦比亚特区、波多黎各、关岛、维尔京群岛、美属萨摩亚和其他美国领土和属地。

(二)FDA 历史

拥有百年历程的 FDA 是一个公共科学卫生机构,目前已是全球食品药品监管权威的机构。1927 年,美国食品药品及杀虫剂管理局成立,隶属于农业部;1930 年,该局更名为美国食品药品管理局(FDA);1940 年,FDA 由农业部划归联邦安全局管理;1953 年,FDA 成为卫生教育福利部下属单位;1980 年后,FDA 归属美国卫生与公众服务部。

## 二、组织结构

FDA 认证的组成部门有 5 个,每个都管辖不同的领域,这样可以做到分工明确,各个部门也能做出非常严谨的商品审核批准服务。

### (一) 专员办公室

专员办公室提供机构范围内的项目指导和管理服务,以确保 FDA 消费者在其监管框架内得到有效管理,并对资源进行有效利用。

1. **应急管理办公室**　应急管理办公室(Office of Emergency Management,OEM)的职能包括制订和更新应急响应计划,进行机构应急演习,协调机构参与由其他部门和机构发起的应急演习。

2. **国家毒理学研究中心**　国家毒理学研究中心(National Center for Toxicological Research,NCTR)主要围绕产品风险评估、毒性测试、毒性机制和危险性产品管理等目标进行研究,以支持 FDA 的公共健康任务。

### (二) 医疗产品和烟草办公室

医疗产品和烟草办公室旨在提高药品中心、生物制品中心、医疗器械中心、烟草产品中心的协调和领导能力,同时负责审查 FDA 的特殊药品项目。

1. **生物制品审评与研究中心**　生物制品审评与研究中心(CBER)是 FDA 下属的一个机构。CBER 负责管理生物制品,其任务是通过管理血液、疫苗、组织、过敏原等生物及相关制品来保护公众的健康。

2. **医疗器械与辐射健康中心**　医疗器械与辐射健康中心的职责是确保医疗器械的安全和有效,以及减少和消除产品的辐射。

3. **药品审评与研究中心**　药品审评与研究中心(CDER)是 FDA 最大的一个审评中心。CDER 旨在确保处方药和非处方药的安全和有效,在新药上市前对其进行评估,并监督市场上销售的药品以确保产品满足不断更新的标准。

4. **肿瘤学卓越中心**　肿瘤学卓越中心(Oncology Center of Excellence,OCE)由 *the 21st Century Cures Act* 于 2016 年授权,成立于 2017 年 1 月 19 日。OCE 联合 FDA 的专家,对肿瘤医疗产品进行快速审查,同时领导各种研究、教育拓展项目和方案,推进肿瘤医疗产品的开发和监管。

5. **特殊药品研究办公室**　FDA 从技术上协助美国管制物质强制管理局,对药用麻醉制品等特殊药品采取严格控制措施,而管制物质强制管理局规定每年作为处方药的麻醉药品的生产量。

### (三) 食品和兽药办公室

食品和兽药办公室下辖食品安全和应用营养中心、兽用药品中心。

1. **食品安全和应用营养中心**　食品安全和应用营养中心是 FDA 对食品、化妆品行使监督管理的职能部门,其负责除美国农业部管辖的肉类、家禽以外的全部食品的安全。

2. **兽用药品中心**　兽用药品中心主要由 4 个办公室组成,分别为管理办公室、监测和法规监督办公室、动物新药审评办公室和研究办公室,其负责管理动物食品、宠物用饲料添加剂以及兽药的生产和销售。

### (四) 运营办公室

运营办公室负责审查 FDA 所有机构的运营活动和执行情况,确保其能及时有效地实施运营活动和高质量服务,该中心还计划和管理 FDA 各种资源,包括财政、人力资源等。

（五）全球监管运营与政策办公室

全球监管运营与政策办公室致力于保障国内外产品质量和安全,提供法规导向和方针决策,包括全球化合作、数据共享、协调标准、领域内的运营及强制执行活动。下辖国际项目办公室、法规事务办公室。

1. 国际项目办公室 国际项目办公室管理全球政策和战略办公室的外国办事处,这些办事处位于全球战略地点,包括亚洲（中国和印度）、欧洲（比利时）和南美洲（智利、哥斯达黎加和墨西哥）。

2. 法规事务办公室 法规事务办公室是机构现场活动的领导办公室。法规事务办公室检查受管制产品和制造商,对受管制产品进行抽样分析,并审查拟进入美国的进口产品。

# 第二节 美国药品审评与研究中心

## 一、概述

美国药品审评与研究中心（CDER）执行重要的公共卫生任务,确保提供安全有效的药物,以改善公众的健康。目前,CDER 已成为美国 FDA 最大的一个审评中心,它是监督《联邦食品、药品和化妆品法案》中定义的大多数药品的部门,负责审评新药和非专利药品的申请,为药品生产管理美国 cGMP 规则,确定哪些药物需要医生的处方,监控药品广告的合规性,并收集和分析已上市药品的安全数据。

（一）CDER 职责

CDER 监管非处方药和处方药,包括生物治疗药物和仿制药,负责药物的安全性、质量及有效性,同时还监管药品广告的真实性,以及收集和分析已上市药品的安全数据,提供给消费者准确安全的信息。

（二）CDER 历史

1902 年美国化学局组建药品实验室,1923 年成立了药品控制办公室,1957 年改组为医药局,1969 年新组建了药品局。1983 年,药品局与生物制品局合为国家药品及生物制品中心,1987 年 CDER 从国家药品及生物制品中心中独立出来。

## 二、组织结构

随着药品审评工作的不断细化,如今 CDER 已下设多个部门,如药品审评部门、药品质量管理部门、政策法规制定与监管部门、专业支持部门、行政支持部门等。

（一）药品审评部门

1. 新药办公室 新药办公室负责新药研发的审查研究,决定创新药的上市申请,并对已上市销售药品相关变化作出决定,同时还为受监管的企业提供临床、科学和监管事务的指南。新药办公室下设 6 个办公室,包括抗菌药品办公室、血液和肿瘤药品审评办公室和四个药品审评办公室（Ⅰ、Ⅱ、Ⅲ、Ⅳ）。

2. 仿制药办公室 仿制药办公室（Office of Generic Drugs,OGD）负责仿制药的监管和监督,确保患者获得安全、有效、高质量的药物,同时也为企业提供与仿制药相关的临床、科学和监管事务的指南。OGD 下设 4 个办公室,包括研究标准办公室、生物等效性办公室、仿制药政策办公室和监管运行办公室。

（二）药品质量管理部门

1. **药品质量办公室**　药品质量办公室（Office of Pharmaceutical Quality，OPQ）整合了 CDER 与药品质量相关的所有非执法职能，通过审评、检查和研究改善了药品整个生命周期内的质量监督。OPQ 下设 8 个办公室，包括新药产品办公室、药品质量政策办公室、生物技术药品办公室、药品生命周期办公室、监测办公室、质量监督办公室、检验和研究办公室、工艺和设施办公室、药物警戒办公室。

2. **监督和流行病学办公室**　监督和流行病学办公室负责维护上市后药物警戒系统和风险评估，以确定药物开发过程中无不良反应／事件的发生。同时还与制药企业合作，减少因外观、标签或读音类似而导致的用药错误。通过各种规章制度来评估药品整个生命周期的安全性。

（三）政策法规制定与监管部门

1. **合规性办公室**　合规性办公室（Office of Compliance，OC）通过风险评估和科学政策的指导，来监督执法，保护消费者用药安全和促进公众的健康。OC 下设 5 个办公室，包括生产质量办公室、科学调查办公室、项目和监管运行办公室、未批准许可药品和标签合规办公室以及药品安全、完整性和召回办公室。

2. **医学政策办公室**　医学政策办公室（Office of Medical Policy，OMP）通过监管医疗政策的发展来促进和保护公众健康。OMP 提供与药物开发、批准、生物学研究、临床试验、上市后监测相关的医学政策的监督和指引，以确保医疗信息及时有效的沟通；同时也通过与其他学科、领域的相互合作促进跨学科医疗政策的制定和实施，进一步促进药物的开发。OMP 下设 2 个办公室，包括药物政策项目办公室和处方药促销办公室。

3. **监管政策办公室**　监管政策办公室根据《联邦食品、药品和化妆品法案》和其他可适用的法律，发起、制定和审查与人用药品监管相关的规章、指南和其他文件；针对监管所聚焦的问题，就《联邦食品、药品和化妆品法案》和其他可适用的法律、规章政策提供建议和协助，帮助制定和回应新的立法提案，并根据《信息自由法》披露相关信息。

（四）专业支持部门

负责专业支持的转化科学办公室（Office of Translational Sciences，OTS）通过在它下设的生物统计学办公室、临床药理学办公室和其他办公室与 CDER 之间的协作，在量化评估效果、安全和药品剂量时，推动使用高效的、信息量丰富的研究设计和数据分析方法。

（五）行政支持部门

1. **交流办公室**　交流办公室（Office of Communication，OCOMM）是沟通交流人用药品信息的主要来源。职能包括组织公共宣传倡议和教育活动，向患者、医护人员提供药品安全信息，建立内外部合作伙伴关系等。

2. **管理办公室**　管理办公室（Office of Management，OM）为 CDER 提供高效负责的管理资源与服务。职能主要与项目管理、政策流程、道德诚信、人力资源、财务管理、后勤运营等内容相关。

3. **战略规划办公室**　战略规划办公室（Office of Strategic Programs，OSP）是领导 CDER 工作战略和运营的规划部门。职能包括战略规划和管理、与主要外部利益相关者进行谈判，对计划和过程进行设计和管理等。

# 第三节　美国新药审评与注册相关法律体系

### 一、新药审评与注册管理

美国的新药审批是世界上最严格规范的,据统计,在美国每个被批准上市的新药,平均研发成本高达 20 亿美元,平均研发周期超过 10 年。而且新药研发的成功率非常低,有很多药品从概念到成功上市,成功率只有 5%。为了保证市场的健康成长,同时鼓动创新和研发,FDA 制定了一系列非常完善的监管手段。在美国,一个普通的新化合物从最初的发现到申请上市,大约需要经过 15 年的时间,其中 FDA 用于审评的时间为 6~10 个月。

#### (一)发展历程

**1. 新药注册审评制度的初步建立**　美国是全球最早对药品实行管理的国家。1906 年,美国国会通过了美国第一部医药法规——《纯净食品和药品法》(PFDA)。PFDA 首次全面规定了联邦政府在美国药品规制中所应承担的责任,奠定了美国现代药品法的雏形与骨架,促进了美国食品药品管理局的诞生。

**2. 新药注册审评制度的完善**　经历了从 1906 年第一部法规的颁布到 1930 年 FDA 的更名成立,再到整个审评制度的建立健全 100 多年的发展,美国新药注册审评制度包括新药的定义、药品注册审评法规体系、药品注册审评机构设置、药品注册审评程序和药品注册审评申请文件要求等。其注重从法规的角度针对性地监管药品全过程,包括研发、上市及撤市的各个环节。该制度主要有以下五个方面的完善。

(1) 美国药品审评体制:①CDER 负责审评新药、非专利药品和非处方药的申请。②药品审评收费:美国现行的第六部《处方药使用者付费法案》提供对新药和生物许可申请的持续及时审查;不降低对药品安全、有效与质量要求且新药审批明显加快,逆转了新药上市的迟滞困境。

(2) 药品审评程序:①标准审评包括提交、立卷审评、计划审评、科学和监管审评、决定等步骤。②特殊认定和审评途径:孤儿药(orphan)、快速通道(fast track)、加速批准(accelerated approval)、优先审评(priority review)和突破性治疗(breakthrough therapy)。③审评时限:FDA 新药的标准审评时间是 10 个月,对非常重要的 NDA 在 6 个月内进行审评。目前新药申请从首次提交到最终获批平均时限约为 2 年。

(3) 药品审评机制:①咨询委员会制度在美国药品审评中发挥了重要作用。②正式争议解决程序包括提交、受理和审查;逐级申诉、独立审查,鼓励沟通交流,引入咨询委员会审查,注重绩效目标设置与考核。

(4) 药品审评法规体系:美国药品注册审评法规体系按照法案、管理规定、技术指导原则的层级从上而下的框架构成,包括《联邦食品、药品和化妆品法案》《食品和药品管理现代化法案》,以及规章、指南文件、政策和程序手册、标准操作规程等。

(5) 药品审评绩效:①绩效指标对创新药物的研究开发起到较好的激励作用;②审评模式改进提高了新药审评的第一轮许可率,增加了审评机构与申请人的交流频率,对适用加速程序的药品上市申请影响尤为明显。

（二）监管现状

**1. 新药的数量**　据美国 FDA 的 Drugs@FDA 数据库的数据表示（图 10-1），1985—2023 年获批的新分子实体信息为 1 291 个，其中 1 066 个化学新药，225 个生物制品新药。

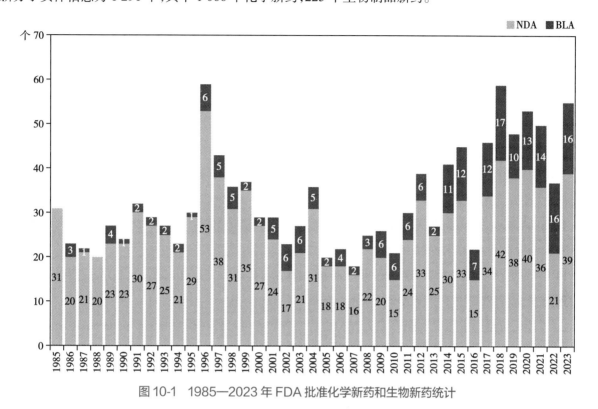

图 10-1　1985—2023 年 FDA 批准化学新药和生物新药统计

**2. 新药的质量**　FDA 规定 2018 年 1 月 1 日后所有美国药典药品（NDA、ANDA 和 OTC），无论是市售、审评中的以及将要申报的，都要满足 USP<232>/<233> 的要求。对于非美国药典的药品（NDA 和 ANDA）必须满足 ICH Q3D 对无机元素杂质的要求。

**3. 新药的审批速度**　如表 10-1 所示，FDA 新药平均审评时间呈现下降趋势，即审批速度呈现加快趋势。

表 10-1　新药审评时间随年份变化情况

| 年份 | 评价审评时间 / 天 | 平均审评时间 / 天 |
|---|---|---|
| 1985—1991 | 987 | |
| 1992—1998 | 676 | |
| 1999—2005 | 526 | 594 |
| 2006—2012 | 493 | |
| 2013—2019 | 390 | |

## 二、新药审评与注册法律体系

美国具有完善的药品监管法律体系和详细的部门规章，这是美国食品药品管理局（FDA）药品审评与研究中心（CDER）能成为全球最具权威的药审机构的原因。美国的《联邦食品、药品和化妆品法案》（FDCA）规定了新药审评的过程，并规定任何用于诊断、治愈、缓解、预防人或其他动物疾病的物品，以及用于影响人或其他动物身体的结构或功能的物品（食品除外）为药品；任何新药在上市之前一定要表明它是安全、有效并且经过审批的。

（一）美国法典中的新药法案

1.《联邦食品、药品和化妆品法案》及其有关修正案 1938 年 6 月 25 日，颁布《联邦食品、药品和化妆品法案》。该法案首次要求制药厂商在药品上市前必须提供安全性证明，是第一部规定药物必须经过检查的法律，在政府监管食品药品工业和治理社会公共健康方面具有里程碑意义，标志着毒理学被引入到药品监管中。

1951 年的《达勒姆 - 汉弗莱修正案》解决了 FDA、医药行业和医疗从业者就什么是处方药和非处方药的争论，新法迎来了大量新药申请。

1962 年，颁布了《科沃夫 - 哈里斯修正案》，该修正案首次要求制药厂商在药品上市前证明其产品的有效性，并要求 FDA 对所有登记的药品生产设施进行至少 2 年 1 次的现场检查。

1965 年，国会在《药物滥用控制修正案》中赋予了 FDA 加强对苯丙胺、巴比妥类药物、致幻剂和其他具有相当大滥用潜力的药物的控制。

FDCA 通过多次修订和长期实践，其内容和立法技术都日臻完善和成熟，为 FDA 行使权力和保障人民用药安全、有效提供了严谨而又切实可行的法律依据。

2.《药品价格竞争与专利期补偿法》《药品价格竞争与专利期补偿法》又称 Hatch-Waxman 法案，是美国国会于 1984 年制定的综合性法律框架，旨在简化仿制药的审批程序，并保持对创新的激励，包括创建涉及仿制药的专利诉讼程序。该框架的关键组成部分包括：

（1）创建一个通用制造商可在联邦法院挑战品牌制造商的专利诉讼框架。

（2）允许通用制造商参考该品牌制造商的安全性和功效数据向 FDA 批准申请。

（3）建立一个"安全港"条款，免除仿制药制造商在专利到期前为其向 FDA 申请药品批准开发工作的专利侵权责任。

（4）规定第一家通过专利挑战并获得上市申请的仿制药获得 180 天的市场独占期。

（5）为品牌制造商提供激励，使其在 5 年的独占期内开发新药，并恢复因 FDA 监管审批过程冗长而失去的部分专利期限。

（6）为改进的品牌药品建立 3 年的排他期，需要额外的临床研究以获得 FDA 的批准。

Hatch-Waxman 法案创造性地引入了 Bolar 例外、简化新药申请、专利期补偿，以及试验数据保护制度，很好地平衡了创新药研发公司和仿制药厂商之间的利益冲突，极大地促进了美国创新药和仿制药的发展，同时标志着生物等效性方法引入到药品监管中，如表 10-2。

表 10-2 Hatch-Waxman 法案的今昔对比

| Hatch-Waxman 法案颁布之前 | Hatch-Waxman 法案颁布之后 |
| --- | --- |
| 只有 19% 的处方药是仿制药 | 近 90% 的处方药都是仿制药 |
| 只有 35% 的畅销药品有仿制药的竞争 | 超过 80% 的已批准药品有仿制药 |
| 仿制药进入市场需要 3~5 年时间 | 仿制药通常在专利到期后立即进入市场，有些产品在上市 3 个月内就占据了 90% 的市场份额 |

3.《仿制药实施法》　1992 年 5 月 13 日,时任美国总统布什签署了《仿制药实施法》(GDEA),该法为防止申报材料作弊提供了防卫措施,并授权 FDA 可矫正任何犯罪行为。GDEA 修正了《联邦食品、药品和化妆品法案》,规定了强制性永久撤销作弊人员在制药行业的职业生涯。这种强化机制导致许多缺乏详细数据和步骤的仿制药企业将其申报资料从 FDA 撤回。GDEA 高度透明化重塑仿制药产业,是对 Hatch-Waxman 法案中有关 ANDA 内容的完善和补充,确保了仿制药申报的合规性。

4.《联邦管理法》中与仿制药有关的条例　该法案规定专利期过后的通用名药均按简化新药申请(ANDA)程序申请上市,一般不需要递交非临床(动物)及临床(人体)数据来证明安全性和有效性。美国负责 ANDA 审评的机构为 FDA 下属的仿制药办公室,拟向 FDA 递交申请 ANDA 的药品需符合以下条件:

(1) 应为 FDA 已批准上市的,在《经治疗等同性评价批准的药品》(橘皮书)中收载并指定参比制剂的药品。

(2) 其活性成分、剂型、规格、给药途径、适应证必须与参比制剂相同。

(3) 必须与参比制剂具有生物等效性。

(4) 必须按照美国《联邦管理法》,遵循药品生产管理规范,控制生产过程。

美国 ANDA 的申请人可以是任何个人或者公司,不区分国别;但在 ANDA 申报时,美国本土以外的企业必须指定美国境内的代理。

**(二)美国联邦法规中的新药管理规定**

1. 美国医药法规　FDA 药品注册申报主要分为新药临床试验申请、新药申请、简化新药申请、非处方药以及生物制品许可申请五类。

(1) 新药临床试验申请(IND):对尚未进行临床研究的新药,相关临床研究可能需要在美国的不同州进行,而美国现行联邦法律要求药物在跨州运输或分销之前需要获得药品销售许可。

(2) 新药申请(NDA):当药物申请人已经获得了足够的数据表明申请的新药在安全性和有效性方面已经能够达到 FDA 的销售批准要求时,申请人需要递交 NDA 到 FDA 进行上市销售批准申请。仿制药申请人必须科学地证明其产品与创新药的性能相同。NDA 注册申请共分为 11 类,如表 10-3 所示。

表 10-3　NDA 注册申请的分类

| 类别 | 申请名称 | 类别 | 申请名称 |
|---|---|---|---|
| 1 | 新分子实体 | 7 | 未批准前已上市的 NDA 申请 |
| 2 | 新活性成分 | 8 | 处方药转非处方药 |
| 3 | 新剂型 | 9 | 新适应证或声明,批准后不得根据第 9 类 NDA 销售的药物 |
| 4 | 新组合 | 10 | 新适应证或声明,批准后将根据第 10 类 NDA 上市的药物 |
| 5 | 新处方或其他差异(如新适应证、新申请人、新制造商) | 11 | 医用气体需根据《联邦食品,药品和化妆品法案》第 576 章提交特定医用气体证书请求 |
| 6 | 新适应证或声明,同一申请人 | | |

(3) 简化新药申请(ANDA):ANDA 包含提交给 FDA 的数据,用于仿制药产品的审查和潜在批准。一旦获得批准,申请人可以生产和销售仿制药产品,以提供一种安全、有效、成本更低的替代品牌药物。

(4) 非处方药(over-the-counter drug,OTC)申请:在药品申请过程中,OTC 的申请者提交一份 NDA 或者一个 ANDA 以获得 FDA 的批准。在 FDA 批准 NDA 或 ANDA 之前,申请者不能销售非处方药。

(5) 生物制品许可申请(biologic license application,BLA):BLA 指的是一个包含有生物制品的生产工艺、化学、药理学、临床药理学和医学影像方面特定信息的递交材料。如果提供的材料符合 FDA 要求,那么申请便会得到批准并颁发给生产企业相关产品上市销售的许可证。

2. **药品审评质量管理规范** 药品审评与研究中心与生物制品审评与研究中心于 1996 年共同提出了药品审评质量管理规范(Good Review Practice,GRP)的概念。2005 年 4 月,CDER 和 CBER 根据 PDUFA Ⅲ的目标要求制定了《审评人员和企业指导原则——PDUFA 产品的药品审评质量管理规范与实践》(GRMPs),该指导原则在后续工作中发挥了指导性作用。之后,GRP 进入快速发展期。2007 年,《21 世纪 CDER 审评程序参考指南》发布,提供了更多与 GRMPs 所规定的审评活动和时限一致的信息,GRP 体系更加趋于完善。目前,美国 FDA 已颁布了总则、生物统计、临床试验、临床药理、药理毒理、药物安全性、非处方药、化学、制造和控制等多学科类别的指导性文件,基本形成了一个较为完整的 GRP 体系,成为美国药品监督管理工作的重要组成部分。

3. **《药品专利登记及 ANDA 停审期的管理规定》** 2003 年 6 月 12 日美国 FDA 公布了促进仿制药发展及使用的新政策、新举动。同年 6 月 18 日发布了《药品专利登记及 ANDA 停审期的管理规定》。

(1) 对必须在 FDA 申请橘皮书专利登记的药品专利种类及不得申请登记的药品专利种类进行了严格规定:新药申请者或已批准的 NDA 必须申请在橘皮书上进行药品专利登记。如果 NDA 申请者能提供研究证明资料,证明所申报的 NDA 化合物具有异构体,并且该异构体具有相同作用,则该异构体专利可以申请登记。不适合的专利种类不得申请在 FDA 橘皮书上进行专利登记。没有研究证实与所申请的 NDA 品种具有相同功效作用的异构体不得申请专利登记。未经 FDA 新药审评批准的使用方法但拥有使用方法专利,该种专利不予以登记。

(2) 修订了 NDA 申请者的专利声明资料要求,规定了 NDA 申请者及已批准 NDA 持有者进行专利登记时需要报送的相关资料:FDA 制定了专利声明书 3542 和 3542a,明确了需要报送的专利相关资料。专利声明书未列出的专利不得申请在橘皮书上登记。

(3) 明确规定对 ANDA 申请只能施行 1 次 30 个月的停审期:NDA 拥有者相对某 ANDA 而言只可获得 1 次 30 个月的停留时间(实际为市场占留时间),解决与 ANDA 之间的专利纠纷及侵权纷争。在原法规体系下,专利期满及独占期满药品的 ANDA,一旦原研药有新专利登记或原研药拥有者提出专利事宜诉讼时,ANDA 则进入 30 个月的停审期,并且可以有多次或重叠的 30 个月停审期。

(4) 规定了 NDA 的专利登记时间和专利登记程序:现行规定是专利商标局批准专利的时间早于 NDA 批准日期的,应该随同 NDA 资料一并报送 FDA,以使 FDA 在公布已批准新药时公布该新药拥有的专利种类。有时专利批准发布日期晚于 FDA 对 NDA 的批准日期,NDA 拥有者必须在相关专利批准公布后 30 天内在 FDA 申请专利登记。FDA 审查专利登记申请资料后,补充修改资料必须在 15 天内报送。

### （三）FDA 发布的指导文件

1. **《政策与程序手册》**　药品质量办公室于 2014 年 11 月 18 日发布了《政策与程序手册》（*Manual of Policies and Procedures*，MAPP）——对基于问题审评（question-based review，QbR）的申报资料的药学审评。MAPP 旨在告知 CDER 的审查人员，在 21 世纪新药申请/生物制品许可申请（NDA/BLA）和药效补充文件审查过程中，案头参考指南的可用性和使用情况。MAPP 关于 ANDA 的政策包括 4 方面：①确定 ANDA 是否符合监管批准的要求，相关法律规定和法规中存在批准的监管要求，但也可以在指导文件中加以说明；②由技术（子）学科开发的关键属性模板和评估工具构成了主要评估结构，并确保其重点是应用程序是否满足批准的监管要求，这些模板和评估工具的使用应通过集中评估和消除不必要的文档，提高（子）学科内的评估一致性，以及提高二级评审员审查的便利性，提高初级评估的效率；③一级评审员、二级评审员和部门主管具有不同但密切相关且互补的角色和职责；④仿制药办公室和药品质量办公室将向申请人明确解释他们必须纠正哪些缺陷才能获得 ANDA 批准。

2. **药品研究技术指导原则**　药品管理文件（drug master file，DMF）是提交给 FDA 的文件，可用于提供一种或多种人用药品制造、加工、包装和储存过程中使用的设施、工艺或物品的详细保密信息。DMF 仅由持有人自行决定提交。DMF 中包含的信息可用于支持 IND、NDA、ANDA、另一个 DMF、出口申请或其中任何一项的修订和补充。DMF 有五种类型：

（1）Ⅰ类是生产场地、设施、操作程序和人员，DMF 应描述生产场地、设备能力和操作布局。

（2）Ⅱ类是有关单一原料药、原料药中间体、用于制备药品的材料和药品的信息。

（3）Ⅲ类是包装材料，每种包装材料应进行标识，提供供应商或制造商的名称以及验收规范，按照《人用药品和生物制品包装文件提交指南》的规定，提交支持包装材料预期用途可接受性的数据。

（4）Ⅳ类为赋形剂、着色剂、香料、香精或其制备中使用的材料，每种添加剂应通过其制造方法、释放参数和测试方法进行识别和表征。

（5）Ⅴ类为 FDA 接受的参考信息。行业指导原则提供在评估非新原料药的化学合成原料药中的杂质时，应考虑杂质识别、鉴定和报告。

FDA 提供的《支持人用药品和生物制品有效性证明的临床试验改进策略》是最终行业指南，其目的是帮助行业制定可用于临床研究的改进策略，以证明人用药品和生物产品的有效性。

3. **仿制药技术指导原则**　为了保证药品审评工作的高度有效，美国仿制药办公室规定申请者在进行仿制药注册申请时提交具有固定格式要求的文件，即通用技术文件（common technical document，CTD），这是 ICH 对于人用药品的注册要求指定的，主要针对新药品（包括生物技术衍生产品和生物产品）注册申请中要提供信息的组织。FDA 在 2002 年通知规定提交的资料可用电子版的形式代替以往的纸张文件形式。CTD 分为五个模块：模块一为管理和处方信息，内容和格式可由相关监管机构指定；模块二为通用技术文件摘要，该模块应以药物的一般介绍开始，包括其药理学类别、作用模式和建议的临床用途；模块三为质量，应以 ICH M4Q 指导文件中所述的结构化格式呈现；模块四为非临床研究报告，应按照 M4S 指导文件中所述的顺序提交；模块五为临床研究报告，应按照 M4E 指导文件中所述的顺序呈现。符合本 CTD 应确保模块二至五以监管机构可接受的格式提供。ANDA 不要求提交非临床研究的资料，因此 ANDA 的 CTD 文件一般不包括模块四，其中较为核心的部分是模块五，主要呈现仿制药生物等效性的信息，包括生物等效性研究、体内体外相关性研究、生物分析方法开发以及不良反应时间报告等。

### 三、新药审评与注册程序

美国每年上市许多新药,虽品种不同,FDA对它们的审评要求也各不相同,但评审框架是一致的,批准程序可大致分为以下几个步骤。

#### (一)新药非临床研究与评价

1. **药理学研究**  非临床研究应该证明开发的新药用于人体是安全的,因此临床前药理学研究应包含药物在动物体内的药理作用和作用机制的描述。安全药理学将在初始临床试验("人体首次"研究)之前进行,以便新药可以安全地进入临床阶段并具有适当的监测水平范围。

2. **药物毒性研究**  目前的法规要求对药物在动物体内外的毒理学影响进行综合总结。所需的具体研究取决于药物的性质和人类研究的阶段。已完成的动物研究的毒理学结果的综合摘要通常应包含以下信息:

(1)简要说明试验的设计以及在进行试验时与设计的任何偏差。

(2)系统介绍动物毒理学和毒代动力学研究的结果。

3. **药代动力学研究**  临床前通过药代动力学研究,揭示药物在动物体内的动态变化规律,获得药物的基本药代动力学参数,阐明药物的吸收、分布、代谢和排泄的过程和特点。动物药代动力学研究是新药研究的一个重要方面,其研究结果对新药的后续研究有着重要的指导意义;动物药代动力学研究是药理研究的重要组成部分,也是非临床药代动力学研究的主体。

#### (二)新药临床试验申请

1. **申请材料受理**  当一个化合物通过了临床前试验后,需要向FDA提交新药临床研究申请,提供足够的信息来证明药物在人体进行试验是安全的,以及证明针对研究目的的临床方案设计是合理的,以便可以将该药物应用于人体进行临床试验。在IND申报阶段,FDA规定(最低限度)药品申办者必须:

(1)做该药的药理研究。

(2)在至少两种动物身上进行急性毒性试验。

(3)按照该药预想的用途进行为期2周至3个月的短期研究。如果申办者在递交申请30天后FDA没有提供任何意见,则第二阶段的临床试验可以开始。一旦FDA发现IND申请中包含不真实信息,或者该药物被证实在人体上使用是不安全的,则IND申请将被拒绝。

2. **技术资料"滚动递交"**  在递交了IND申请之后,30天内如果FDA不与新药临床申办者联系,则临床试验就可以开始。申办者以最少30天的间隔递交信息更新,也可以随时将有更新的方案信息递交给FDA,使FDA可以获得最新的临床试验信息,方便及时地把握临床试验进程并进行监控,该程序被称为"滚动递交"。此外,滚动式审批指药物申请公司可以提前提交已完成的NDA章节,而不是常规的每一个章节均完成后才可进入审评。

#### (三)新药临床试验

1. **临床试验申请安全报告**  不良事件是指与人类使用药物相关的任何不良医学事件,无论是否被认为与药物有关。就IND安全报告而言,合理可能性是指有证据表明药物和不良事件之间存在因果关系。疑似不良反应意味着与不良反应相比,对因果关系的确定程度较低,后者意味着由药物引起的任何不良事件。申办者必须及时审查安全信息,包括从国外或国内来源获得或以其他方式收到的与药物安全性相关的所有信息,包括来自任何临床或流行病学调查、动物或体外研究、科学文献中报告的信息,包括未发表的科学论文或来自外国监管机构的报告和未在美国上市的药物的外国商业营销经验报告。IND 安全性报告必须传送给负责审查的药物评价和研究中心或生物制品评价和研究中心的审查部门。

**2. 临床试验申请年度报告**　申办方应在 IND 申请生效一周年之日起 60 天内提交有关临床研究进展的年度报告,其中包括:①独立研究信息是对每项正在进行的研究和上一年完成的每项研究的状态的简要总结;②概要信息是在上一年的临床和非临床试验中获得的信息;③对来年总体调查计划的描述,以取代上一年度提交的计划;④如果调查员手册已被修订,则提供修订说明和新手册的副本;⑤对上一年进行的任何重要的 I 期方案修改的描述,这些描述之前未在方案修订中向 IND 报告;⑥过去一年该药物在国外的重大营销进展的简要总结,例如在任何国家 / 地区批准上市或在任何国家 / 地区退出或暂停上市;⑦如果申办方要求,则记录与 IND 相关的任何未完成业务的日志。

**(四)新药申请**

新药在Ⅲ期临床试验结束后,申请人就可以向 FDA 进行新药申请。NDA 的审评程序包括申请书的受理、新药技术审评、现场考察、通知审评结果、双方的交流(中期会议、后期会议)等,NDA 申请流程见图 10-2。NDA 审评结束时,药品审评与研究中心将根据审评结果,分别作出同意上市、暂不同意上市或不同意上市三种决定。收到同意上市决定的产品可立即在美国上市,收到暂不同意上市决定的产品需要就某些细节问题进行修改或补充有关资料,收到不同意上市决定的产品需进行较大范围的变更或补充资料。

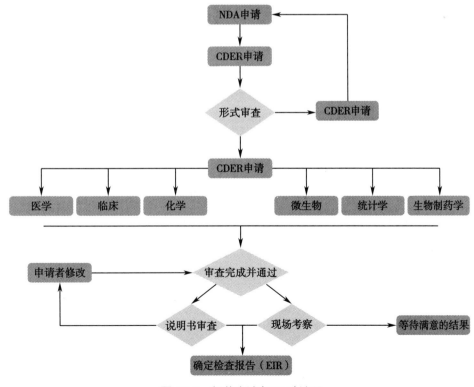

图 10-2　新药申请(NDA)流程

### （五）新药上市后监测

由于仅仅涉及数百至数千名患者的预先批准研究,无法预测药物的所有可能的不良反应,所以在药物上市后监测药物的安全性至关重要。因此 FDA 维护了一个上市后监测和风险评估计划的系统,以识别在药物批准过程中未出现的不良事件。该系统使用这些信息来更新药品标签,并在极少数情况下重新评估批准或上市决定。图 10-3 表明了上市后不良反应报告如何到达 FDA。

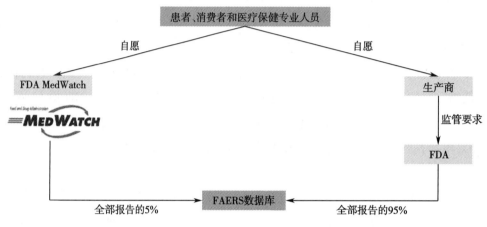

图 10-3　上市后不良反应报告到达 FDA

### 四、新药的中美双报

中美双报是指在 ICH 框架下用同一套研究资料,同时或分阶段在中美两国分别进行申报,加快药品上市的速度,在研发中尽可能同时满足两国的法规要求。但是"中美双报"并不是简单地把一份资料分别递送给 NMPA 和 FDA,而是在 ICH 框架下同步开展在两国的新药开发,并在研发中尽可能同时满足两国的法规要求。

美国拥有巨大的医药工业市场和完善的医药监管体系。中美双报对药企而言意义重大。对制剂企业而言,以中美开放临床数据互认为前提,中美双报可以提高临床效率,是加速药品上市的利器;对原料药企业而言,中美双报将助力消化原料药企业的过剩产能,进一步为我国原料药产品打开国际市场。

美国是全球较大的医药消费市场,通过中美双报成功让药物通过 FDA 的审核,可提高中国企业水平。近年来,随着新《药品管理法》推行,国家药品监督管理局不断推出各种政策支持创新药研发,使药品审批加速、医药投资趋于国际化,仿制药企业创新转型也逐渐成为趋势。

### （一）现状及成果

中国企业最早在中美两国申报临床研究的品种是磷酸瑞格列汀,2009 年即向 FDA 提出临床研究申请并获得批准,随后越来越多中国企业开始向 FDA 递交临床研究申请材料。

最新数据研究显示 2015 年 1 月至 2021 年 8 月,涉及中美双报的中国医药企业有 52 家,共计 118 种产品;且呈现逐年递增趋势(图 10-4)。目前中美双报的产品主要以小分子为主,其次是单抗,然后是双抗及抗体偶联药物等(图 10-5)。

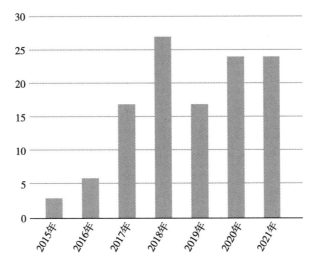

图 10-4　2015 年 1 月至 2021 年 8 月中国企业获得 FDA IND 批件数量

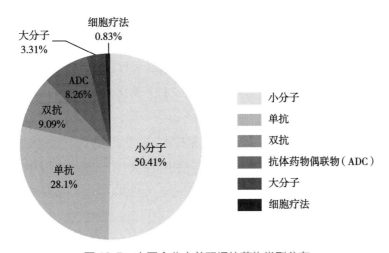

图 10-5　中国企业中美双报的药物类型分布

（二）申报策略

1.　**利用中美两国的孤儿药政策加速药物研发进度**　中美都给予了一系列的政策优惠，我国企业可利用罕见病无现有治疗药物和患者数量较少的特点，减少临床经费，缩短上市周期。

2.　**改良型新药**　505（b）（2）申报路径（505 指的是《联邦食品、药品和化妆品法案》505 部分）有很多优势：一是基于已经批准上市的药物进行的研究开发而提出的申请，有效降低了完全开发一个新药的失败率；二是可利用外部数据进行申报，并且可以通过桥接试验免除部分非临床或者临床试验，减少了相关费用，有效降低了成本；三是 FDA 给予新药 3~7 年的市场独占期。

3.　**利用中美两国审评时间和法规、指导原则，寻找最优申报路径**　中国企业可以结合 FDA 的意见再在中国进行申报，提高申报成功率。中美两国都存在加快审评的程序，企业可以充分利用中美双方的快速审评途径以加快注册申报。

（三）优势及挑战

1. 中美双报有助于医药企业快速获得竞争力，但同时竞争激烈，创新程度要求高。除中国外，其他各国企业研发的产品也到美国申报上市。

2. "4+7" 政策之后中美双报有助于仿制药企业产品快速上市。但中美法规要求存在差异,不同监管部门可能存在审评意见分歧,审评结果也会存在差异。

3. 中美双报有助于企业培养临床研究团队,提升中国企业的国际影响力,深入了解国外市场,扩大企业在海外的知名度。

总之,"中美双报"是一个挑战,但也是一个机遇。中美双报是是企业获得竞争力的方式之一。注册报批能力也是关键因素,与外部合作能使企业快速申报上市。选择中美双报,医药研发企业不仅可拥有中国市场,还能及早地拥有美国市场;企业越早进行中美双报,越能够体现出中国的优势。

### (四) 案例分析

中国某药企于 2009 年 7 月 15 日在美国新泽西州向 FDA 提交了三份 IND 申请文件,次日 FDA 给予公司回复并正式受理,在此期间又补充了两次材料,一个是化学方面的问题,一个是临床方案的问题。瑞格列汀是默克专利药西格列汀(Januvia)的 "me-better" 药物,两者都是二肽基肽酶Ⅳ(DPP-Ⅳ)抑制剂,瑞格列汀已申请了中国和全球化合物专利,在非临床研究中具有抑制活性强、选择性高、不良反应小、安全性好等特点。与此前已经上市的药物相比,瑞格列汀优势明显:①降血糖的幅度大,疗效好;②作用时间、维持时间长;③安全性更好,从动物身上的毒性试验来看,比上市的药物的安全性更好;④长期作用效果更强,长期疗效的一个重要指标为糖化血红蛋白,其糖化血红蛋白的下降幅度是已上市药物的两倍。

这类 "me-better" 药物运用公认的、成熟的理论和技术,规避了已有的专利保护,比母体新药更具治疗优势,属于专利新药。它是基于已经批准上市的药物进行的研究开发而提出的申请,有效降低了完全开发一个新药的失败率。由于具有专利保护,其创新程度大大提高,这是一条发现创新药物的重要途径。一般而言,这类新药的作用靶标没有改变,其临床风险较小,且很多新药已经确立了它们在临床中的地位,具有较好市场表现;其公众认可度较高,其市场开发成本也相对较低。

# 本 章 小 结

本章介绍了美国食品药品管理局(FDA)的管理体系、药品审评与研究中心(CDER)的主要机构以及美国新药审评与注册的法律规定、法律程序。FDA 负责保护公众健康,确保人用和兽用药品、生物制品和医疗器械的安全、疗效和保障;促进医疗产品加快创新,使医疗产品更有效、更安全、更实惠;并向公众提供所使用医疗产品的准确、科学的信息。目前,CDER 已成为 FDA 权威的药品审评中心,其职责是监管非处方药和处方药,包括生物治疗药物和仿制药,负责药物的安全性、质量及有效性,同时还监管药品广告的真实性,以及收集和分析已上市药品的安全数据,确保提供安全有效的药物,以改善公众的健康。

FDA 的药品注册管理法规体系按照法案、管理规定、技术指导原则的层级自上而下共同构成。法案由国会通过,针对药品注册管理提出框架性原则要求;管理规定由政府行政部门如 FDA 发布,各项管理规定依据法案的框架性要求提出了更为细化的要求和执行程序;技术指导原则主要是 FDA 发布的具体指导企业研究和申报工作的文件。技术指导原则不具有强制执行的法律效力,仅供企业参考使用。法案、管理规定、技术指导原则的内容具备科学性、系统性、全面性和可操作性,并兼顾了社会、政治、经济和文化因素。

　　学习美国药品注册管理法规体系,可以帮助我国进一步完善相关法律法规,提升国家创新体系整体效能。

**（杨建宏）**

# 第十一章 欧洲新药审评与注册行政管理体系及相关法律体系

1. 熟悉欧洲药品质量管理局（EDQM）和欧洲药品管理局（EMA）的区别与联系。
2. 熟悉欧洲新药审评与注册相关法律体系。
3. 了解欧洲药品质量管理体系;欧盟指令 2001/83/EC。

## 第一节 欧洲新药审评与注册的行政管理体系

### 一、欧盟和欧洲委员会

在介绍欧洲药品监管机构之前,需要先了解欧洲的两个国际组织,即欧洲联盟,以下简称欧盟（European Union,EU）和欧洲委员会（Council of Europe）（表 11-1）。

表 11-1 欧盟和欧洲委员会对比

| | 欧盟 | 欧洲委员会 |
|---|---|---|
| 主要机构 | 欧洲理事会、欧盟委员会、欧盟理事会、欧洲议会 | 欧洲人权法院、欧洲药品质量管理局（EDQM） |
| 成员国 | 27 个成员国和 3 个欧洲经济区国家 | 47 个成员国和 5 个欧洲以外观察员国 |
| 药政机构 | 欧盟委员会（EC）、欧洲药品管理局（EMA）、国家主管当局（NCA）、药品局总部（HMA） | 欧洲药品质量管理局（EDQM） |

欧盟是由欧洲共同体（EEC）发展而来的,是一个集政治实体和经济实体于一身、在世界上具有重要影响的区域一体化组织。欧盟的主要机构有:欧洲理事会（European Council）、欧盟理事会（Council of the EU）、欧盟委员会（European Commission）、欧洲议会（European Parliament）等。欧洲理事会是欧盟最高决策机构,决定欧盟总体方针,遵循全体一致的决策原则。欧盟理事会是欧盟立法与政策制定、协调机构。

欧盟委员会为欧盟常设执行机构,负责实施欧盟条约和欧盟理事会作出的决定。欧洲议会是欧盟监督、咨询和立法机构。

欧洲委员会是一个以促进欧洲人权、法治、文化为宗旨,追求"欧洲合作与联合"的国际组织。它不是属于欧盟的机构,而是和欧盟一样,是一个国际组织。欧洲药品质量管理局(European Directorate for Quality of Medicines and Health Care,EDQM)是欧洲委员会的一个机构,其致力于实现整个欧洲大陆及其他地区安全药物质量标准的统一。

欧盟药品监管体系是一个由来自欧洲经济区的 30 个国家(包括 27 个欧盟成员国和 3 个欧洲经济区国家冰岛、列支敦士登及挪威)的约几十个药品监管机构、欧盟委员会和 EMA 构成的网络,这个网络正是欧盟监管体系独特所在。

### 二、相关的医药管理机构

欧洲药品监管机构,包括欧盟委员会(EC)、欧洲药品管理局(EMA)、国家主管当局(NCA)、药品局总部(HMA)以及欧洲药品质量管理局(EDQM)。

欧盟委员会(European Commission,EC)作为欧盟的行政机构,大致相当于一个国家系统当中的政府,负责维护欧盟条约和管理日常事务,制定欧盟年度预算和相应监督工作,还是欧盟立法的唯一发起者。欧盟委员会对欧盟药品监管有着非常重要的作用:在 EMA 进行的科学评审的基础上,欧盟委员会批准、拒绝或暂停通过集中程序递交的上市申请;欧盟委员会也可以在提议新的药物法规或修改现有法规方面发挥作用。

欧洲药品管理局(European Medicine Agency,EMA)前身为 1993 年建立的欧洲药品评价局(European Medicine Evaluation Agency,EMEA),负责对制药公司提交的药品申请进行科学评估。EMA 为整个欧盟药品监管的最高机构,由各成员国代表充当 EMA 委员会的成员,其主要职能是:负责欧盟市场药品申请集中程序(CP)的审评,评估药品科学研究,监督药品在欧盟的安全性、有效性;负责协调、检查、监督各成员国的 GXP 检查,包括 GAP、GMP、GLP、GCP、GDP 等。

国家主管当局(National Competent Authority,NCA):除了欧盟层面对药品上市申请的审批及对药品质量的监管进行统一组织协调外,欧盟各成员国也均有各自的国家主管当局(NCA),其主要职能:负责审批国家程序(NP)的药品上市申请;作为主审国或参审国参与分散审评程序(DCP)的药品上市申请审批;执行 GXP 检查等。

药品局总部(Heads of Medicines Agencies,HMA):HMA 是由国家主管当局(NCA)负责人组成,与欧盟药品管理局(EMA)和欧盟委员会(EC)合作运营欧盟药品监管网络。HMA 的职能主要:解决欧盟药品监管网络的关键战略问题,例如信息交流和最佳实践共享;专注于欧盟药品监管体系的开发、协调和一致性;确保最有效和高效地使用整个欧盟药品监管网络的资源。

欧洲药品质量管理局(European Directorate for Quality of Medicines and Health Care,EDQM)创立于 1964 年。相较于 EMA、HMA、NCA 等欧盟监管机构,EDQM 更为独立,也得到了很多非欧盟国家的认可和接受。EDQM 的标准在《欧洲药典》中发布,该标准在世界范围内被视为科学基准,在成员国具有法律约束力。

# 第二节 欧洲药品质量管理局

## 一、概述

欧洲药品质量管理局是欧洲委员会的理事会。它的起源可以追溯到 1964 年,当时欧洲委员会通过了《欧洲药典制定公约》,其愿景是制定一部共同的《欧洲药典》。

### (一) EDQM 职责

EDQM 的职能具体有以下七方面:

1. 在《欧洲药典制定公约》的所有签署国及其他国家建立和提供药品生产和质量控制的官方标准。

2. 颁发适用性证书,验证药物物质是否符合《欧洲药典》标准,并对这些物质的制造商进行检查。

3. 协调官方药物控制实验室网络,以协作和汇集专业知识并有效利用有限的资源,以实现欧洲及其他地区有效的公共药物质量控制。

4. 提出输血(血液成分的收集、制备、储存、分配和适当使用)和器官、组织和细胞移植的伦理、安全和质量标准。

5. 与国家、欧洲和国际组织合作,努力打击伪造医疗产品和类似犯罪。

6. 提供安全使用药物的政策和示范方法,包括药学监护指南。

7. 制定化妆品和食品接触材料的标准,协调公众对化妆品的控制。

### (二) EDQM 历史

1963 年,欧洲委员会公共卫生委员会通过了关于建立《欧洲药典》的法律、行政和技术机构的公约草案;1967 年,第一个实验室落成;1990 年,与《美国药典》(USP) 和《日本药典》(JP) 共同建立了药典讨论组(PDG);1991 年,允许所有药物(特别是生物制剂)受欧盟法律管辖;参加了 ICH。1996 年,欧洲药品质量管理局(EDQM)成立;2006 年,EDQM 开始负责输血和器官移植活动;EDQM 负责 WHO 国际抗生素标准;2007 年,新的 EDQM 总部落成。

## 二、组织结构

EDQM 由 9 个行政实体组成。

1. **欧洲药典部** 欧洲药典部负责欧洲药典委员会的秘书处工作,并与相关专家组一起准备《欧洲药典》的文本。

2. **实验室部** 实验室部主要支持《欧洲药典》的制定和修订,并专注于分析研究以建立相应参考标准,保证制造商能够检查其产品是否符合《欧洲药典》的要求。并且还参与制定 WHO 国际抗生素标准和化学参考标准。

3. **标准品和物流部** 标准品和物流部负责《欧洲药典》参考标准品、WHO 国际抗生素标准品、国际化学参考标准品的生产、储存和分配。

4. **生物标准化、国家官方药物控制实验室(OMCL)网络和医疗保健部** 生物标准化、OMCL 网络和医疗保健部协调生物标准化计划,建立参考材料并开发用于生物制品质量控制的新分析方法;协调 OMCL 网络的活动;为指导委员会提供秘书处,负责实施旨在保护几个不同领域健康的工作计划。

**5. 物质认证部**　物质认证部负责实施《欧洲药典》各论适用性认证程序,用于证明活性药物成分的质量符合《欧洲药典》的要求;负责组织对药物活性成分制造商的现场检查,确保物质生产符合 GMP。

**6. 传播和活动部**　负责 EDQM 的传播、公共关系和信息生命周期管理活动。

**7. IT 和出版部**　IT 和出版部负责 EDQM 出版物的制作,以及欧洲数据库的开发和维护。

**8. 行政及财务处**　行政及财务处负责 EDQM 的行政和财务管理,包括监督预算、验证财务交易以及管理员工和借调人员的招聘和发展。行政及财务处准备和监控 EDQM 预算并验证所有财务请求和处理付款请求,还核算固定资产和存货并计算 EDQM 活动的成本。

**9. 质量和风险管理科**　质量和风险管理科协调 EDQM 质量和风险管理系统的开发和维护,改进 EDQM 产品和服务并保证业务连续性;负责发布 EDQM 制定的参考标准,并对参考标准制备中使用的危险物质进行分类。

# 第三节　欧洲药品管理局

## 一、概述

欧洲药品管理局(European Medicines Agency,EMA)是欧盟的一个分支机构,负责欧盟药品的科学评估、监督和安全监测。2020 年 2 月,EMA 对其组织结构进行了改革,以确保其尽可能高效地运营,为公众和动物健康提供高质量的产出。

(一) EMA 职责

该局办事机构在伦敦,其主要任务是负责对申请上市的新药进行技术审评和监督管理,具体有以下 6 个方面:

1. 向成员国当局和欧洲委员会提供人用药品和兽用药品在质量、安全、疗效方面的科学意见。

2. 动员各成员国现有的力量,组建一支多国性专家队伍,以实现对申请上市许可的新药申报资料实行一次性审评。

3. 在欧盟内为药品审批、监督(或药品的撤销)建立一整套快速、高效、高透明度的工作程序。

4. 加强对上市药品的监督,协调各成员国的药物警戒工作和 GMP、GCP、GLP 的监督工作。

5. 为制药公司提供法规和科学技术方面的咨询服务。

6. 建立必要的数据库和现代视听通信设备,促进药品审评监督及管理的情报信息工作。

(二) EMA 历史

EMA 前身(2004 年前)为欧洲药品评价局(European Agency for the Evaluation of Medical Products, EMEA),于 1993 年依法成立,自 1995 年开始正式受理欧盟各成员国人用和兽用药品的上市申请。2004 年 4 月 30 日,在颁布的(EC)No 726/2004 指令中,在保持 EMEA 标识和基本职能不变的前提下,将

EMEA 更名为 EMA。随着时间的推移,该机构的职权范围随着欧盟新立法而扩大。除了评估人用和兽用药品的职责外,EMA 还负责罕见病药物(自 2000 年起)、草药(自 2004 年起)、儿童药物(自 2006 年起)和先进治疗药物(自 2007 年以来)等专业领域开发的产品。

## 二、组织结构

EMA 下设 7 个科学委员会以及多个工作组和相关小组,负责开展该机构的科学工作。委员会对通过集中程序提交的上市授权申请进行评估,为欧洲的药品授权提供依据。

### (一) 人用药品委员会

根据法规(EC)No 726/2004 的规定,人用药品委员会(Committee for Medicinal Products for Human Use,CHMP)主要是对涉及人用药品方面的问题向当局提供建议,具体职责:在集中体系下,对欧盟范围内的上市许可申请进行预评估;同时负责上市后再评价以及各种后续的工作和监管,包括对于上市后药品的任何变动和扩大适用范围等进行再评价。在分散体系下,当有些欧盟成员国之间不认可彼此的许可时,CHMP 可以进行裁决。CHMP 也调节和管理涉及公众健康和成员利益的其他事务;通过科学的标准和决策来保证药品的安全、有效、质量可控,达到指令 2001/83/EC 的要求,使投放到市场的药品对于公众来说具有有利的获益 - 风险比率;对上市后药品的安全性进行持续的监管,和医护专家及医药公司紧密合作。通过对可能发生的药品安全事件(主要是指药品不良反应)进行紧密监测,使 CHMP 在药物警戒方面发挥巨大的作用;必要时,CHMP 可以向欧盟委员会建议修改该药品的上市许可证;严重时,可以建议停止该药的销售或撤市;在出于安全考虑将对某药品的上市许可内容进行紧急修改时,CHMP 会发布一个"紧急安全限制"给医护专业人员,告诉他们在何种条件下如何安全使用该产品。为通过集中程序申请上市的产品公布欧盟公共审评报告,其内容包括:委员会同意药品上市的科学依据、产品特征概况、标签和包装的要求,以及在审评过程中各个阶段的详细情况;为制药企业在研发新药方面提供援助,为医药产业起草科学及监管方面的指南,和国际相关组织合作以协调国际间的药品监管工作。

CHMP 进行的科学评价工作应该符合内部同行评价体系以确保该委员会达成的意见的准确性和有效性。EMA 的集成化质量管理体系能确保 CHMP 的程序和记录被有效地规划、运行和控制。

### (二) 药物警戒风险评估委员会

药物警戒风险评估委员会(Pharmacovigilance Risk Assessment Committee,PRAC)在 EMA 中负责评估和监测人用药品的安全性。PRAC 是根据 2012 年生效的药物警戒立法正式成立的,PRAC 就药物警戒和风险管理系统的问题提供建议并监测其有效性,旨在帮助加强整个欧洲对药品的安全监测。PRAC 负责评估人用药品风险管理的各个方面,包括:考虑到药物治疗效果的同时,检测、评估、最小化和沟通不良反应的风险;药物授权后安全研究的设计和评估;药物警戒审核。

### (三) 兽用药品委员会

兽用药品委员会(Committee for Veterinary Medicinal Product,CVMP)是 EMA 负责兽药的委员会。CVMP 在欧盟的兽药授权中起着至关重要的作用。在集中体系下,CVMP 主要负责对欧盟范围内的上市许可申请进行初步评估;同时负责上市后再评价以及各种后续的工作和监管,包括对于上市后药品的任何变动和扩大适用范围等进行再评价。在分散体系下,当有些欧盟成员国之间不认可彼此的许可时,

CHMP 可以进行裁决。CVMP 对食品喂养动物中使用的兽药和畜牧业中使用的生物杀灭剂产品的残留量提出了安全限值建议,以便由欧盟委员会制定最大残留量限值。

CVMP 及其工作组通过以下方式为兽药和药品法规的发展作出贡献:为研究和开发新兽药的公司提供科学建议;准备科学指南和监管指南,以帮助制药公司准备兽药的上市许可申请;与国际伙伴合作协调监管要求。CVMP 的评估基于对数据的全面科学评估。他们确定药物是否符合必要的质量、安全性和有效性要求,并且具有有利于其预期动物种群的正向获益 - 风险平衡。

### (四)孤儿药产品委员会

孤儿药产品委员会(Committee for Orphan Medicinal Products,COMP)负责评估孤儿药的申请。孤儿药指适用于为诊断、预防或治疗危及生命或非常严重的罕见病而开发的药物。在欧盟,如果一种疾病影响到整个欧盟范围内不到万分之五的人,就被定义为罕见病。欧盟委员会根据 COMP 的意见决定是否授予该药品孤儿药称号。同时,COMP 负责宣传欧盟委员会制定的关于罕见病药品的政策,协助欧盟委员会起草具体的指南,与国际有关组织就罕见病药品相关的事务进行联系和沟通。

### (五)草药产品委员会

草药产品委员会(Committee on Herbal Medicinal Products,HMPC)是 EMA 的委员会,负责汇编和评估有关草药物质、制剂和组合的科学数据,以支持欧洲市场的协调。HMPC 于 2004 年取代了专利药品委员会的草药产品工作组。该委员会是根据法规(EC)No 726/2004 和草药指令成立的,该指令在欧盟成员国引入了传统草药产品的简化注册程序。

HMPC 由草药领域的专家组成。HMPC 准备该机构关于草药物质和制剂的意见,以及有关推荐用途和安全条件的信息。HMPC 的主要职能:协调各成员国制定的与草药药品有关的程序和条款,并在欧盟的监管框架内进一步整合草药药品;为各成员国和欧盟机构提供有关草药药品问题的科学解答;为传统药品的使用起草欧盟草药活性物质、制剂及其混合产品目录,同时建立欧盟草药专论。

HMPC 及其工作组还会准备科学指引和监管指引,协助公司准备草药的上市许可和注册申请;就国家主管部门向 EMA 提交的有关传统草药产品安全使用的期限和证据的问题准备意见;与欧洲药品和医疗保健质量局合作制定《欧洲药典》标准和 EMA 关于草药质量的指南;与 HMPC 的其他科学委员会就草药的监管和安全使用进行协调;为研究和开发草药的公司提供科学和监管支持;与感兴趣的各方互动;为国家主管当局的草药评估员提供建议和培训;与国际伙伴合作协调监管要求。

### (六)先进疗法委员会

先进疗法委员会(Committee for Advanced Therapies,CAT)是 EMA 的委员会,负责评估先进治疗药品(advanced therapy medicinal product,ATMP)的质量、安全性和有效性,并跟踪该领域的科学发展。它是根据关于 ATMP 的法规(EC)No.1394/2007 成立的,是一个多学科委员会。该委员会的主要职责:在 CHMP 通过有关药物的上市许可的最终意见之前,就提交给 EMA 的每项 ATMP 申请准备意见草案;CAT 还可以就与 ATMP 有关的任何科学问题提出意见;参与为开发 ATMP 的中小企业认证质量和非临床数据;参与就 ATMP 的分类提供科学建议;与科学咨询工作组合作,为科学建议作出贡献;参与任何程序,就 ATMP 的疗效随访,为药物警戒或风险管理系统提供建议;就任何可能需要 ATMP 专业知识的药品向 CHMP 提供建议,以评估其质量、安全性或有效性;科学地协助制定与 ATMP 条例目标有关的任何文件;为任何与开发需要 ATMP 专业知识的创新药物和疗法有关的社区提供科学专业知识和建议;支持 CHMP 工作组的工作方案。

CAT 的工作计划包括制定指导文件,为跨委员会项目作出贡献,简化 ATMP 的程序和要求,培训评估员和组织科学研讨会。

### (七)儿科委员会

儿科委员会(Paediatric Committee,PDCO)是 EMA 的科学委员会,负责儿童药物活动,并通过提供科学专业知识和确定儿科需求来支持欧盟此类药物的开发。PDCO 是根据 2007 年生效的《儿科条例》建立的,旨在通过促进 0~17 岁儿童的药物开发和供应来改善欧洲儿童的健康。PDCO 的主要作用:评估儿科调查计划(Paediatric Investigation Plan,PIP)的内容,该计划决定了公司在开发药物时必须在儿童中进行的研究。这包括评估全部或部分豁免以及延期的申请。评估根据商定的 PIP 生成的数据。应 CHMP 或欧盟成员国药品监管机构的要求,采纳关于用于儿科人群的药物的质量、安全性或有效性的意见。如果数据是根据商定的 PIP 生成的,PDCO 可以提出意见。就通过儿童药物使用情况调查收集的数据的内容和格式向会员国提供咨询意见。为 EMA 的欧洲儿科研究网络的发展提供咨询和支持。

# 第四节　欧洲新药审评与注册相关法律体系

## 一、欧盟药事管理

欧盟药物法律框架制定了标准,以确保高水平的公共卫生保护以及授权药物的质量、安全性和有效性。此外,它还通过鼓励创新的措施促进内部市场的运作。它是基于这样的原则:药品在投放市场之前需要获得主管当局的营销许可。为了促进立法的解释及其在整个欧盟的统一应用,采用了许多监管和科学性质的准则。

### (一)欧盟药事管理法规概况

欧盟自 1965 年以来,为实现保护公众健康、建立药品自由流通的统一大市场这两个目标,制定、颁布并实施了一系列药事管理法规及指导性文件。根据这些法规文件的效力可分为三个层面。

1. 第一层面是法规和指令。它们由欧洲议会和欧盟理事会颁布实施,少部分由欧盟委员会颁布实施。指令是欧盟用于建立统一药事法规的法律框架,各成员国需要立法将其转化为本国的法规后执行。指令依其内容又可分为四种类型。

(1)基本型:主要有三个文件组成,这些文件明确了药品的定义,并规定:药品上市须经成员国药政当局批准,即药政当局有权批准或拒绝上市申请,中止或撤销上市许可,有权检查生产和复检试验结果。当局的审批时间为 300 天。上市许可的有效期为 5 年,并需每 5 年重新申报、审批。申报者必须详细提供药学、药理毒理和临床的研究资料及专家报告。专家报告是由上述三领域的专家分别对各自领域的研究资料及结果作出总结和评述。此外,申报者应指定一名有资格者负责确保实际生产与申报资料的一致性。

(2) 修订型:是根据上述基础性法规在执行中出现的问题,对有关内容予以进一步的阐述和修订。

(3) 扩展型:对化学药品以外的其他类型药品(如免疫制品、放射性制品、人血及血清制品、顺势疗法药品等)作进一步的规定。

(4) 其他:即关于药品标签和说明书的等内容规定。

2. 第二层面是指由欧盟委员会依据有关指令和法规而颁布实施的药品注册监督管理程序和 GMP 指南。

(1) 药品注册监督管理程序:欧盟的药品注册分为集中审批程序和非集中审批程序,集中审批程序针对整个欧盟市场,后者包括各成员国自主的成员国审批程序和各成员国之间的相互认可程序。①药品要想在欧洲各国上市必须要走集中审批程序。但如果药品在集中审批过程中没有被批准,那么该产品也很难通过其他审批程序而在某一成员国获得上市。经集中审批程序而获得的上市许可有效期为 5 年。欧盟理事会第 2309/93/EC 号指令明确规定了哪些药品必须经过集中审批程序。EMA 将适用于集中审批程序的药品分为两大类:生物制品和新药(含有新活性物质的药品),根据申请者的意愿和要求,可按集中审批程序申请。②各欧盟成员的药事部门负责对药品进行审批,其主要针对的是非集中审批程序药品。但成员国的药品审批法规和技术要求不尽相同,因此,药品的成员国审批程序实际上需要按各国医药法规及其最新的技术要求递交相应的申报资料。在有效的上市申请提交以后,成员国应当采取所有合适措施确保在 210 天内完成药品上市的许可工作。③相互认可程序以成员国审批程序为基础,其审批过程发生在成员国各自的药品审批部门。因此,在欧盟有关药品管理文件中常常把相互认可程序归入成员国程序的项下而不单独列出成为一个独立的申请类别。与成员国程序不同,只要一个药品经由相互认可程序进行审批并获得第一个成员国批准,那么,相互认可程序所涉及的其他成员国通常要认可第一个成员国批准的决定,即给予相应的上市许可。相互认可程序的基本原则为欧盟的某一成员国经审批而批准上市的药品,其他成员国也应批准该药品在本国上市销售,除非该药品在安全性、有效性或质量可控性方面存在严重问题。如果各成员国的意见发生分歧,EMA 的人用药品委员会(CHMP)有权对该药品进行科学评价,然后 CHMP 将对该药品作出对所有成员国都有约束力的专门决定,各成员国必须服从 CHMP 的决议。

(2) GMP 指南:欧盟 GMP 是世界上监管最严格的药品生产质量管理规范标准之一,历史上是中国医药产业提升标准与规范的重要指导。欧盟 GMP 分为基本要求及附录。基本要求由两部分组成:第一部分(基本要求)为药品生产的 GMP 原则,是制剂生产的基本要求,共 9 章;第二部分(基本要求)为原料药生产的 GMP 原则,是原料药的基本要求,基本章节和第一部分一致。除第一及第二部分的基本要求以外,GMP 还包括一系列附录,分别对无菌药品制剂、人用生物药品制剂、放射性药品等 19 类产品的生产、确认与验证、质量授权人认证与批放行、参数放行、对照样品与留样、质量风险管理等都作了规定。

3. 第三层面是指由欧洲药品管理局颁布实施的一些技术指南,以及对一些法规条款所作的解释。

### 二、欧盟药品加速审评政策

在法规(EC)No 726/2004 的基础上,EMA 不断完善加速审评政策体系,相继发布了相关指导原则(指南)与加速审评程序的执行时间表,为该政策的切实落地提供了详细、具体的指导。一旦药物进入加速审评程序,则其审评时间将由标准审评程序的 210 日缩短至 150 日。

#### (一)加速审评政策概述

**1. 法律基础**    法规(EC)No 726/2004 叙述性条款的第 33 条表明:"为满足患者的合理期望,同时考虑到科学与治疗的日益快速进步,应对有重大治疗价值的药物设置加速审评程序,以及在特定的年度审评条件下批准其临时上市许可。"法规(EC)No 726/2004 第 14(9)条表明:"从公共健康的角度,尤其是从治疗创新的角度,对具有重大价值的人用药品递交上市许可申请时,申请人可申请药物进入加速审评程序。当然,此申请应提供充分的证据。如果 EMA 人用药品委员会接受该申请,那么 CHMP 的药品审评时限应由法规(EC)No 726/2004 第 6(3)条第 1 小段规定的 210 日减为 150 日。"这两个药品审评时限均不包括申请人为应对 CHMP 提出的问题而提供额外的书面或口头资料所耽误的时间。加速审评程序适用于法规(EC)No 726/2004 第 3(1)、3(2)条规定范围内的药品上市许可申请,如产品中含有新的活性物质,或申请人证明产品具有重大的治疗、科学或技术创新等。法规(EC)No 507/2006 叙述性条款的第 7 条表明:"根据法规(EC)No 726/2004 第 14(9)条,凡申请条件上市许可的药品均适用于加速审评程序。"

**2. 与欧盟其他同类政策的比较**    欧盟药品管理相关法规中包括若干相关条款用以促进患者尽早获得满足公共健康需要和进入集中审批程序的新药,包括加速审评、附条件上市许可、同情用药等。2016 年 3 月,EMA 又发布了"优先药物计划",承诺给予有前景的新药更大的支持。欧盟加快审评审批注册的主要途径详见表 11-2 及图 11-1。

表 11-2    欧盟加快审评审批注册的主要途径

| 程序 | 情况说明 / 资格标准 |
| --- | --- |
| 加速审评 | 缩短了人用药品委员会 / 先进疗法委员会对具有重大公共健康利益的创新药物的审评时间。审评时限从 210 日缩短为 150 日 |
| 优先药物审批 | 用于治疗尚无治疗方案的疾病,或对某一特定适应证优于现有治疗方案的药物可被认定为优先药物,并可获益于 EMA 的科学建议和加速审评,以便使药物更快应用于患者 |
| 同情用药 | 同情用药是指针对威胁生命的、长期的或严重使人衰弱的疾病,而目前也没有任何上市药物可用于治疗的,欧盟成员国允许这类患者使用未经上市许可的药物。该类用药由欧盟各成员国药品监管机构批准,但在必要的时候,EMA 也可就某些治疗药物的同情使用向各成员国药品监管机构提供建议 |
| 孤儿药认定 | 孤儿药是一种专门授予治疗罕见病药物的资格。当某种药品所治疗的疾病在欧盟的发病率不超过万分之五,或者不太可能通过该药品的销售收入证明其研发所需投资是合理的,则可授予其孤儿药资格。认定为孤儿药的药物可获益于 EMA 的科学建议、程序协助、10 年市场排他权,提交儿科研究计划的可再延长 2 年市场排他权以及相应的费用减免等 |

续表

| 程序 | 情况说明 / 资格标准 |
| --- | --- |
| 医院豁免 | 医院豁免是欧盟成员国批准未上市的先进治疗药品使用的一种许可。该类许可药物需在豁免成员国所辖医院范围内使用,并仅限于在治疗医师专属负责下用于指定的患者 |
| 附条件上市许可 | 附条件上市许可是指某种针对未能满足的医疗需求的药物,其安全性和有效性数据相较于正常要求"不完整"的情况下,仍批准该药上市的许可。其有效期为 1 年,可根据新的临床数据进行延续 |
| 例外许可 | 由于特殊情况(如罕见病),不可能获得某种药品完整的安全性与有效性数据,但批准该药品上市许可仍然是适宜的。其首次有效期为 5 年(可延续),且需每年接受获益 - 风险平衡审查 |

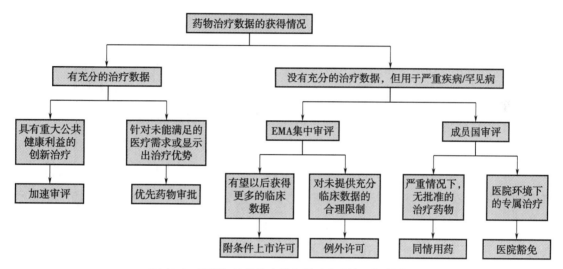

图 11-1　欧盟加快药物审批和特殊上市许可机制流程

## (二)加速审评流程的关键环节

### 1. 加速审评申请的递交前准备

(1)申请流程:加速审评的申请应该在递交药品上市许可申请之前的 2~3 个月提出。在递交加速审评申请之前,申请人应向 EMA 的相关程序管理人员寻求指导,以确保及时递交他们的申请。EMA 强烈建议申请人在递交药品上市许可申请前的 6~7 个月,先申请召开递交前会议。在递交前会议上,申请人可以与 EMA、CHMP 的报告起草人及其他相关委员会讨论关于加速审评的建议。申请人可以提供其想要包含在药品上市许可申请中的数据包和风险管理计划。申请人召开递交前会议的申请应通过电子邮件方式发送给 EMA,并附上支持性文件。而进入欧盟优先药物计划中的药品的申请人在临床研究阶段就可以确认该药品是否有资格获得加速审评。

(2)申请要求:提交加速审评申请时,申请人应充分证明其要求的合理性,即证明其申请的药物具有预期的重大公共健康利益,尤其是从治疗创新的角度进行证明。但目前对于"重大公共健康利益"的内涵尚无具体界定,因此需要由申请人针对具体的申请药物进行具体分析论证。要求加速审评的理由应该包括药物预期的主要获益,即药物可引入新的治疗方法或改进现有的治疗方法,从而在很大程度上解决未能满足的急切医疗需要,以维持和改善公共健康;同时,申请人需要提供支持上述观点的论据。在申请理由中要描述的关键项目及其详细程度应根据具体药物而具体确定。

2. EMA 确定是否需要进行许可前检查 EMA 有法定义务检查递交药品上市许可申请的生产企业遵守药品生产质量管理规范（GMP）和药物临床试验质量管理规范（GCP）的情况。申请人应提供 GMP 和 GCP 的相关信息，以备例行的 GCP 检查和批准前被纳入加速审评程序中的 GMP 检查。如果确定需要检查，EMA 将会在加速审评程序中尽早提出要求。

（1）申请人需提供的 GMP 信息：申请人应准确、完整地提供 GMP 信息，内容包括：①生产企业的名称和地址；②企业生产活动的简短说明；③生产场地以往对 GMP 法规的遵守情况，以及上市许可审评过程中接受其他机构检查的所有详细资料；④生产企业对 GMP 检查的准备情况。如果任何第三国的制药企业从未被欧盟/欧洲经济区成员国，或具有互认协议（mutual recognition agreement）国家的药品主管机构检查过，则建议加速审评的申请人应至少在递交药品上市许可申请的前 3 个月，通过电子邮件 GMPINS@ema.europa.eu 联系 EMA 的检查服务部门。同时 EMA 也建议申请人在与 EMA 的递交前会议上，将 GMP 检查作为讨论主题。

（2）申请人需提供的 GCP 信息：申请人应提供所有关键临床研究的清单，包括方案编号和标题，内容包括：①研究大纲（或至少是含有临床研究设计和实施信息的成型草案）；②对 GCP 遵守情况的简短说明（列出已确认的不符合 GCP 的情况、任何对 GCP 的违反情形，提供被排除的临床研究基地的信息及理由等）；③临床研究人员的名单及其地址；④在每个临床基地登记的受试者数量；⑤临床研究的行政机构信息；⑥任何监管机构已进行的或计划进行的 GCP 检查的目录（包含检查地点、检查日期和相关监管机构），否则申请人需写明既没有要求过检查，也没有进行过检查，更没有计划进行检查。如果确定需要进行 GCP 检查，则将在加速审评过程中尽早开展，以便在加速审评的时间表中加入 GCP 检查。需要注意的是，若已开展的 GMP 和/或 GCP 检查不能在商定时间范围内完成时，那么药品加速审评的时间表可能会进行调整。

（3）加速审评申请的递交与评估：递交加速审评申请时，申请人应将相关资料（按 EMA 提供的固定文件模板填写）发送到电子邮箱 pabus@ema.europa.eu。资料内容包括：递交前申请表在申请范围项目下选择"加速审评"；加速审评的理由；企业 GMP 和 GCP 的信息，用于 EMA 确认是否需要进行许可前检查。收到加速审评申请后，报告起草人将起草一份简报，其中包含关于加速审评的建议。CHMP 将综合考虑申请人递交的申请、报告起草人的建议和其他 CHMP 成员的意见，以决定是否接受申请；如有需要，CHMP 可要求申请人就加速审评申请的相关问题作出解释。CHMP 的结论将会传达给申请人，并在CHMP 会议摘要和会议记录中公开；接受或拒绝加速审评的理由亦会在 CHMP 评估报告中进行阐述。如果加速审评被批准，CHMP 将按照加速审评程序的时间表来审评相关药物，详见表 11-3（注：此时间表于 2016 年 9 月开始使用；加速审评的工作时间表已发布在 EMA 官方网站上）。由表 11-3 可见，加速审评的时限（150 日）被分成了 3 个阶段的审评（分别为 90 日、30 日、30 日）。加速审评过程中，默认情况下允许申请人有 1 个月的暂停时间，以应对第 90 日 CHMP 发布的问题清单（List of Questions，LOQ），对于第 120 日 CHMP 发布的主要问题清单（List of Outstanding Issues，LoOI）则不允许有暂停时间。而对于 ATMP，由于需要更多的委员会参与药品审评，因此 EMA 对其加速审评时限（150 日）进行了调整，分成 2 个阶段的审评（分别为 120 日、30 日）。

表 11-3 加速审评程序的时间表

| 阶段 | 时间安排 | 具体事项 |
|---|---|---|
| 申请递交前 | 药品上市许可申请递交前 6~7 个月 | 申请人将加速审评申请作为意向书的一部分告知 EMA,并申请召开递交前会议;召开申请人与报告起草人、EMA 等的递交前会议 |
| | 药品上市许可申请递交前 2~3 个月:递交加速审评申请 | 向 CHMP 分发报告起草人的简报,其中包括关于加速审评的建议;CHMP 对加速审评申请进行讨论和总结,结论将在讨论会议结束后传达给申请人 |
| 加速审评 | 第 1 日:开始加速审评 | |
| | 第 1~90 日:第一阶段审评 | CHMP 的报告起草人撰写评估报告;药物警戒风险评估委员会(PRAC)的报告起草人修订评估报告;各领域专家互相评阅评估报告 |
| | 第 90 日:CHMP 召开第一次全体会议,并通过相关事项 | CHMP 给出审评通过的肯定意见;或 CHMP 以书面形式向申请人提出问题,并在必要时作出口头解释,以及维持加速审评程序;如果需要,CHMP 也可以采纳科学咨询小组提出的问题;或 CHMP 以书面形式向申请人提出问题,并在必要时作出口头解释,以及转变为标准审评程序 |
| | 审评时间暂停 | 默认 1 个月的时间 |
| | 问题清单发布后,将很快召开计划中的沟通交流会议 | |
| | 第 91 日:申请人提交书面回复后,重新开始计时 | |
| | 第 91~120 日:第二阶段审评 | CHMP 和 PRAC 评估申请人的回复报告 |
| | 第 120 日:CHMP 召开第二次全体会议,并通过相关事项 | CHMP 给出审评通过的肯定意见;或 CHMP 以书面形式向申请人提出主要问题,并在必要时作出口头解释,以及维持加速审评程序;或 CHMP 以书面形式向申请人提出主要问题,并在必要时作出口头解释,以及转变为标准审评程序 |
| | 无审评时间暂停 | CHMP 要求申请人提交书面回复报告 |
| | 第 121 日:申请人提交书面回复 | |
| | 第 121~150 日:第三阶段审评 | CHMP 和 PRAC 评估申请人的回复报告 |
| | 第 150 日:CHMP 给出最终审评意见 | |

# 本 章 小 结

本章介绍了欧洲新药审评与注册的行政管理体系,具体介绍了欧洲药品质量管理局(EDQM)与欧洲药品管理局(EMA)的职责、历史、组织结构,以及欧盟药事管理和欧盟药品加速审评政策。EDQM 在欧洲复杂的药品监管框架中发挥着至关重要的作用,其主要目的是促进安全药物及其安全使用质量标准的发展。EMA 是欧盟的一个机构,负责药品的评估和监管,同时提供安全使用药物的政策和示范方法,包括药学监护指南。欧洲药事管理法规和指令由欧盟委员会(EC)、欧洲议会及成员国部长委员会制定,由欧盟委员会颁布实施药品注册监督管理程序和 GMP 指南,由欧洲药品管理局(EMA)颁布实施技术指南。

**(何俏军)**

# 第十二章　日本新药审评与注册体系

学习目标

1. 掌握日本新药审评与注册行政管理体系与法律法规中可以学习借鉴的内容。
2. 熟悉日本厚生劳动省的职能与机构组成;日本新药审评与注册相关法律体系。
3. 了解日本新药审评与注册管理体系。

## 第一节　日本新药审评与注册管理概述

1943 年,日本制定了《药事法》(Pharmaceutical Affairs Law,PAL),成为日本药品监管的最权威的法律。1960 年,日本对 PAL 进行了全面修订,开始对药品上市进行审批。随后,PAL 历经多次修订,内容涉及 1979 年的新药再审查、药物再评价和药物临床试验,1983 年的国外药品生产商直接生产申请,1993 年的孤儿药研究与开发促进及孤儿药优先审评审批等。2005 年 4 月 1 日,新修订的《药事法》生效,最大的亮点即建立了上市许可持有人(MAH)制度。MAH 制度的建立标志着日本的药品审评审批实现了从"生产许可(或进口许可)"到"上市许可"的转变。

药品上市许可指政府允许安全有效、质量可控的药品,或者是根据适当的质量与安全性管理系统,并且按照符合生产控制和质量控制标准的方法生产的药品在日本销售、流通和使用。而上市许可的申请人首先必须成为上市许可持有人。

药品上市许可持有人在日本也称为制造销售许可证持有人。日本《药事法》第 12 条规定,企业想要在日本上市药品和医疗器械,首先需要获得相应的制造销售业许可。获得制造销售业许可之后,才可以提交上市申请。提交申请的产品通过技术审评、合规性评价等以保证产品的生产厂商符合生产控制和质量控制标准之后,将被授予上市许可。

在 2004 年之前,日本的药品上市技术审评和合规性评价分别由厚生劳动省(Ministry of Health, Labour and Welfare,MHLW)下属的国立医药品食品卫生研究所中的医药品医疗器械审评中心(Pharmaceuticals and Medical Devices Evaluation Center,PMDEC)和医药品副作用被害救济、研究振兴调查机构(The Organization for Pharmaceutical Safety and Research,OPSR)承担。2003 年,PAL 进行了全面

修订,将 PMDEC 和 OPSR 的职能进行合并,成立全新的药品审评机构。2004 年 4 月 1 日起,独立行政法人·医药品医疗器械管理局(Pharmaceutical and Medical Device Agency,PMDA)正式成立,涵盖了自临床试验咨询到审评的所有工作,自此日本建立了全新的审评系统。

在此次 PAL 修订中,日本政府还重新调整了药品注册审评分类,简化审批类别,将新药注册分为以下 9 类:

1. **新活性成分的处方药**  是指处方药所用的活性成分是之前上市的药品中从未含有过的,同时也没有在《日本药典》中列出。

2. **新组合处方药**  是指与《日本药典》规定的组合药物或已经批准作为处方药物生产 / 销售的组合药物中有效成分或结合比例不同的药物。但不包含本分类中的第 8 类和消化酶组合药物。

3. **新给药途径的处方药**  是指具有与经批准的药物等相同的有效成分的药物,但具有不同的给药途径(口服、皮下、肌内、静脉内、经皮、直肠、经阴道、经眼、滴鼻腔、吸入等)。

4. **新适应证的处方药**  是指具有与经批准的药物相同的活性成分和给药途径,但具有不同适应证的药物。

5. **新剂型处方药**  是指具有相同有效成分、给药途径和批准药物适应证等的药物,但因持续释放等药物变化而具有不同给药方式等的新剂型。但不包含本分类中的第 7 类。

6. **新剂量处方药**  是指具有与经批准的药物等相同的有效成分和给药途径,但剂量不同的药物。

7. **生物仿制药产品**  是指生物技术产品的质量相当于现有的(已批准的)生物技术产品。

8. **额外剂型处方药**  是指与已批准药物具有相同有效成分、给药途径、适应证、给药方式等的药物,但剂型或含量不同的药物。

9. **类似处方的组合处方药**  是指被判定为与《日本药典》中规定的组合药物或已经被批准作为处方药物的组合药物有类似的有效成分和结合比例的处方药物。

2014 年 PAL 再次经过修订更名为《药品与医疗器械法案》,并在原优先审评、例外审批两类特殊审批的基础上增加了时间限制性条件审批这一特殊审批通道。至此,日本全面搭建形成延续至今的药品注册审批监管体系。

## 第二节  日本新药审评与注册组织体系

日本的新药审评与注册组织体系主要包含四个重要机构:MHLW、PMDA、外部专家委员会(External Expert Affairs)、医药事务和食品卫生理事会(Pharmaceutical Affairs and Food Sanitation Council,PAFSC)。这四个机构各司其职,互相配合,形成了日本较为高效和科学的审评体系。其中 PMDA 是新药审评与注册体系的核心,负责技术审评和合规审查,其审评结论是决定新药能否在日本被批准上市的关键,但是 PMDA 需将最终的审评报告提交给 MHLW,由 MHLW 来核发最终的上市许可。在 PMDA 的审评小组审评阶段,外部专家负责解答 PMDA 提出的技术问题,并且参加专业审评讨论;在小组审评结束后,PMDA 将形成的审评报告递交给厚生劳动省医药管理局的审查管理科,在这一阶段,PAFSC 将进行进一步评价,并对最终是否批准其上市提出专家意见。日本新药上市审评均需由 PAFSC 组织召开审议会。

图 12-1 显示了这四个机构协调工作形成的日本新药审评与注册组织体系。下面对这四个机构的组织结构与职能进行介绍。

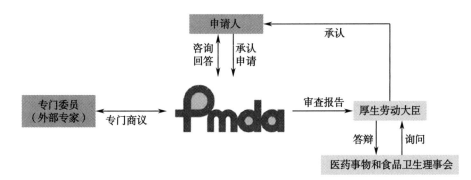

图 12-1 日本新药审评与注册组织体系

### 一、厚生劳动省

日本政府机构中的"省",一般对应目前中国国务院组成部门中的部委。

2001 年 1 月 6 日,基于中央政府机构改革方案,由原厚生省和原劳动省合并为现在的厚生劳动省。原厚生省设立于 1938 年 1 月,由内务省卫生局、社会局等整合而成,主要负责社会福利、社会保障和公共卫生的促进和完善;1947 年 9 月,厚生省中劳动相关行政管理独立出来,成立劳动省;1999 年,《中央政府机构改革法案》通过,主要包括加强内阁职能,改组部委机构,创设独立行政法人制度等;2001 年,作为日本政府进行政府部门重组计划的一部分,厚生劳动省于 2001 年 1 月 6 日由厚生省和劳动省合并而建立。

（一）厚生劳动省的组织结构

厚生劳动省由本部、附属机构、委员会、地方分支机构和外部组织组成。本部包括大臣官房、11 个局、人才开发统括官、政策与评价统括官、统计和信息政策统括官。附属机构包括隔离站、全国麻风病疗养院、研究机构和社会福利设施。其中研究机构包含国立医药品食品卫生研究所、全国人口与社会保障研究所、全国传染病研究所;社会福利设施包括全国青少年训练和教育之家、全国残疾人康复中心。委员会则包含社会保障理事会、健康科学理事会、劳工政策理事会、医学伦理理事会、医药事务和食品卫生理事会等 15 个部门。MHLW 的具体组织结构图见图 12-2。

（二）厚生劳动省在新药审评与注册中的具体职能

MHLW 中具体负责新药审评与注册工作的部门是药物安全与环境卫生局,也称为医药生活卫生局（Pharmaceutical Safety and Environmental Health Bureau,PSEHB）。

PSEHB 除了负责制定医药品、类药品、化妆品、医疗器械以及再生医疗等产品的有效性、安全性的相关政策外,还负责处理血液制品、毒品、兴奋剂等与国民生命健康直接相关的其他诸多问题。该局下设 11 个课,其中与医药相关的有 6 个课。

**1. 总务课** 主要负责医药生活卫生局各类综合事务、药剂师相关事务,以及 PMDA 的相关对接工作。总务科下设医药品不良反应损害对策室,处理医药品等造成的健康损害等问题,以及针对 PMDA 医药品不良反应损害救济制度和生物制品感染损害救济制度等相关工作。

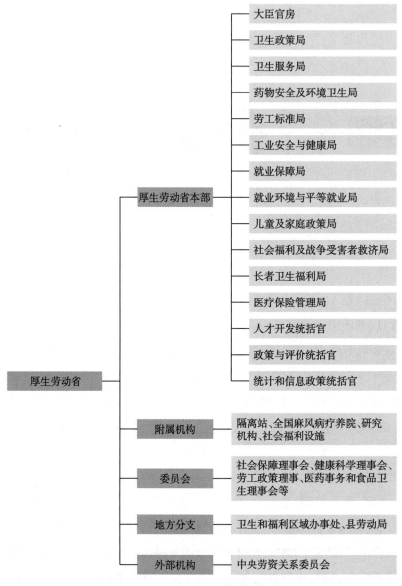

图 12-2　MHLW 的组织结构

2. **医药品审查管理课**　主要负责药品、类药品和化妆品制造业许可、制造销售业许可以及上市许可的批准和相关的技术指导和监督，医药品的再审查和再评价管理，《日本药典》相关事务管理，药品标准、孤儿药认定管理。

3. **医疗器械审查管理课**　对医疗器械、体外诊断用药品和再生医疗等产品的生产进行技术指导和监督；再生医疗产品制造许可、医疗器械和体外诊断用药品制造企业的登记，医疗器械、体外诊断用药品和再生医疗等产品制造销售许可的批准；再生医疗等产品的再审查和再评价；关于医疗器械和体外诊断用药品使用效果评估；医疗器械的销售、租赁及维修相关事宜（属医政局管辖的除外）；医疗器械、体外诊断用医药品和再生医疗等产品的标准事项管理；罕见病药品（体外诊断药品）、罕见病用医疗器械和罕见病用再生医疗等产品的指定；PMDA 业务相关事项（仅限于医疗器械、体外诊断用医药品及再生医疗等产品）；医疗器械及其他卫生用品和再生医疗等产品的工业标准的制定和推广。

4. **医药安全对策课**　确保医药制品和医疗器械等安全性的企划、立案、调查,督导生物制品和特殊医疗器械记录及保管等文书工作,以及负责与 PMDA 安全性业务的对接。对生物制品和特定医疗器械记录的建立和保存事务提供指导和建议。

5. **监督指导毒品对策课**　负责对误导宣传或者假冒伪劣医药制品及医疗器械的取缔、药品广告的指导监督、医药品检查检定及 PMDA 实施的现场检查协助、毒品及兴奋剂等的取缔和相关国际合作,以及药事监督员、毒品取缔官及毒品取缔员的管理等。

6. **血液对策课**　包括采血监督、献血推进、血液制剂的稳定供给和正确利用,以及生物制剂生产流通的改善和调整(工业安全与健康局职责以外部分)。

此外,MHLW 下属的国立医药品食品卫生研究所中的医药品医疗器械审评中心(PMDEC)长期以来一直从事与药品有关的技术审评工作以及再审查和再评价工作,该审评中心 2014 年被整合进入 PMDA。

MHLW 下设的医药事务和食品卫生理事会的职能将在后面进行具体介绍。

### 二、独立行政法人·医药品医疗器械管理局

日本继 2001 年内阁会议批准的《特殊公共公司重组和合理化计划》之后,根据《药品和医疗器械法案》,成立了医药品医疗器械管理局(PMDA),受医药生活卫生局的管辖,并于 2004 年 4 月 1 日正式开始服务。该机构整合了之前 OPSR、PMDEC 以及日本医疗设备先进协会的部分职能。

独立行政法人是指在核心行政机构的外围设立有一定独立性或专业性的机构承担专门行政服务职能,是政府提供行政服务的一种方法。

PMDA 就是一个独立行政法人机构,其使命是帮助改善日本的公共卫生,为因药品不良反应而遭受健康损害的人们提供快速救助(不良健康影响救济服务);通过一个从临床前研究到上市许可的整个过程的集成系统,对药物和医疗器械的质量、有效性和安全性提供指导并进行审查;收集、分析和提供上市后安全信息(上市后安全措施)。因此,PMDA 的职能主要由三大部分构成:药品不良反应损害救济、药品审评和上市后安全对策。

#### (一) 药品审评科室及职能

PMDA 的药品审评部门承担的主要职能有临床试验和其他问题的咨询,药品、医疗器械和再生医疗产品的审评、再审评和再评价,GLP/GCP/GPSP 符合性检查,生产工艺和设施的 GMP/QMS/GCTP 检查,药品注册认证机构的检查,制定药品标准(如《日本药典》)。

药品审评部门由以下科室组成:综合事务办公室、审评管理办公室、突破性治疗产品评审协调办公室、药物研发事务咨询综合协调办公室、创新成果实际应用协调办公室、新药审查Ⅰ室、新药审查Ⅱ室、新药审查Ⅲ室、新药审查Ⅳ室、新药审查Ⅴ室、药品再审查协调室、再生医疗产品审查室、疫苗和血液制品审查室、非处方药审查室、仿制药审查室、非临床和临床合规办公室、医疗器械审查Ⅰ室、医疗器械审查Ⅱ室、医疗器械标准和合规办公室、体外诊断试剂办公室。下面对主要科室的职能进行介绍,见表 12-1。

表 12-1 PMDA 审评部门主要科室及职能

| 科室名称 | 主要职能 |
| --- | --- |
| 新药审查 I 室 | 负责胃肠道疾病药物、皮肤病用药、抗生素、抗人类免疫缺陷病毒（HIV）药物的新药临床试验通知、药品不良反应确认，以及上市审评、再审查和再评价工作 |
| 新药审查 II 室 | 负责心血管系统新药、泌尿系统与直肠用新药、生殖系统新药、代谢改善新药、在体诊断和放射性药品的临床试验通知、药品不良反应确认，以及上市审评、再审查和再评价工作 |
| 新药审查 III 室 | 负责中枢神经系统药物、外周神经系统药物、感觉器官疾病用药（炎症性疾病除外）、麻醉药物的临床试验通知、药品不良反应确认，以及上市审评、再审查和再评价工作 |
| 新药审查 IV 室 | 负责呼吸系统疾病新药、抗过敏药物、感觉器官药物（限于炎症性疾病）、代谢疾病药物（复方药物除外）、激素类药物的临床试验通知、药品不良反应确认，以及上市审评、再审查和再评价工作 |
| 新药审查 V 室 | 负责抗肿瘤药物的临床试验通知、药品不良反应确认，以及上市审评、再审查和再评价工作 |
| 再生医疗产品审查室 | 负责再生医疗产品（细胞组织加工品）的初步申请审查，基因治疗药物和医疗器械确认的申请，基于《卡塔赫纳协定》的初步检查或确认申请，以及抗体制剂质量的审查 |
| 疫苗和血液制品审查室 | 负责球蛋白、凝血因子、疫苗、抗毒素等的临床试验通知、药品不良反应确认，以及上市审评、再审查和再评价工作 |
| 非处方药审查室 | 负责非处方药、类药品和化妆品的审评、出口认证和质量再评价 |
| 非临床和临床合规办公室 | 负责对药品非临床和临床研究部分是否符合 GLP、GCP、GPSP 等合规性审查，从伦理和科学上确认提交的申请资料是否准确和真实 |

## （二）药品不良反应损害救济科室及职能

药品不良反应损害救济职能由救济基金办公室承担，主要职能是对药品不良反应受害者提供救济服务，对生物制品感染者提供救济服务，对脊髓视神经病患者、HIV 携带者以及艾滋病患者提供医疗津贴救济，根据《关于支付津贴的特别措施法》向由特定纤维蛋白原产品和特定凝血因子IX产品引起的丙型肝炎感染者提供财政援助。

## （三）上市后安全对策科室及职能

上市后安全对策职能科室包括医疗器械生产质量和警戒办公室、药品生产质量办公室、信息和安全管理办公室、药物警戒办公室 I、药物警戒办公室 II。这些科室的职能涵盖接受提交的标签信息（包装说明书），向上市许可持有人或医疗机构收集和整理安全信息，对收集的信息进行科学研究和分析，为上市许可持有人提供安全措施咨询服务，为消费者提供咨询服务，提供有关药品、医疗器械和再生医疗产品的安全信息。

## 三、外部专家科学委员会

根据《药品和医疗器械法》和《药品和医疗器械组织建立法》，PMDA 在 2012 年 5 月 14 日正式设立科学委员会（Science Board），主要讨论药品和医疗器械审查科学方面的问题。作为 PMDA 的高级咨询机构，科学委员会的宗旨是根据 PMDA 的理念，通过加强与学术界和医疗机构的合作与交流，以适当的方式推进监管科学的进步，并以先进的科学技术对产品进行评估，向人们提供安全有效的药品和医疗器械,进一步推动医疗创新。

科学委员会共包含 20 名专家,其中包含 1 名委员会委员长和 1 名委员会副委员长。科学委员会要求全部由外部专家组成,监管部门成员不能成为科学委员会成员。日本的 PMDA 非常重视专家对审评的辅助作用。在 PMDA 的审评小组审评阶段,外部专家负责解答 PMDA 提出的技术问题,并且参加专业审评讨论。参与 PMDA 小组审评阶段的外部专家,由 PMDA 理事长任命。同时,PAFSC 的个别专家可以作为专门委员参与 PMDA 审评小组的"专家审议"。

### 四、医药事务和食品卫生理事会

日本根据《厚生劳动省设置法》的要求,制定了《药事与食品卫生审议会令》,为 PAFSC 的设置和管理提供了法律保障。《药事法》中明确规定审议会机制是药品申请的法定程序,即药品申请必须经过 PAFSC 的审议或向其报告。

PAFSC 是 MHLW 的下属机构之一,下设药事分科会与食品卫生分科会。药事分科会职责包括对药品、医疗器械等领域的重大问题进行审查和讨论,对重要药学问题的检验与评价。药事分科会下又根据具体的专业和业务设立了 17 个委员会及 22 个委员分会。其中,新药第一委员会和新药第二委员会主要与新药的审议和讨论有关。新药第二委员会负责审议和讨论有关抗病毒药、化疗药、抗恶性肿瘤药、血液制品和生物制品的问题;新药第一委员会负责审议和讨论其他治疗类别药品的问题。非处方药委员会负责有关非处方药和仿制药的审查。

审议会的成员由 MHLW 大臣在具有该专门知识经验者中任命,任期 2 年,可以连任。包括药品、医疗器械科学家在内的各领域的专家组成,如护士、生命科学家、临床和生物统计学家、应用生物化学家、法律和经济学家等。

# 第三节　日本新药审评与注册程序

日本新药审评与注册的标准程序:当一种处方药含有未批准的新的活性成分,或者是开发了已上市药品的新组合、新剂量、新的给药途径或新的适应证,该类药物需进行临床试验通报,通过审查后开展临床试验。临床试验结束提交上市申请,提交的数据应来自非临床研究和临床试验。一般情况下应先进行试验资料可信性审查及试验研究的规范性(GLP/GCP)检查。当试验资料数据及试验条件得到确认后,PMDA 方进入实质性技术审查。在新药审评中,PMDA 组织来自科学领域的专家,包括药学、医学、兽医学、物理科学、生物统计学和流行病学,从质量、药理学、药代动力学、毒理学、临床意义、生物统计学和流行病学等方面对新药进行综合评估,并开展 GMP、QMS、GCTP 检查。在审评过程中,审评人员与外部专家交换意见(专家讨论),形成审评报告,将其提交给 MHLW。

MHLW 大臣根据 PMDA 提交的审评报告,在征求 PAFSC 的意见后,就是否批准该产品作出决定,并在其网站上公布已批准产品的审评报告。

被要求继续开展上市后监测研究的药品,MAH 应根据要求在规定的时间内进一步收集其产品的有效性和安全性数据,并向 PMDA 提交一份再审查申请,以重新评估已批准产品的有效性和安全性。

　　除此以外,PMDA 在药品审评和注册的各个阶段就研发战略、临床试验方案、新药申请等方面提供咨询服务,见图 12-3。下面从咨询、临床试验审查、上市审评、GLP/GCP/GPSP 合规性评估(信赖性调查)、GMP/QMS/GCTP 检查、再审查和再评价六个方面对日本的新药审评与注册程序进行论述。

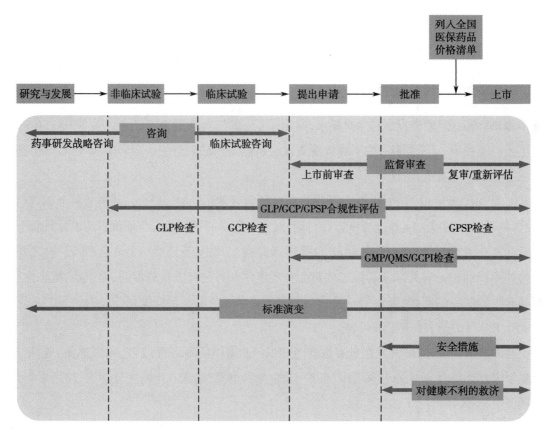

图 12-3　日本新药审评与注册的标准程序

### 一、咨询

　　从 1997 年起,日本针对新药上市审评与注册引入了咨询和沟通机制。申请人可以在药物研发、上市审评与注册任一阶段根据需求,提出沟通交流申请。具体见图 12-4 和图 12-5。

　　（一）新药临床试验咨询

　　在新药临床试验咨询中,PMDA 不仅就临床试验的伦理性、科学性和可靠性,试验对象的安全性,临床试验方案是否符合监管机构的要求提供咨询服务,还会就如何提高临床试验的质量给出建议。临床试验咨询的内容涵盖:药品手续咨询、药品扩大临床试验开始前咨询、药品生物等效性试验咨询、药品安全性咨询、药品质量咨询、Ⅰ期临床试验开始前咨询、Ⅱa 期临床试验启动前咨询、Ⅱb 期临床试验启动前咨询、Ⅱ期临床试验结束后咨询、药品上市申请前咨询、药品上市后临床试验方案的咨询。

　　（二）上市申请前咨询

　　新药上市申请前咨询是申请人正式提交注册申请之前,将拟提交的各部分申请资料(各种试验结果)提请 PMDA 进行事前评价,找出问题,并形成评价报告的咨询方式。其目的在于指导申请人在正式提交申请前发现并解决关键开发阶段所存在的问题,缩短审评时间和提高申请的成功率。根据咨询

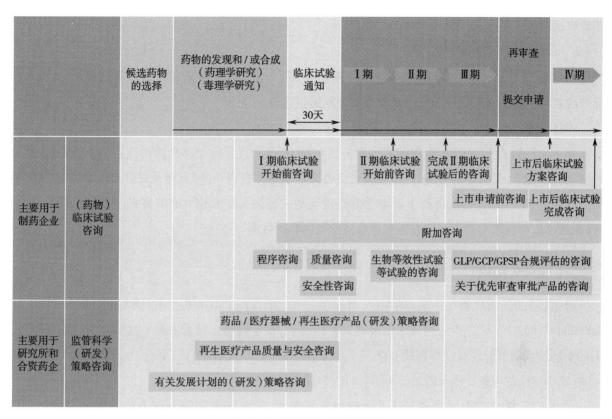

图 12-4　PMDA 提供的服务

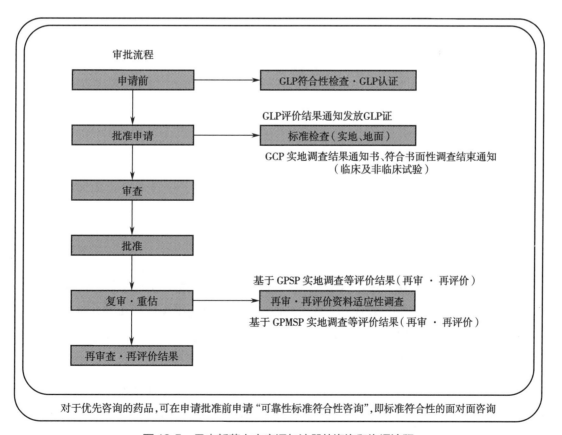

图 12-5　日本新药上市审评与注册的咨询和沟通流程

内容的不同,新药事前评价咨询分为质量、毒性、药理、药代动力学、I期临床试验、II期临床试验及II/III期临床试验等7种类型。

（三）监管科学策略（研发）咨询

2011年7月起,针对MAH属于高校、科研院所和创业公司提供监管科学研发策略咨询,为概念验证阶段之前所需的研究设计和临床试验方案开发提供建议。

（四）其他咨询

除了上述咨询外,PMDA提供的咨询服务还包括:新药的优先审评品种适用性咨询、药物基因组学和生物标志物咨询、仿制药咨询、药品轻微变更备案申请事前咨询、非处方药开发启动和申请前的咨询、药品现场咨询的事后咨询、新药申请电子数据提交相关咨询、GLP/GCP/GPSP咨询、现场咨询中的简单咨询、药品信赖性基准适用性调查咨询等众多分类内容的咨询。

## 二、临床试验审查

根据《药品与医疗器械法案》的规定,新药在上市之前需向PMDA提交临床试验通知（clinical trial notification,CTN）申请。与我国临床试验审批不同的是,日本的临床试验并非一次性审批,而是临床试验的不同阶段需要分别提交不同的CTN资料。首次申请为30天（日历日）审查,非首次申请则为14天（日历日）审查,在审查日期未满之前不得自行开展或委托开展临床试验。

首次CTN提交的资料主要是3~5页的研究者手册,包含证明能够开展人体临床试验的支持性数据,在30天的审查期内,需要回复PMDA的疑问,并补充支持性的数据。后续CTN资料包含前期临床试验结果、临床试验方案、受试者的说明书及知情同意书、样本病例报告表及最新版本的研究者手册。

日本审查决策形式为默认许可,不发批准函;临床试验被暂停后,由申办方提交修正后的临床试验方案,经与PMDA沟通并通过伦理委员会审查后,方可再次启动。同时PMDA需将审查结果向MHLW报告。

## 三、上市审评

收到上市申请后,PMDA按照以下程序开展新药审评:PMDA收到申报者提交的材料后,首先进行"信赖性调查",确保所提交的材料是符合伦理并可以科学信赖的;此后审评人员就相关问题与申报者进行面谈（介绍、询问、答复）,申报者须就PMDA的质询作出解释说明,PMDA形成审评报告。

通过材料审查后,PMDA组织生命科学、医学、兽医学、物理学、生物统计学等各领域专家为评审小组,从拟上市药品的质量、药理学、药代动力学、毒理学、临床意义及生物统计学等方面开展详细的评估和审评工作。经过多次专家会议评审,反复讨论关键问题,形成最终的审评报告。

PMDA将GMP检查结果及审评报告一并递交给MHLW的审查管理科;在这一阶段,针对一些规定品种,MHLW会根据要求向PAFSC进一步征询专家意见,并结合技术审评报告和专家意见作出是否批准药品上市的最终决定。新药审评审批时间为7个月左右。具体的审评流程见图12-6。

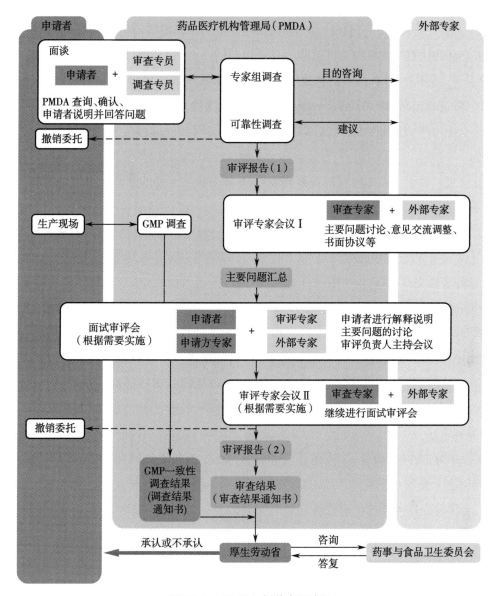

图 12-6　PMDA 新药审评流程

## 四、GLP/GCP/GPSP 合规性评估（信赖性调查）

在正式的技术审评开始之前,PMDA 将开展非临床研究质量管理规范（Good Laboratory Practice,GLP)、临床试验质量管理规范（GCP)、上市后研究质量管理规范（Good Post-marketing Study Practice,GPSP)的合规性评估。在合规性评估期间,PMDA 检查员评估非临床研究和临床试验是否以道德和科学适当的方式进行,是否符合 GLP、GCP 和 GPSP 标准,以及提交的数据是否符合监管要求的准确性和完整性标准。

### （一）GLP 检查

在日本,GLP 检查有三种类型:常规检查、基于产品的检查和特殊检查,均为现场检查。

**1. 常规检查**　无论是否以获得上市许可为目的,非临床研究机构都可以向 PMDA 申请符合性检查。如果通过了 GLP 的符合性检查,PMDA 将向该机构颁发 GLP 认证证书,该证书 3 年内有效。如果非临床研究在持有有效的 GLP 证书的机构开展的,在提交上市申请后,PMDA 一般情况下将会豁免上市申请的 GLP 检查。但是,目前只有日本的国内医药企业可以提出常规检查申请。

2. **基于产品的检查**　常规检查在日本是自愿申请的。如果开展非临床研究的机构未通过常规检查获得 GLP 认证,或不在 GLP 认证的有效期内,或者没有获得其他经济合作与发展组织(Organisation for Economic Co-operation and Development,OECD)成员国的 GLP 认证(OECD 成员国之间的 GLP 是互认的),则递交上市申请后,PMDA 将启动基于产品的 GLP 符合性检查。符合性检查通过之后不会补发 GLP 证书。

3. **特殊检查**　对于非临床研究在持有有效 GLP 证书机构开展的新药上市申请,PMDA 也会根据需要开展特殊检查,比如接到了投诉举报。

### (二) GCP 检查

日本在上市审评的过程中还要开展 GCP 检查,目的是检查该药临床试验是否符合 GCP 标准。分为现场检查和符合性文件检查,由 PMDA 下属的"药品安全性和研究组织"负责。现场检查的对象包括临床试验机构和申办方;符合性文件检查的对象为申办方。对临床试验机构的现场检查主要针对临床试验机构的管理体制,包括伦理审查委员会、现场管理组织和资料保存与原始资料记录等;对申办方的检查内容包括申办方的研发组织机制、临床试验的准备和管理工作。一致性书面检查包括申办方临床试验的执行机制含合同研究组织(CRO)、申办方的组成、临床试验文件资料的准备(如计划书与个案报告表的制订与修正等)和临床试验的管理(如试验药品的管理、多试验中心的协定、严重不良反应通报与监测执行相关程序)。

检查结果分为三种:①符合 GCP,可接受申请人资料;②有条件符合 GCP,部分受试者发生违反 GCP 事项,排除部分新药申请资料后即可接受;③不符合 GCP,常规性与系统性发生违反 GCP 事项,该资料不可信,无法接受作为新药申请资料。

### (三) GPSP 检查

日本药品的上市后研究必须遵守 GPSP 的标准。GPSP 于 2004 年 12 月 20 日发布,共 12 条,分别对上市后监测、上市后监测标准操作流程、上市后监测管理责任人、药物使用效果调查、上市后临床试验、上市后监测业务的委托、上市后监测数据的保存、上市后再审查和再评价的标准等内容进行了规定。2017 年 10 月,MHLW 对该法规进行了修订,对药品上市后调查的方式又进行了扩充,由原来的药物使用效果调查、特定使用效果调查和上市后临床试验扩展为药物使用效果调查(包括一般使用效果调查、特定使用效果调查和使用效果比较调查)、上市后数据库调查和上市后临床试验。进行再评价和再审查的药品必须通过 GPSP 的符合性检查,以确保 MAH 为再审查或再评价所提交的数据真实可靠。

### 五、GMP/QMS/GCTP 检查

为了保证药品具有持续稳定的质量,日本要求药品生产的制造场地、制造设施、质量管理体系都需要符合药品生产质量管理规范(Good Manufacturing Practice,GMP)、质量管理体系(Quality Management System,QMS)和优良基因、细胞和组织基础产品质量规范(Good Gene,Cellular,and Tissue-based Products,GCTP)的要求,因此开展 GMP、QMS、GCTP 检查是日本保证药品质量的重要手段。在药品上市许可审

批时,按照规定,新药需开展 GMP 检查,医疗器械和体外诊断试剂开展 QMS 检查,再生医疗产品则开展 GCTP 检查。

### 六、再审查和再评价

日本厚生劳动省在《关于再审查、再评价制度》中明确指出,随着医药产业的发展、医药知识的不断丰富,已经获批的药品依据现行药学水平重新确认临床价值和评价药品的安全性和有效性的制度称为药品再审查和再评价制度。

#### (一)再审查

新药获得 MHLW 批准后,拿到的是临时许可,需要通过再审查之后,才能拿到永久许可。

**1. 再审查的对象及期限**　需要开展再审查的药品为 MHLW 批准的各类新药。《药事法》明确规定,与已获批药品的有效成分、剂量、给药途径或适应证等明显不同的药品即新药,其 MAH 必须在该药品的再审查期内开展药品的整体使用情况调查等。再审查期为 4~6 年,不同类型新药的再审查期不同,具体如下:

(1)罕见病药品的再审查期为 10 年。

(2)新有效成分药品的再审查期为 8 年。

(3)新给药途径药品的再审查期为 6 年。

(4)新适应证、新剂量药品的再审查期为 4~6 年。

对于某些特殊药品,如含有儿科剂量的药品,MHLW 大臣可在听取 PAFSC 的意见后,适当延长其再审查期,最长不超过 10 年。

**2. 再审查程序**　新药批准前,MAH 向 PMDA 提交风险管理计划(risk management plan,RMP),其中包括再审查计划。在新药审批时,MHLW 大臣听取 PAFSC 的意见后确定 MAH 是否开展再审查、再审查的具体期限及再审查方案;获得上市批准后,MAH 按照批准的再审查方案开展研究,并在再审查期限结束之日起 3 个月以内提出再审查的申请;提交申请后,MAH 接受 PMDA 进行的 GPSP 合规性调查,包括现场检查和文件调查;符合性检查通过之后,PMDA 开展技术审查,并将审查结果报告 MHLW,MHLW 大臣根据 PMDA 提交的审查报告,在征求 PAFSC 的意见后,向申请人发布审查结果:撤销上市批准、删除或修改药品部分获批事项或药品通过再审查;PMDA 在网站公布再审查的结果,MAH 将再审查结果写入药品说明书。

**3. MAH 在再审查期间开展的工作**

(1)使用效果调查:药品使用效果调查是指对实际临床使用情况进行小规模抽样的调查。一些特殊的药品可能需要对所有使用患者进行调查,例如药品有明显的安全性问题或者患者数量比较少。

(2)特定使用效果调查:MAH 针对儿童、老年人、孕妇、肾病或肝病患者、长期服药患者的用药信息的调查,调查内容和方式与使用效果调查相同,仅调查对象不同,以获取在研发过程中无法获取或难以获取的数据。使用效果调查和特定使用效果调查需要遵守 GPSP。

(3)上市后数据库调查:即为了检测或确认药品不良反应(ADR)的发生情况及获取与药品有关的质量、有效性和安全性相关信息,使用医疗信息数据库服务商提供的医疗信息数据库而进行的调查。医疗信息数据库包括医院电子病例数据、保险索赔数据、诊断程序组合数据、实验检查结果等。2009 年,

PMDA 启动 MIHARI 项目,建设基于真实世界数据的医学信息数据库网络(MID-NET),用于评估创新药的风险。该数据网络系统于 2018 年 4 月正式实施,该系统已成为日本药品安全性评估的主要数据来源。

(4)上市后立即调查:上市后立即调查也称为上市后早期监测(early post-marketing phase vigilance,EPPV)。日本自 2000 年开始实施药品上市后早期监测制度,即在新药上市 6 个月内,通过医药代表定期对所有用药的医疗机构进行追踪,收集药品的安全性信息。MAH 须提前,最晚不迟于首次上市后的 2 周内,将该药品依法实施 EPPV 的材料包括 EPPV 的实施计划(包括拜访频率等)、产品信息手册、注意事项等给到相关医疗机构,并要求医疗机构一旦发现严重药品不良反应/事件应立即进行报告。在 EPPV 开始的前 2 个月内,沟通频率为每两周 1 次,之后一般要求为每月 1 次,EPPV 需遵照药物警戒质量管理规范(Good Vigilance Practice,GVP)开展。

(5)开展上市后临床试验:开展了上市前临床试验、使用效果调查或上市后数据库调查相关的研究后,为了对得出的结论进行验证,或为了收集诊疗中未得到的与药品有关的质量、有效性及安全性相关的信息(包括用法用量、适应证),须遵照 GPSP、GCP 要求开展上市后临床试验,确认药品有效性、安全性等。并非所有的药品都需要开展上市后临床试验。

(6)药品不良反应及感染性疾病收集和报告:MAH 应收集来自自发报告、文献、学术会议信息及上市后研究等途径来源的所有 ADR 信息以及因药品导致的感染性疾病(可疑传染源传播)。死亡病例和死亡以外的严重 ADR 均应在 15 天内快速报告。

(7)定期安全性报告:再审查的前 2 年为每半年提交 1 次,2 年后改为每年提交 1 次,提交时间为数据锁定点的 70 天之内,一直到再审查结束。

(8)风险最小化活动:在药品再审查期,MAH 除了需要收集药品的安全性信息之外,还需要开展风险最小化活动(risk minimization activity,RMA),并在上市后调查、临床试验等实践过程中对风险最小化活动进行不断修订。为相关人员"提供信息"以降低和规避风险的活动被称为"风险最小化活动",分为针对所有药品进行的"常规活动"和根据药品特性进行的"追加活动"两种。常规活动是指制作药品说明书和面向患者的用药指南;追加活动包括制作面向医务工作者的药品使用指南,制作患者手册,向患者及其家属提供该药治疗前及治疗中的注意事项并告知其药品不良反应的初期症状等。以上信息随着药品上市后安全调查的进行而动态更新。另外,风险最小化活动需要根据采取安全对策前后的实施情况、不良反应发生的情况等进行评价,根据药品不良反应的特性,尽可能采用多样的评价方法。

(二)再评价

不同于再审查针对的是新药,再评价针对所有在日本被批准上市的药品。再评价是对已批准的药品,对照现有的医学和药学等科学水平,确认质量、有效性和安全性的制度。之所以开展再评价是因为随着医学和药学等学科的进步,对药品安全性、有效性的认识和要求发生变化,基于医学和药学的进步、医疗水平的提高等情况,对上市药品的有效性、安全性、质量等进行重新评价。

日本曾前后进行过 3 次大规模的药品再评价:前 2 次开展的再评价主要是对 1967 年 9 月 30 日前审批的药品和 1967 年 10 月到 1980 年 3 月之间审批的药品进行有效性再评价及一致性再评价,第 3 次再评价称为"新的再评价",包括每 5 年 1 次的"定期再评价"和"即时再评价",从 1988 年实施至今。但"新的再评价"中的"定期再评价"执行 10 年后已不再执行。目前,只有在发生特殊或紧急问题时,才由

MHLW 启动"即时再评价"。

再评价的范围是由 MHLW 大臣参考 PAFSC 的意见后进行制定,评估内容主要分为三部分:药品的功效、安全性及质量。MAH 可以通过文献检索和在已开展的研究中寻找支持性证据,如果有支持性证据可申请再评价,如果没有支持性证据,MAH 可以申请开展临床试验。再评价研究必须按照 GPSP、GLP 和 GCP 的标准执行。

# 第四节　日本新药加快审评与注册程序

为了促进新药的研发并提高新药上市的效率,在常规审评程序之外设置了优先审评审批、有条件早期批准、时间限制性条件批准和先驱药品认定等加快审评与注册程序。

## 一、优先审评审批程序

为了加快危及生命的、具有临床优势的临床急需的药物的审评审批,日本于 2011 年设立了优先审评审批程序。

（一）适用对象

优先审评审批程序适用于两类新药。

1. **获得罕见病药物认定的新药**　日本罕见病药物认定的标准为:

（1）对于该药的适应患者人数在日本不超过 5 万人。

（2）适应证为高医疗需求的严重疾病,且尚无有效治疗手段,或者与现有治疗相比在安全性或有效性方面具有显著的临床优势。

（3）开发计划基于合适的理论基础,有较高的开发成功率。

2. **非罕见病以外符合优先审评审批程序条件的新药**　除此之外,符合以下标准的新药也可以申请适用优先审评审批程序:用于防治严重危及生命或者严重影响生存质量的疾病,且尚无有效防治手段或者与现有治疗手段相比,在安全性、有效性或改善患者生命质量方面有显著的临床优势。同时,纳入时间限制性条件批准程序、有条件早期批准程序和先驱药品认定程序的药品也适用于优先审评审批程序。

（二）适用步骤

1. **申请前咨询**　拟申请优先审评审批程序的药品应在申请前向 PMDA 申请优先审评品种对应性咨询,PMDA 在听取专家意见的基础上,出具评价报告书。如果申请的是罕见病认定,则无须提出申请前咨询。

2. **注册申请**　提交注册申请时,需在申请书的备注栏,注明"鉴于其他理由申请优先审评",如未进行过申请前咨询,需附适用优先审评审批的判断理由。如果已经进行了 PMDA 实施的针对药品优先审评品种对应性咨询的,在备注栏中则注明"已经进行了关于药品优先审评品种对应性咨询",并在申请书后,附 PMDA 出具的评价报告书。如果已经进行了对应性咨询,但是在注册申请之后才形成评价报告的情况,不必附加报告。当同一品种具有优先审评审批的对象适应证和之外的普通适应证时,应将优先审评审批对象适应证和之外的适应证分开,分别单独申请。这种情况下,注册申请书及申请资料应分别制成,通用资料可以只附在优先审评审批对象适应证的申请书之后。另外,在各自申请书的备注栏中,应将其他适应证的情况分别注明。

3. 纳入优先审评审批　PMDA 根据评价报告,出具是否适宜优先审评审批的意见,并将意见报送 MHLW,由 MHLW 的医药品审查管理课(以下简称"审查管理课")来决定是否适用,并将结果告知申请人和 PMDA。纳入优先审评的新药审评时限将缩短为 9 个月,标准审评时限为 12 个月。

### 二、有条件早期批准程序

对于针对严重危及生命且缺乏有效治疗方法的疾病的药品,由于患者人数少等原因导致临床试验实施困难,或者即使能够实施,治疗试验的实施也需要相当长的时间。为了促进这类药品尽快上市以解决患者的医疗需求,日本于 2017 年设立了有条件早期批准程序,依据该程序上市的药品无须验证性临床试验结果,以上市后实施必要的调查等为批准条件批准该药品的注册申请。

#### (一) 适用对象

适用于有条件早期批准程序的药品需满足以下全部条件:

1. 药品针对严重危及生命,或病情发展不可逆、对日常生活有显著影响的疾病。

2. 尚无有效的治疗手段,或与现有治疗手段相比,在安全性、有效性或者减轻患者精神或生理负担方面具有显著的临床优势。

3. 验证性临床试验实施困难,或者即使能够实施,由于患者数量少等原因需要相当长的时间。

4. 除验证性临床试验以外的药物临床试验,基于合理的理论基础,已有数据显示一定的安全性和有效性。

5. 被批准上市后持续开展不良反应监测,并进一步进行安全性和有效性的试验研究。

#### (二) 适用步骤

1. 申请前咨询　申请人应当在提交注册申请前向 PMDA 申请对应性咨询,和 PMDA 就申请的适应性、申请所需数据包等进行商谈。该申请可在验证性试验以外的其他临床试验已有数据显示药品具有一定的安全性和有效性后提出。PMDA 基于现有的数据包中验证性临床试验以外的临床试验结果,结合专家意见,充分考虑有条件早期批准所需条件,出具评价报告。

2. 注册申请　申请人提交注册申请时,应在该新药的批准申请书的备注栏中注明"申请有条件早期批准"。如未进行过申请前咨询,需附适用有条件早期批准的判断理由。如果已经进行了 PMDA 实施的针对有条件早期批准对应性咨询的,在备注栏中则注明"已经进行了关于有条件早期批准对应性咨询",并在申请书后,附 PMDA 出具的评价报告书。如果已经进行了对应性咨询,但是在注册申请之后才形成评价报告的情况,不必附加报告。

3. 纳入有条件早期批准　PMDA 根据评价报告,出具是否适宜有条件早期批准的意见,并将意见报送 MHLW,由 MHLW 的审查管理课来决定是否适用,并将结果告知申请人和 PMDA。

### 三、时间限制性条件批准程序

由于再生医疗产品的质量具有高度的可变性,因此需要很长的时间来获取临床数据来证明其安全性和有效性。为了促进再生医疗产品的尽快上市,日本于 2014 年设立了时间限制性条件批准程序。该程序基于探索性Ⅰ期或Ⅱ期临床试验取得的安全性和有效性结果条件性地批准再生医疗产品上市,并规定在限定的期限内(通常不超过 7 年)完成确证性的临床试验,并将试验结果重新提交以获得正式批准。

（一）适用范围

日本将再生医疗产品界定为由含有或由自体或者同源人类细胞或组织组成的药物或医疗器械,用于化学治疗、改变生物学特性和进行人工基因操作增殖或激活细胞用于治疗疾病或组织修复再生。申请适用时间限制性条件批准程序的再生医疗产品需满足以下条件:①均质性不一;②早期临床试验在安全性和有效性方面显示出了良好的结果,并且可以预测临床价值;③该产品在疗效、有效性或性能方面没有表现出显著的不良结果。

（二）适用步骤

1. 临床试验　日本将再生医疗产品的临床开发分为两类:临床研究(clinical research)和临床试验(clinical trial)。其中临床研究由医生或研究者发起,这类研究不以上市注册为目的,只是在医疗机构进行临床研究和应用,日本也将这类医疗产品作为医疗技术进行管理。临床试验则由企业或者研究机构发起,以获得上市许可为目的,这类医疗产品则作为药品进行管理。采取时间限制性条件批准程序的药品通常只需要进行小规模的探索性临床试验,确认药品安全性,并通过替代终点显示出可能的有效性就可以提起上市许可申请。临床试验过程需遵守 GCP 的要求进行。

2. 申请前咨询　申请人应当在提交注册申请前向 PMDA 申请对应性咨询,和 PMDA 就申请的适应性、申请所需数据包等进行商谈。PMDA 结合专家意见,充分考虑时间限制性条件批准所需条件,出具评价报告。

3. 注册申请　申请人提交注册申请时,应在该新药的批准申请书的备注栏中注明"申请时间限制性条件批准"。如未进行过申请前咨询,需附适用时间限制性条件批准的判断理由。如果已经进行了PMDA 实施的针对时间限制性条件批准对应性咨询的,在备注栏中则注明"已经进行了关于时间限制性条件批准对应性咨询",并在申请书后,附 PMDA 出具的评价报告书。如果已经进行了对应性咨询,但是在注册申请之后才形成评价报告的情况,不必附加报告。

4. 纳入时间限制性条件批准　PMDA 根据评价报告,出具是否适宜时间限制性条件批准的意见,并将意见报送 MHLW,由 MHLW 的审查管理课来决定是否适用,并将结果告知申请人和 PMDA。

5. 上市后应用管理　再生医疗产品的上市后应用受到严格的限定:患者只可以从具备资质的医院和经过专业知识培训的医生那里获得产品;在提供再生医疗产品之前,医生应充分告知患者其安全性、有效性和其他与适当使用再生医疗产品相关的信息,以获得患者的知情同意;再生医疗产品的使用需做到全程可追溯;MAH 和执业医师都必须在规定的时间内向 PMDA 报告严重的不良事件、传染事件或与产品的安全性和有效性相关的任何其他问题;MAH 需定期向 PMDA 递交再生医疗产品的不良反应报告;再生医疗产品的经销商需获得当地政府颁发的许可证,符合特定的设施、人员和质量保障要求。

6. 常规授权申请　时间限制性条件批准有效期最长为 7 年,获得批准后,需要按照 GPSP 的药品搜集病例信息,验证药品的有效性和安全性,并提出正式批准申请,PMDA 将对安全性和有效性信息进行综合审查,符合条件则被授予正式申请,不符合条件的继续以时间限制性条件使用,或者直接撤市。

#### 四、先驱药品认定程序

2015年,MHLW推出了《先驱药品策略》(*Strategy of SAKIGAKE*),旨在促进日本创新药物、医疗器械和再生医疗产品的创新研发。《先驱药品策略》中的一项重要内容就是启动先驱药品认定程序,加快经过先驱认定的创新药品、医疗器械和再生医疗产品的尽快上市。

##### (一)适用范围

获得先驱药品认定,需要由药品申办者提出申请,并经过MHLW的认定。被指定的药品需满足以下四个条件:①治疗药物的突破性,具有与已批准药物不同的新作用机制;或与已批准药物作用机制相同,但首次适用于待开发疾病;或者采用创新的药物传递系统。②目标疾病的严重性,对生命有重大影响的严重疾病;或者没有根治疗法,持续出现症状(社会生活困难的状态)的疾病。③对目标疾病有极高的有效性,与没有获得批准的药物,或者与现有的治疗药物或治疗方法相比,有效性有很大的改善,或者安全性有显著的提高。④首先在日本提出上市申请,该药品开发完成后,将日本作为首个上市国,同时首次人体试验(FIH)和概念验证试验(POC)均在日本进行。

##### (二)适用步骤

获得先驱药品认定需要在早期临床阶段向MHLW的审查管理课提出认定申请,由PMDA进行审评,出具是否适宜的意见,并将意见报送MHLW,MHLW听取PAFSC的意见后决定是否给予认定,并将认定结果在60日内告知申请人和PMDA。具体的制定程序见图12-7。

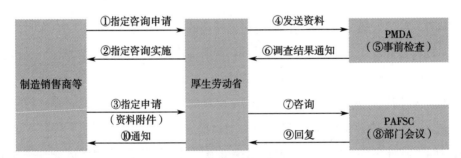

图12-7    先驱药品认定程序

同时,审查管理课对于潜在的先驱药品也会主动和申请人进行联系,提示其提交认定申请。征求申请人同意后,认定结果会在申请提交后30日内告知申请人和PMDA。

目前,先驱药品每年认定2次左右(大约在4月和10月),但是,在必要的情况下,有时也会进行临时认定。另外,关于认定的药品,认定日期、医药品的名称、对象疾病以及申请人的姓名和地址会登载在MHLW的主页上。

##### (三)先驱认定药品加速政策

获得先驱认定的药品在新药审评与注册过程中将享受以下优先政策。

1. **优先咨询**    通过先驱认定的药品可以优先获得PMDA的面对面咨询服务,递交临床试验申请前的咨询等待期由标准的2个月缩短为1个月。递交新药申请前的咨询也将被优先处理。

2. **优先审评**    获得先驱认定的药品的审评时限将缩短为6个月。

3. **指定联络员**    在获得先驱认定资格后的1周内,PMDA将指定一位专门的联络员负责与申请人就该品种的开发进度管理进行商谈,并协助申请人与审评相关部门进行工作协调。

4. 再审查期限延长  获得先驱认定的药品的再审查期限将延长为10年。

# 本 章 小 结

本章介绍了日本新药审评与注册管理的概述后,对日本新药审评与注册组织体系进行了阐述,主要包括厚生劳动省的组织结构及其在新药审评与注册中的具体职能和独立行政法人·医药品医疗器械管理局、外部专家科学委员会和医药事务和食品卫生理事会的职能,最后是日本新药审评与注册程序。厚生劳动省是日本政府的内阁级部门,提供卫生、劳工和福利方面的服务。2004年日本正式启用医药品医疗器械管理局(PMDA),旨在帮助改善日本的公共卫生,为因药品不良反应而遭受健康损害的人们提供快速救助(不良健康影响救济服务);通过一个从临床前研究到上市许可的整个过程的集成系统,对药品和医疗器械的质量、有效性和安全性提供指导并进行审查;收集、分析和提供上市后安全信息(上市后安全措施)。

日本新药审评与注册的标准程序一般为先进行试验资料可信性审查及试验研究的规范性(GLP/GCP)检查,当试验资料数据及试验条件得到确认后,再由PMDA进入实质性技术审查。同时为了促进新药的研发并提高新药上市的效率,在常规审评与注册程序之外,日本还设置了优先审评审批程序、有条件早期批准程序、时间限制性条件批准程序和先驱药品认定程序,以加快审评与注册程序。

（杨 莉）

# 第十三章　新药注册策略

1. 掌握新法规下新药注册策略。
2. 熟悉药品上市许可持有人制度。
3. 了解新药评审与注册相关的专著、专业性期刊、数据库和网站。

# 第一节　概　　述

## 一、新药注册策略的重要性

新药从立项到上市,不仅需要经历漫长的时间和烦琐的临床前研究与临床试验开发,还需要应对在此漫长过程中因不断变化的注册环境引发的诸多问题。新药注册工作贯穿于产品从研发立项、申请临床试验、上市申请和批准到上市使用、变更管理、再评价,甚至是退市等全生命周期过程,对于企业的发展意义重大。药企注册工作能力的强弱,以及与药品监督管理部门沟通的顺畅程度,都会对产品开发进度及企业运营产生影响。

作为新药的注册,可以通过分析所开发产品的特点和同类产品的批准状况,积极对接监管部门,结合各个国家的注册要求,灵活运用指南指导研发,充分利用各国加快审批政策的红利,"巧妙"地制定注册策略,为创新药研发提速度、降成本。

## 二、新药注册的全过程管理

新药注册是指药品注册申请人依照法定程序和相关要求提出药物临床试验、药品上市许可、再注册等申请以及补充申请,药品监督管理部门基于法律法规和现有科学认知进行安全性、有效性和质量可控性等审查,决定是否同意其申请的活动。因此,了解注册各阶段的注意事项对新药注册至关重要。

### (一)注册前期

创新药的研发目的是解决未满足的临床需求,因此,注册前期,注册人员须早期介入,密切结合临床

要求,同时注意把握创新药选题立项的基本思路,具体如下:

**1. 调研未满足的临床需求**

(1) 对威胁生命的严重疾病,现有药物尚存在疗效和安全性问题。

(2) 罕见病,尚无治疗药物。

(3) 一般疾病,尚无有效治疗药物且已有药物的疗效不理想或存在安全性问题,已有药物本身有缺陷,用药依从性差。

(4) 影响患者预后的其他问题。

(5) 新发现的疾病。

(6) 对发病机制的新认识,可能需要治疗学的革命性改变。

**2. 确立研发创新药的目标**

(1) 优效:对于某种疾病已有一种或多种治疗药物有一定疗效,但疗效不强,须研发优效(基于新理论的创新药的研发目标多为优效)新药。

(2) 非劣效:创新药的总体疗效优于安慰剂并与已上市的疗效肯定的药物相近(非劣效),也是可以接受的。

(3) 有效:对个别罕见病、威胁生命的难治性疾病以及某些新认识的疾病,可能尚无有效的治疗药物上市,此时,药物研发的目标可定为"有效"(相对于安慰剂而言的)。

(4) 作用机制互补:研发与现有药物作用机制互补的新药,在临床上用于联合用药,以增强治疗效果和减少不良反应。

(5) 增加临床用药的顺应性(依从性):药物半衰期短,需每日多次给药;血药浓度波动大,引起明显的不良反应;慢性病,需长期给药,仅有注射剂;精神或神经疾病患者的认知功能降低等。

**(二) 注册中期**

注册中期,注册人员要注重获益-风险评估,将风险管理应用于药品生命周期的各阶段,力图用最小的管理成本获取最大的监管效果;强化"过程控制"与"质量源于设计(QbD)"理念;注意在药品设计与研制中突出全程控制。

**(三) 注册后期**

注册后期,注册人员要强化临床研究过程监管、上市前生产现场的核查、上市前及上市后的衔接、上市后再评价和回顾性审评等。

### 三、当前注册的新动向

当前新药注册人员须关注 NMPA 的新理念、新思路和新政策;关注国家药品监督管理局药品审评中心(CDE)等部门的新举措;落实研发及申请单位的具体行动(创新性、规范性、科学性和严谨性)。

## 第二节　新法规下新药注册策略

自我国加入 ICH 之后,我国的新药研发又步入了一个新的里程碑,我国从"药品生产制造"发展成为"药品研发智力制造",在这个过程中,也面临了诸多的挑战。药品注册人员如何从一个国家注册到全球多个国家的同步注册,怎样把一个新的化合物从动物实验转向人体试验,又怎样制定一个产品早期研发的策略,这些都是非常重要的课题。

### 一、注册临床策略

以临床价值为导向的药物创新与评价主要包含如下两个方面。

#### (一) 推动临床价值为导向的药物创新所采取的激励措施和支持的政策

以临床价值为导向的药物创新已经体现在现行《药品注册管理办法》中,一方面在资源配置、沟通交流以及时限上出台了一系列的政策;另一方面对审评体系也作了相应调整,比如过去各个专业都可能担任综合审评,但随着创新药的增多,已经调整为由临床专业担任综合审评,这也是以临床价值为导向的药物审评的直接体现。从企业的角度,在药品研发的过程中,会对产出投入进行评估,而影响产出投入的因素有很多,比如临床需求、市场容量、所需投入的时间和财务成本等,另一个决定性因素就是研究药物的难度以及成功的可能性,这些因素进而影响企业在某个领域投入的热情。从监管角度,整个的评价体系以及政策都已经很好地体现了以临床价值为导向的理念,能够采取一些激励的政策给予审评审批方面积极的引导。

#### (二) 药品的临床评价

在审评审批过程中,从临床价值角度进行评估是审评审批的一个核心,而临床价值评估的核心最主要的就是患病人群,人群大、疾病严重又无药可用,是临床研发最需迫切考虑的。在对目标人群评估之后,还可以进一步对获益 - 风险进行评估。从风险权衡的角度来讲,对于患者,疾病永远是第一风险,药物治疗所带来的安全性风险是次要风险,所以在对药物进行评价时,疗效永远是第一位的。在药物研发和评价的过程中,对于临床价值优先级的考量依次为疗效的提高、安全性的改善、使用方便性的提高和依从性的提高。

从过去十几年的研发项目来看,罕见病的转化成功率最高,而慢性疾病(高发病率,包括肿瘤、心血管及神经类疾病)的转化成功率都低于平均水平。再从 2020 年 FDA 和我国批准的创新药来看,大部分都是通过加快审批上市的罕见病用药,而对于临床急需解决的一些危重疾病,因为研发难度比较大,投入比较高,最终转化成功率低,导致在整个药物研发里的占比也比较低。目前,死亡率较高的危重疾病,仍尚需研发新药。

总之,从临床研发和评价的角度来讲,以临床价值为导向的创新和研发始终是一个核心的问题,简单讲就是有需要才有必要;危及生命及生存质量的危重疾病仍然是首先需要解决的主要问题;临床需求是动态变化的,对于研发者来讲,既要从临床到政策有全面的把控,又要对相关领域从基础到临床有深入的了解。

### 二、早期临床开发整体策略

在创新药研发过程中,早期临床开发起着重要作用,其设计和开展影响到整个临床研发过程,关系到整体药物研发的战略决策。在全球同步开发的大背景下,如何进行创新药 IND 注册申报的策略规划和风险控制,整合注册策略与临床开发,一直是行业关注的焦点。

#### (一) 创新药企业的痛点分析

目前我国的临床开发阶段的需求以暴增为标志,从 2021 年批准的新药情况来看,国产新药多数还处于"me-too"或者"me-better"的阶段。时间赛道上,我国创新药目前的研发状态与国际领跑者存在一定的滞后,这是我国创新药企业的第一个痛点。在新时期下,全球同步开发、同步上市是一个必经之路,但对于中国的创新药企业而言,还处于起步阶段。所以在空间拓展上,如何开展全球化开发是中国创新药企的第二个痛点。

**（二）早期临床开发的策略**

针对时间和空间上的痛点，专家提出了在早期研发时的八大加速策略。

1. **差异化的分辨力和预测性**　对于"me-better"的差异化策略，基于早期具有差异化的药物特性，预测产品的临床优越性。

2. **剂量和给药方案的优化**　重视临床药理在优化剂量以及给药方案中的作用，如 PK/PD 模型可以应用在药物开发的所有阶段。

3. **生物标志物的应用**　在临床开发过程中，生物标志物可用于患者分层，指导剂量选择，预测临床疗效。

4. **新颖的临床试验设计**　新颖的临床试验设计可以节省临床研究时间，提高药物开发效率。

5. **联合用药策略**　联合用药能够增强开发成功的可能性，降低毒副作用，展现疗效。

6. **适应证选择和扩展**　可以帮助企业占得市场的先机。

7. **临床运营和执行力**　提高临床研究的效率。

8. **全球化策略**　同步申报，同步开发，同步上市。

简而言之，提高临床开发效率和有计划地选择进行全球化的开发是中国创新药企业的核心战略；早期临床开发是连接临床前和临床后期的桥梁，是关键的开发阶段；上述八大策略并非独立存在，根据实际开发策略组合应用，可最大化地提高开发效率。

### 三、早期注册策略

在药物研发过程中，一个理想的状态就是做到"多、快、好、省"。"多"是指研究做得夯实，能够充分支持注册申报；"快"是指整个药物研发推进的速度快；"好"是指涵盖的方面比较多，如质量好，研发策略好等；"省"即指节省资源，节省时间等。

药物研发过程中的关键点主要包括非临床研究、新药临床试验（IND）申请、各期的临床试验，以及新药申请（NDA）/生物制品许可申请（BLA）等。我国和全球的研发过程中的关键点基本相同。相对于美国和欧洲，目前在我国的药品研发的过程中，还没有对于儿童试验计划（paediatric investigation plan, PIP）的要求，所以在进行全球同步开发的时候，应该尽早考虑美欧对 PIP 的要求。对于加快程序，可以在研发的不同阶段予以关注。

在早期的临床前研究阶段，先导化合物分子筛选是早期研发策略中非常重要的一点，因为其分子结构以及特性会与药物的安全性和有效性相关联，从而影响整个药品的开发。在早期开发过程中，应该尽早与研发人员沟通，基于科学、法规和指导原则，评估现有研发计划和 IND 申请资料的差距，避免在 IND 申请时，出现较大的风险；在 IND 申报的过程中，申请人应该尽早对启动 IND 申请的准备时间、申请 IND 的国家或区域、提交的材料、审评时限、各药品监管机构对 IND 的经验和风险把控的能力等方面进行思考，并制订相应计划。在一些关键节点，申请人可以申请与药品监管机构的沟通交流。此时应该对需要讨论的问题、在哪些国家或区域需要进行沟通交流、各个国家或区域沟通交流的顺序、所需的时限等问题进行充分思考。

关于中国如何加入全球的研究，有几种情况：①如果全球有一个剂量爬坡的研究，在得到Ⅱ期推荐剂量（recommended phase Ⅱ dose，RP2D）后，可以在中国单独申请一个以 RP2D 的安全性准入试验研究，然后加入全球的扩展研究。②在全球剂量爬坡研究的过程中，中国可以从一个全球研究中已经完成的治疗剂量或低一个的剂量，进行一个单独简化的剂量爬坡研究。在得到 RP2D 后，进入全球扩展研究。③中国加入全球正在进行的剂量爬坡研究，但是基于安全性考虑，比如中国加入全球爬坡试验时已经在很高的剂量水平，这种情况需评估潜在的风险。当然所有这些要基于是否具有潜在的种族差异的评估后进行。

### 四、进口原研药品注册路径和策略

为鼓励新药创制，严格审评审批，提高药品质量，促进产业升级，NMPA 在《化学药品注册分类及申报资料要求》（2020 年第 44 号）中对当前化学药品注册分类进行改革，明确原研药品指境内外首个获准上市，且具有完整和充分的安全性、有效性数据作为上市依据的药品。定义 5.1 类为境外上市的原研药品和改良型药品申请在境内上市。改良型药品应具有明显临床优势。在注册申请时需主要考虑的策略如下：

#### （一）境外原研药品进口

**1. 按 1 类或 2 类药品国内外同步研发申报**　自临床早期研发阶段即参与全球同步研发。①中国受试者参与首次人体试验成为新趋势；②在Ⅱ期概念验证性试验（POC）阶段加入，为Ⅲ期开发积累中国数据（依据适应证寻求Ⅱ期数据加速批准的可能）；③加入国际多中心Ⅲ期试验；④对于首个适应证如果没能加入全球，可考虑纳入香港地区、台湾地区和亚洲国家，为后续中国早日上市布局。

**2. 若境外已上市境内未上市，按 5.1 类首次申报**　安全有效且无种族敏感性。①有中国人群 PK 和 / 或 PD、有效性、安全性数据的药品，获益大于风险，相关境内外数据可直接支持上市申请；②无中国人群数据，且研究未见明显种族敏感性；③范围：严重或危及生命疾病、罕见病且无有效治疗手段的药品，或较现有治疗手段有明显提高疗效或安全性等优势；④结果：附条件批准，需开展上市后安全、有效性研究。

缺乏种族敏感信息或存在种族敏感性：应在上市前开展相关桥接性临床试验。

**3. 若原研药品境内未上市，仿制药先上市，按 5.1 类申报**　需具体问题具体分析，加强与监管机构沟通交流。仿制药通过一致性评价，CDE 认可仿制数据，则可尝试与 CDE 沟通豁免中国临床；如果已上市仿制药数据不足，则可能需要补充必要的桥接数据。

#### （二）进口原研产品境内上市前地产化

1. 早期试验 IND 注册境外产地，在Ⅲ期前转移至境内生产，Ⅲ期 IND 申请境内药品上市许可持有人和境内产地。

2. 上市申请国内、外同步递交（须在国外批准前递交）。

### 五、化学仿制药注册策略

#### （一）药品注册分类的确定

化学仿制药包括注册分类 3 类和 4 类的药品。《化学药品注册分类及申报资料要求》（2020 年第 44 号）文中规定，化学药品 3 类为境内申请人仿制境外上市但境内未上市原研药品的药品，具有与参比制剂相同的活性成分、剂型、规格、适应证、给药途径和用法用量，并证明质量和疗效与参比制剂一致。有充分研究数据证明合理性的情况下，规格和用法用量可以与参比制剂不一致。化学药品 4 类为境内申请人仿制已在境内上市原研药品的药品，具有与参比制剂相同的活性成分、剂型、规格、适应证、给药途径和用法用量,并证明质量和疗效与参比制剂一致。从注册分类的定义可以看出,3类与4类的区别主要看原研药品是否在中国境内上市。即使中国境内已经有仿制药上市多年,只要原研产品从未在中国上市,注册分类就是3类。

注册分类的确定还有以下几种特殊情况:①对于在NMPA网站未检索到原研药品上市信息的,需要确认原研药品是否曾经在中国上市后又撤市,如果是,需要按照注册分类4类申报;②对于临床价值明确但无法确定参比制剂的品种,且已有同品种在境内上市的,按照注册分类4类申报;③同品种不同规格,经评估,认为适应证和用法用量一致的,应按照同一注册分类进行申报;④原研药品有多个适应证,但是在中国只上市了一个适应证,如果要申请增加原研药品未在中国上市的适应证,需要按照注册分类3类申报临床和上市申请。

### (二)参比制剂的选用

从化学药品注册分类的定义也可以看出,仿制药研究的参照对象是参比制剂,不是原研药品。虽然大部分的参比制剂都是原研药品,但是有一部分原研药品可能存在撤市或购买不到的情况,国家药品监督管理局经过评估会公布国际公认同品种药品作为参比制剂,所以仿制药研究一定要选用NMPA发布的参比制剂目录中的药品。如果参比制剂没有公布,一种情况是尚未有企业对该参比制剂提交备案,需要企业通过申请人之窗进行备案,还有一种情况是参比制剂审议未通过,未通过审议品种目录及理由收录在各批化学仿制药参比制剂目录的征求意见稿中。

对于与参比制剂浓度一致、装量不同的水针剂品种和规格相当于装量的冻干粉针剂或无菌粉末分装品种,经临床审评属于用法用量范围内的规格,不同规格之间可以互为参比制剂。与参比制剂具有相同活性成分、剂型、浓度、适应证、给药途径和用法用量的口服溶液剂、滴眼剂、吸入麻醉剂、软膏及贴剂等,如果装量不同,仍可按照化学仿制药进行申报。

### (三)专利考虑

在产品研发之初,需要关注原研药品在中国申请的专利,特别是化合物专利、药物组合物专利、医药用途专利和晶型专利等。如果存在专利侵权的可能,需要评估是否能够规避或者专利无效,进而对产品的研发时间作一个合理规划。

### (四)药学研究的考虑

不同产品都有自己的特点,研究内容的确定需要结合多方面的文献资料和国内外的技术指导原则。原研药品的审评报告和说明书可以帮助我们了解原研药品的基本信息和研发概况,如适应证、用法用量、原料药的理化性质、处方组成、制备工艺、包装及贮藏条件、稳定性考察情况和药代动力学特征等,再结合药典制剂通则和相关技术指导原则,就可以初步制定出产品的药学研究内容和质量控制要求。

### (五)非临床研究的考虑

对于经皮肤、黏膜、腔道和血管等非口服途径给药的制剂,一般需要考虑开展对用药局部产生的毒性(如刺激性和局部过敏性等)和/或对全身产生的毒性(如全身过敏性和溶血性等)研究。特殊注射剂在开展人体生物等效性研究或临床试验前,应选择合适的动物种属进行非临床药代动力学对比研究,必要时进行组织分布比较,以充分提示受试制剂与参比制剂在系统暴露和/或在药效/毒性靶器官分布上的一致性。

### (六)临床研究的考虑

仿制药首先需要考虑是否需要开展人体生物等效性(bioequivalence,BE)试验。可以根据《以药动学参数为终点评价指标的化学药物仿制药人体生物等效性研究技术指导原则》《人体生物等效性试验豁免指导原则》《化学药品注射剂仿制药质量和疗效一致性评价技术要求》《皮肤外用化学仿制药研究技术指导原则(试行)》《经口吸入制剂仿制药生物等效性研究指导原则》《关于发布可豁免或简化人体生物等效性(BE)试验品种的通告》《关于发布"国内特有品种评价建议"的通知》和 CDE 发布的各药人体生物等效性研究技术指导原则等来评估产品是否需要开展 BE,及 BE 研究的类型和评价指标(空腹和/或餐后,药代动力学或药效动力学)等。同时还可以参考美国发布的仿制药各药研究指南。3 类的仿制药除了考虑 BE 研究,还需要结合药品具体情况,根据《境外已上市境内未上市药品的临床技术要求》,综合中国人群的安全性、有效性数据和种族敏感性数据来评估是否需要开展验证性临床研究。

### 六、中美双报重点考量因素及注册策略

在进行中美双报的时候,要求整体上需要十分熟悉两国注册申报法规,从而可以把控细节。随着 2017 年中国加入 ICH,中美双报已经成为中国企业创新药申报的新趋势。中国和美国在监管和要求上有很多差异,在进行中美双报时需格外注意。伴随着科技的发展、药物研发技术的进步、药品市场的日趋成熟,美国 FDA 的法规政策和针对药品的审评体系也在不断变化,国内药企需不断研究其变化,以便制定有利、有效的中美双报策略。

#### (一)中美双报需要重点考量的因素

1. **以临床需求为导向**　虽然中美双报成为了新的趋势,但并不是所有的产品都适合中美双报。在项目立项前期,进行立项调查时应该充分考察开发产品的临床需求,不仅包括中国市场,还应该考察美国甚至全球市场。由于疾病发病有一定的地域性特点,相同疾病在不同地区的发病率不同,药品的临床需求也会不同。例如,肝癌和食管癌在美国是罕见病,但在中国并不是,那么这两种癌症相关的药物在中美市场的临床需求完全不同。

2. **产品的研发周期与企业的资金支持**　目前,我国仍处在由仿制药大国向创新药强国转变的时期,大多数企业的产品还是以仿制药为主,在创新药开发方面缺少经验。一个新药从发现到上市需要很长的时间,且其间还存在失败的概率,这对以仿制药为主的企业来说是巨大的挑战。另外,企业的资金是否雄厚也是需要重点考量的因素,新药从发现到上市需要投入巨额资金,美国仅临床Ⅲ期的费用就高达 1 亿美元。可见,中美双报对公司的财力、时间投入都有较高的要求,企业在作决定时需慎重考虑。

3. **其他**　企业研发团队的能力与新药研发成功的概率密不可分,中美双报还涉及与 FDA 的沟通,需要海外注册申报的经验,对研发团队在语言层面的要求更高。另外,医保政策和医师的处方习惯也是中美双报需要考虑的因素。

#### (二)中美双报策略

1. **利用中美两国的孤儿药政策加速药物研发进度**　罕见病指的是发病率极低的疾病,又被称作"孤儿病",治疗罕见病的药物称为孤儿药。目前中国对于罕见病还没有明确的定义,仅在 2018 年 5 月发布了第一批罕见病目录(包括 121 种疾病);美国将每年患病人数小于 20 万人的疾病定义为罕见病;日本将罕见病定义为患病人数小于 5 万的疾病。目前全世界的罕见病超过 7 000 种,绝大多数的罕见病是由于遗传缺陷造成的,发病也具有区域集中性,不同地区发病率不同。因此,针对同一种疾病,在一个国家是罕见病,在另一个国家不一定是,例如胃癌在美国属于罕见病,但在中国并不是。

美国于 1983 年出台了《孤儿药法案》，针对孤儿药的开发，给予了一系列的政策优惠，如减免申请费用、降低企业税收、7 年市场独占期、有条件批准和专项研发基金资助等政策；另外，FDA 在 2017 年 6 月发布了《孤儿药现代化计划》，规定"对超过 120 天的所有请求在 90 天内进行完整性审核，对之后提出的新的孤儿药资格认定在 90 天内给予回复"，极大地节省了孤儿药的审评时间。目前，中国对于罕见病注册申报在审评时间、税收等方面也给予了政策倾斜。例如，在审评时限方面，现行《药品注册管理办法》规定罕见病药品可以申请优先审评审批程序，对于"临床急需的境外已上市境内未上市的罕见病药品，审评时限为七十日"，极大地缩短了审评时间，且允许滚动提交技术资料；在税收优惠方面，国家税务总局规定自 2019 年 3 月 1 日起，进口罕见病药品按照 3% 征收进口环节增值税。可见，中美两国政府都给予了罕见病审评时限及费用等政策优惠，中国企业可以通过罕见病政策加快药物研发及申报进度。

2020 年已经有 20 多款中国生物医药公司的创新产品获得 FDA 孤儿药资格认证，主要包括 PD-1/PD-L1 抑制剂、CAR-T 疗法、抗体偶联药物（ADC）和基因疗法等，这表明孤儿药研发申报已经变成了中国企业进入美国市场的路径之一。

**2. 改良型新药 505（b）（2）途径申报策略** 1984 年，美国《药品价格竞争与专利期补偿法》（Hatch-Waxman 修正案）将 505（b）（2）作为一种新药申报途径正式予以确定。中国起步较晚，CDE 于 2020 年发布了《化学药品改良型新药临床试验技术指导原则》，鼓励中国企业进行化学药品改良型新药的临床开发。化学药品在 FDA 申请主要有 505（b）（1）、505（b）（2）和 505（j）三种方式。其中 505（b）（1）和 505（b）（2）为 NDA，505（j）为简化新药申请（ANDA），适用于仿制药申请。505（b）（1）是全新的创新药申请，对应的是中国化学药品注册分类 1 类，在 FDA 申报时要求申报资料中包含完整的安全性和有效性研究报告，包括药学研究、临床前药理毒理研究、药代动力学和生物利用度研究、临床研究等，这些研究必须由申请者开展或者申请者具有使用权。505（b）（2）是指改良型新药，即在已知活性成分的基础上，对其结构、剂型、给药途径及适应证等进行优化，且应具有明显的临床优势、境内外均未上市的药品，对应的是中国化学药品注册分类 2 类，在 FDA 申报时要求申请者提供完整的安全性和有效性报告，但是报告中的内容并不是全部来自申请者开展的研究或者申请者无权引用，申请者可从已经公开发表的文献或者 FDA 审评报告中获得想要的数据。

505（b）（2）申报路径有很多优势：一是它是基于已经批准上市的药物进行的研究开发而提出的申请，有效降低了开发一个新药的失败率；二是可利用外部数据进行申报，并且可以通过桥接试验免除部分非临床或者临床试验，减少了相关费用，有效降低了成本；三是美国 FDA 给予新药 3~7 年的市场独占期。中国第一个通过 505（b）（2）申报途径在美国 FDA 获批的 NDA 产品是石药集团的马来酸左氨氯地平片（玄宁），于 2019 年 12 月 19 日获批，用于降血压。

**3. 利用中美两国审评时间和法规、指导原则，寻找最优申报路径** 2018 年 7 月 11 日，CDE 发布了《接受药品境外临床试验数据的技术指导原则》，宣布可部分接受或者完全接受境外临床试验数据，加快国内临床急需的境外已上市新药进入中国的速度。同时，根据 ICH 的制度，ICH 的成员国也要承认中国的临床数据，为中国企业进入欧美市场搭建了桥梁。

企业同时在中美两国进行 IND 申报还是先后申报也值得考虑，美国 FDA 对于 IND 申请的审评时限是 30 日（自然日），而中国 CDE 的审评时限是 60 个工作日，从时间来看，美国比中国审批得更快一点。另外，从申报资料的关注点来看，FDA 更关注体外安全性数据及动物实验数据，CDE 不仅关注安全性还关注有效性数据,且有时还会存在资料发补的情况。因此,企业先在 FDA 进行 IND 申请,得到 FDA 反馈后再在中国申报不失为一种好办法。美国 FDA 的法规更为完善且原研药审评经验更为丰富,中国企业可以结合 FDA 的意见再在中国进行申报,提高申报成功率。

中美两国都存在加快审评的程序,中国现行《药品注册管理办法》中列明了以下四条程序:突破性治疗药物程序、附条件批准程序、优先审评审批程序及特别审批程序;美国 FDA 有快速通道、优先审评、加速批准和突破性治疗认定四条途径,企业可以充分利用中美双方的这些快速审评途径以加快注册申报。

# 第三节    药品上市许可持有人制度

药品上市许可持有人(MAH)制度源起于欧美国家,是一种将药品上市许可与生产许可分离管理的制度模式。从注册的角度看,MAH 制度既明确了药品全生命周期内的产品性能、安全性、有效性和质量的最终责任人,又使得研发机构、自然人等不具备相应生产资质的主体,得以通过合作或委托生产的方式获得药品上市许可,有效保护了其研发积极性,同时也有利于减少重复建设,提高产能利用率。

## 一、药品上市许可持有人制度简介

下面主要介绍欧盟、美国、日本和我国 MAH 制度的发展历程,并就 MAH 申请主体、申请产品范围、境外转境内管理、生产许可、上市许可、产品放行、许可转让、场地变更、药物警戒、上市后安全研究和风险管理计划及赔偿保障等进行对比介绍,以期对我国实施 MAH 制度有更多的借鉴参考意义。

### (一)欧盟 MAH 制度

1965 年 MAH 制度最早由欧盟的 65/65/EEC 指令提出实施,形成了现在国际上普遍通行的 MAH 制度,规定药品批准证明文件的所有者(MAH 持有人)要承担药品全生命周期的管理主体责任。欧盟现行 MAH 注册制度是遵循集中审批和成员国各自审批两种程序原则,成员国可就集中审批相互认可,即通过药品集中审批程序的欧盟的持有人,其药品上市许可在任何一个成员国中均有效,该药品可在任意一个成员国的市场上自由销售,成员国审批相互认可程序可实现药品在成员国间的同步上市。另外,MAH 主体变更则由欧盟各成员国自行批准就可以。2021 年 7 月 27 日,欧盟重新更新 MAH 和 GMP 法规体系思考性文件。根据欧盟委员会 GMP 指南和其他欧盟立法规定,MAH 负有 GMP 责任,并且系统梳理了欧盟 MAH 的法规体系以及对应 GMP 文件,文件规定如下:

1. 再次强调 MAH 要承担药品全生命周期内的产品性能、安全性、有效性和质量的最终责任。

2. MAH 相关工作可以委派给全球其他企业或机构,但 MAH 职责还是由持有人自行承担。

3. 分清 MAH 和 MAA(药品上市许可申请人)在处理研究性药品的质量缺陷方面各自应承担的责任。

4. MAH 可以通过审查产品质量回顾的合规性,以监督有潜在影响的变更是否得到充分有效的管理。

5. MAH 可将供应存在问题的通知任务委派给成员国的当地分支机构,如出现药品短缺或潜在供应问题时,便可及时向批发商、药房和医院发出供应问题的警报,并报告主管当局。

6. MAH 要主动预防药品短缺,需要制订风险管理方案,将此类风险与潜在的患者伤害联系起来,以便在药品发生供应中断时,能采取措施努力预防和减轻药品短缺带来的不可预知的风险。

### （二）美国 MAH 制度

美国《联邦食品、药品和化妆品法案》使用申请和申请持有人来表示 MAA 和 MAH。其中包括疫苗类和治疗用生物制品实施 MAH 制度也已超过 30 年。MAA 和 MAH 均是药品申请或者产品上市的责任主体，并且规定企业负责人才是质量第一责任人。应该说，美国实行的是"类 MAH"的要求，FDA 要求申请人或申请持有人需要遵守《联邦食品、药品和化妆品法案》21 CFR4.3(b)、药品登记法(生产场地)和联邦相关法规汇编，实施药品制造商注册和药品登记制度等管理制度。美国上市许可分为临床试验申请和上市申请阶段(新药上市申请、仿制药上市申请)两个阶段。FDA 要求提交上市申请时一并提交受托生产企业或生产场地信息，实行药品生产场地登记制度，不颁发药品生产许可证。美国的临床试验，可分为以上市药品为目的的商业性 IND，还有一种不以药品注册为目的的研究性 IND，而新药注册上市又称为 NDA，仿制药称为 ANDA。对药品上市许可申请中包含制造商是否遵守现行药品生产质量管理规范(cGMP)的审核，如果 cGMP 检查不通过，其药品上市注册申请也不予批准，从而实现药品注册和 cGMP 认证相融合的监管模式。

美国 FDA 在 MAH 申请人上市前需要作出一个承诺性声明，同意在根据新获得药品安全性信息时需要更新申请内容，这些信息包括药品禁忌证、警告、预防措施或不良反应，并同意按要求提交安全性更新报告。声明遵守 FDA 相关法律法规，不限于《联邦食品、药品和化妆品法案》，包括变更法规的 506A，21CFR314.71、72、97、99 和 601.12；还有报告的 21CFR314.80、81、600.80、81；还有 GMP 法规，21CFR210、211、606、802 条款；生物制品场地标准，21CFR600；标识管理法规，21CFR201、606、660、809；处方药广告法，21CFR202；还有本地、州、联邦的环境影响法律。承诺如果申请中药品被 FDA 建议纳入"管制药品法"，同意在美国禁毒署作出最终规划决定前不上市销售该药品。承诺保证数据的真实准确并经过认真复核，警告蓄意虚假陈述违反 USC18 第 1001 条款的犯罪行为。

### （三）日本 MAH 制度

2005 年 4 月 1 日，日本修订生效的《药事法》才正式引入 MAH 制度，但其却是亚洲第一个实施 MAH 制度的国家。MAH 必须是境内机构，又分为制造销售厂商[符合药物质量管理规范(Good Quality Practice，GQP)和药物警戒质量管理规范(GVP)，申领 MAH 执照，是药品上市申请前置资格]和制造厂商(符合 GMP)两种企业。日本的原料药、中间体、制剂原料实施主文件(master file)登记制度，不需上市许可审评，不执行 MAH 制度。MAH 生产规定，同一药品生产工序不允许拆分为两个场地进行生产，对中间体转移会增加污染风险；另和中国 MAH 规定相同，受托生产企业是不得再次转委托生产的。

另外，根据药品风险管理等级，日本 MAH 制造销售厂商在申领 MAH 执照时，需要执行所谓的"三人管理制度"，即药品上市许可持有人包括制造销售统管总经理(上市合规总负责人)、质量保证负责人(GQP 部门)和上市后药品安全管理负责人(QVP 部门)至少三名有资质的全职管理者。其中，制造销售统管总经理通过监督质量保证负责人和上市后药品安全管理负责人，确保良好营销和质量、安全相关要求；质量保证负责人需要具备 GMP 管理能力；上市后药品安全管理负责人需要具备上市后药品安全管理能力，从而实现 MAH 制造销售厂商(MAH 持有人)对药品的安全性、有效性和质量管理控制进行全面的负责。

### （四）中国 MAH 制度

中国的 MAH 虽然起步和实施较晚，基本参照欧盟和日本 MAH 制度制定，符合中国特色的国情要求，也是全球 MAH 发展最快的国家。

2015 年 8 月国务院提出开始 MAH 制度试点，同年 11 月 4 日第十二届全国人民代表大会常务委员会第十七次会议通过了《全国人民代表大会常务委员会关于授权国务院在部分地方开展药品上市许可持有人制度试点和有关问题的决定》,批准授权实施 MAH;2016 年 6 月 6 日国务院印发在北京、天津、河北、上海、江苏、浙江、福建、山东、广东和四川 10 个省、市的试点方案;2018 年 11 月试点 3 年结束决定再延长 1 年;2019 年 12 月 1 日新《药品管理法》颁布出台,MAH 在中国全面实施。随着新的《药品管理法》《药品生产监督管理办法》和《药品注册管理办法》相继颁布及其配套操作细则与指南(指导原则)纷纷出台,MAH 成了政府顶层设计制药业法律法规修订中最为灵魂核心的组成部分。

MAH 实施以来,中国制药业态出现了很多新制度、新模式、新变化,如委托生产变为场地变更,技术转让变为持有人批文许可转让(包括集团内互相持有,生产厂整体搬迁或不建设仍可持有批文或整体委托生产),原共同持有新药批文现转变为单一持有主体(承担主体责任),ABCD 等生产许可证(A 代表自行生产的药品上市许可持有人,B 代表委托生产的药品上市许可持有人,C 代表接受委托的药品生产企业,D 代表原料药生产企业),各种医药外包空前繁荣,委托协议和质量协议,药品全生命周期管理,原辅包关联审评,药品追溯制度,产品档案建立,药物警戒制度,出厂放行与上市放行,药品安全信用档案管理,商业保险,首负责任和连带责任,上市后风险管理,上市后化学药、中药、生物制品变更研究指导原则,年度报告、备案和审批制度,知识管理等等。

## 二、我国药品上市许可持有人制度实施原因

### (一)原有药品注册制度的主要弊端

与欧、美、日等药品产业发达国家和地区不同,我国原有药品注册制度是上市许可与生产许可“捆绑制”的管理模式,也就是说,药品上市许可(药品批准文号)只颁发给具有《药品生产许可证》的生产企业,药品研发机构、科研人员则不具备独立获取药品上市许可的资质。这种“捆绑制”的制度设计,自 20 世纪 80 年代以来是唯一的上市许可模式。在市场经济秩序尚未建立、社会研发创新能力有限、企业以仿制药生产为主的情况下,以药品生产为基础进行注册和监管尚有其一定的合理性。但是,随着我国市场经济体制逐步完善,医药产业创新研发能力不断发展,人民群众对安全、有效和可及药品的需求不断增长的情况下,这种“捆绑制”注册管理的弊端日益凸显,已成为制约我国药品行业进一步发展的因素之一。

1. **药品研发动力不足**　由于上市许可和生产许可捆绑在一起,为把研发成果转化为可使用的医药产品,研发者或投资建厂,从而导致成本增大,无力再从事其他新药研究;或追求短期利益,进行技术转让,从而不再关心药品的进一步改进和完善;甚至还有一些研发者采用“暗箱操作”的手法私下多次转让、分段转让或“重复研发”,导致药品研发低水平重复和创新乏力等一系列问题。

2. **行业资源配置效率低下**　生产企业为追求市场效益,不断扩大药剂生产的品种或建设新的生产线,从而造成药品生产重复建设和生产设备闲置率过高的虚假“繁荣”;更有少数企业以剂型、包装和规格等不同为由重复申报批准文号,造成上市许可泛滥和空置,影响我国制药行业的良性有序发展和创新。

3. **相关主体权责不清**　原有许可制度并未清晰界定药品生产者、经营者和医疗机构等相关主体的法律责任,导致其各管一段,没有对药品质量在其整个生命周期始终负担全责的主体,既使得患者权益得不到有效的法律保障,又无法保障药品质量在其整个生命周期中的系统监控。尤其是没有明确规定研发者的法律责任,导致研发者以技术转让为由将质量责任转移至生产企业,从而使药品质量无法自始至终地得到一致性保障,更无法有效地形成上市后药品不良反应的监控和改进。

4. **政府行政资源浪费**　"捆绑"监管虽然曾经起到了严格监管的作用,但由于该制度内在的不足,导致监管部门把大量资源浪费在低水平重复申报的审评审批上,无法形成有效的药品全生命周期的监管,无力推动药品产业创新,也难以建立科学、有效的药品监管体制。

### (二) 推动 MAH 制度的必要性

1. **有利于药品研发和创新**　药品上市许可和生产许可分离的管理模式有助于研发者获得和集中资金、技术及人力进行持续研究与新药研发;有助于明确和强化研发者在药品研发、生产、流通和使用的整个周期中承担相应的法律责任,促使其不断改进和完善技术,保障药品安全,提高药品质量;有助于改变研发者为眼前利益而"一女多嫁"或"隐形持有"的现象;有助于成为上市许可持有人的研发者通过技术转让、委托生产或其他合作形式生产药品,提高现有生产设备利用率,促进药品产业的专业化分工,真正实现产学研紧密结合的机制,从而改变我国药品研发投入不足和研发乏力的被动局面。

2. **有利于优化行业资源配置**　该制度有利于改变生产企业把"批文号"作为资本,以逐利为导向,忽视药品安全,低层次重复、低水平发展的表面"繁荣",而实际上设备重复或空置浪费的混乱现状,进而优化药品产业的资源配置;有利于药品研发和生产企业的优胜劣汰、结构调整和升级换代。

3. **有利于提升行政监管效能**　该制度能够使药品监管机构集中精力和资源建立与上市许可持有人进行沟通交流的稳定和有效机制,对"上市许可申请"进行全过程监管并落实其主要责任;能够以"上市许可持有人"为龙头,并通过其在药品整个生命周期的全程参与和监管,形成"政府主导、多元参与"的药品监管新模式。

4. **有利于厘清各主体法律责任**　该制度有助于厘清和落实药品生命周期中所有参与方的法律责任,强化研发者、生产者和其他参与者的药品质量、安全责任意识,有利于在发生药品安全事件时明确各主体相应的法律责任,更好地保障用药者的健康权益。

### 三、药品上市许可持有人制度下的药品技术转让

MAH 制度为制药行业带来了一缕冬日暖阳,打破了我国医药行业药品上市许可与生产许可捆绑式的管理模式,并为药品技术转让带来新的可能。

#### (一) 现有药品技术转让的方式

1.《药品注册证书》或持有《药品注册证书》的药品批准文号的,可直接提出转让。

2. 没有《药品注册证书》的品种

(1) 整体搬迁:《国家食品药品监督管理局关于做好实施新修订药品生产质量管理规范过程中药品技术转让有关事项的通知》(国食药监注〔2013〕38 号,以下简称"38 号文")规定,药品生产企业整体搬迁的情况下,原址药品生产企业的药品生产技术可转让至新址药品生产企业。

(2) 生产线转让:38 号文规定,因药品 GMP 新修订导致药品生产企业放弃全部或部分剂型生产改造,可将相应品种生产技术转让给已通过新修订药品 GMP 认证的生产企业。

(3) 控股转让:兼并重组中一方持有另一方 50% 以上股权或股份,或为同一企业控股 50% 以上的子公司,双方可进行药品技术转让。

(4) 厂外车间分离:《关于部分车间独立为药品生产企业后品种归属问题的复函》(食药监注函〔2003〕56 号)规定,厂外车间被独立为药品生产企业后,原在该车间合法生产的品种,在品种产权明晰

的前提下,仍然在该车间生产的,可按变更药品生产企业名称的补充申请办理品种划转手续。

(5) 买断经营权:药品生产企业通过将药品技术包装成为独家商业化权利转让,受让方买断其药品经营权,达到"转让"目的。

**（二）MAH 制度为技术转让带来新的机遇**

1. **转让方式自由化**　允许药品研发机构或者科研人员可以作为药品注册申请人,提交药物临床试验申请、药品上市申请,申请人取得药品上市许可及药品批准文号的,可以成为 MAH 并可委托其他生产企业生产药品。

2. **简化转让流程**　持有人的药品上市申请获得批准后,可以提交补充申请,变更持有人及受托生产企业。在已受理药物临床试验申请或者药品上市申请、尚未批准阶段,申请人可以提交补充申请,变更申请人及受托生产企业。

3. **不受"地方保护主义"的限制**　变更持有人或者申请人的,仅需转让和受让双方共同向受让方所在地省级药品监督管理部门申请,由省级药品监督管理部门报国家药品监督管理局审批。

### 四、我国药品上市许可持有人制度法规进展概要

MAH 制度在我国从试点到确立经历了一段探索过程。2015 年 8 月,国务院颁布了《国务院关于改革药品医疗器械审评审批制度的意见》,首次提出开展药品 MAH 制度试点的概念。2015 年 11 月,第十二届全国人大常委会第十七次会议审议通过《全国人民代表大会常务委员会关于授权国务院在部分地方开展药品上市许可持有人制度试点和有关问题的决定》,随后,MAH 制度在北京和上海等 10 个省和直辖市开展试点,在试点行政区内允许药品研发机构或人员成为 MAH;试点行政区内的生产企业可以成为受托生产单位。

2016 年 6 月 6 日,《国务院办公厅关于印发药品上市许可持有人制度试点方案的通知》(国办发〔2016〕41 号)正式出台。

2017 年 10 月 23 日,《中华人民共和国药品管理法》修正案(草案征求意见稿)第五条规定国家实行 MAH 制度,MAH 对药品安全、有效和质量可控承担法律责任。

2018 年 10 月 9 日,上海某药企(申报的孟鲁司特钠咀嚼片和普通片获得国家药品监督管理局批准,成为第一个通过仿制药一致性评价的同类药品)成为国内首家药品研发机构持有药品上市许可。

2019 年 12 月 1 日,新修订的《中华人民共和国药品管理法》正式实施,标志着以 MAH 制度为基础的药品监管体系正式在我国建立,MAH 制度旨在发挥鼓励创新、促进产业结构调整和资源优化配置、强化主体责任的功能。

## 第四节　新药注册人员的必备技能

### 一、政策法规掌握能力

药品注册工作好比是"掌中之舞",注册人员就是手掌中的舞蹈家,要能够在规则的方寸间进退自如、长袖善舞。既不能跳出游戏规则乱来,也不能囿于规则而畏畏缩缩无法动弹。所以一个最基本的要

求就是,注册人员要像舞蹈家熟悉自己的舞台一样对药品的相关法规了如指掌。不但对注册方面的法规要充分了解、信手拈来,而且对药品研发、生产、流通和临床应用等方面的法规也要有所熟悉。中国的药品政策及监管法规,两三年就升级一次,几个月就要打一个"补丁",这就要求注册人员不断学习钻研相关法规和规定,与时俱进。不但要掌握中国法规,同时还要对国外法规、技术指导原则,尤其是对欧美法规以及ICH 的指导原则,也要熟悉。除此之外,药品注册人员还需要掌握药品全生命周期注册管理的要求,从而为药品研发的立项、研发、注册、上市许可维护和上市许可持有人管理等方面提供有力的支持。

### 二、专业知识能力

自从 NMPA 成为 ICH 正式成员以来,中国的医药行业已不再是短平快打天下的乐土,制药企业会逐渐意识到,作为注册人员必须有强力的科学支撑,所以,注册人员要争取及早将自己提升为专家顾问级别的人物。当然这需要大量知识的积累,建立专门的知识结构。目前由于很多注册人员都是药学专业出身,加上前期国内医药行业仿改盛行,致使很多注册人员的知识结构发生严重的偏颇,药学部分非常熟悉,而药理毒理和临床则是比较陌生。而实际上在新药研发合同研究组织(CRO)中,很多项目是国际多中心临床和进口新药的申请,申报资料中药理毒理部分和临床内容占据相当大的比重(每一部分文件都要逐字逐句地审阅以确保高质量的申报资料),并且在审批过程中这两部分也是决定项目生死的主要因素(倘若写错了其中几个关键的信息,都有可能导致被拒绝受理),所以这两部分的知识肯定是需要着重加强和提高的,只有做到这一点,才能将风险降到最低。

### 三、药品审评形势分析能力

中国的法规一直处于调整中,以往采用鼓励性的政策,但是近年来,逐渐由积极的鼓励政策向紧缩的政策转变。同样地,药品审评的政策也是一直处于调整之中,这种调整不仅涉及大的方向调整,有时候也具体到某一类或者某一个品种。作为 CRO 的注册人员,需要时刻关注这种变化,掌握并及时地将这种信息传达给客户,对项目发展动向进行一个预判,避免不必要的损失。举例来说,如果不了解当前审评的形势,贸然去申请国际多中心注册申请(尤其是生物制品的注册申请),或者去申报中药的注射剂,那么其结果很大可能只会是浪费时间和金钱。获悉药审形势的主要途径:①参加 CDE 或行业协会举办的培训班(最高效的途径);②及时学习 CDE 的新闻和电子刊物;③同行的交流(关注药品注册论坛中的讨论)等。

### 四、行业资讯了解能力

注册人员需要不断地拓宽自己的视野,了解整个医药行业的资讯和新法规、新政策出台的背景。从事新药注册的人员应该能够时时关注中国乃至全球首次上市药品、首次注册药品、首次进入审评阶段的药品及Ⅲ期临床研究药品的动态;甚至预测几年后监管的动态。

行业资讯可以通过浏览中国医药工业信息中心发布的《全球药研新动态》及专业的期刊和网页来获得。

### 五、沟通技能

药品注册人员是联系药品监管和研发企业的纽带,需要和这两方时刻保持紧密的沟通,特别是就现行药物研发与技术指南不能涵盖的关键技术等问题所进行的沟通交流。通过有效的沟通交流,可以在药品研发上市过程中降低和规避药物研发风险,切实提高药品研发注册上市的成功率,加速药品上市以满足患者的临床需求,由此良好的沟通技能至关重要。监管部门面对的不仅是一家企业的问题,比如NMPA面对的至少有全国五六千家药企,需要高效地与监管部门沟通,清晰阐述观点,解决问题,寻求技术指导,因此,注册人员需要有极强的沟通能力。

在与药品监管部门进行沟通前,作为企业的"代言人",要做好充分的准备,尽量熟悉自己的项目,包括文件的科学性、逻辑性,资料里每个细节不能出现任何差错,工作需要细致到每一个标点符号;同时,要做好多次的"彩排",把能想到的NMPA和CDE可能问的问题都进行演练,反复讨论和推敲;沟通时能够用简明扼要的语言表达出自己想要了解或者是要传达给他们的信息;而在和制药企业内部进行沟通时,又是作为药监机构的"代言人",要做到及时、准确地解读法规并提供指导。

在一系列沟通过程中,被他人拒绝是一种常态,需要一种不气馁、不服输的精神和良好的心态。当别人说不行,要从别人的角度思考如何更有效地沟通,想各种办法把事情往前推进,显然还需要有极强的韧性和抗压能力。

显然,除了上述几项技能外,注册人员需要掌握的技能还有很多,主要是要明确自己的方向,建立知识体系的框架,当然光有框架是不够的,其中的经脉血肉只有靠自己逐渐去丰富完善,需要自己一点一滴地去下功夫。

### 六、综合部署能力

药品注册工作涵盖药学、临床医学和各种指南法规等内容,涉及面广,对于企业的重要性不言而喻。加之医药政策不断变化,且全球各地药品政策存在差异性,因此,能否吃透监管政策变化和差异背后的真正意义考验着药品注册人员的综合能力。随着中国创新药的蓬勃发展,药品注册人员被视作继首席医学官(CMO)之后又一个极其重要的岗位。在制药企业里,他们和CMO等跨部门合作,共同在产品开发的第一现场"冲锋陷阵",承担着药监机构"代言人"的角色,精准解读全球各类法规指南性文件以及官方审评意见,指导研发的科学制定和实施注册策略等重要工作。有时,他们还会与药监机构并肩作战,共同努力推动法规向更加科学合理的方向发展,这需要"运筹帷幄之中,决胜千里之外"的综合部署能力。

# 第五节 新药审评与注册的相关文献介绍

在新药立项调研过程中,前期获得的药学信息越客观、越充分,对目标品种的分析就越准确。站在新药立项调研者的角度,对于这些信息还要进行甄别,任何盲目的决策都可能造成无法挽回的损失。同时,由于有价值的信息往往不能轻易获取,因此,建立良好的信息通道和来源也很必要。下面针对药物研发的各个方面,介绍一些专著、专业性期刊、数据库和网站。

### 一、有关专著

1. 白秋江,黄正明,余传隆,等.国外新药速览.北京:科学出版社,2018.

2. 陈小平.新药研究与开发技术.北京:化学工业出版社,2020.

3. 陈小平,马凤余.新药发现与开发.2版.北京:化学工业出版社,2017.

4. 王利胜 . 中药新药研究与开发 . 北京：科学出版社，2016.

5. 徐寒梅 . 新药非临床研究与开发 . 北京：中国医药科技出版社，2020.

6. 孔庆新，李思阳 . 生物药物制剂技术 . 2 版 . 北京：化学工业出版社，2021.

7. 马清钧 . 生物技术药物 . 北京：化学工业出版社，2002.

8. 赵铠 . 疫苗研究与应用 . 北京：人民卫生出版社，2013.

9. 王军志 . 生物技术药物研究开发和质量控制 . 3 版 . 北京：科学出版社，2018.

10. 孙利华 . 药物经济学与新药研究开发 . 北京：化学工业出版社，2004.

11. SMITH C G，O'DONNELL J T. The process of new drug discovery and development. 2nd ed. Boca Raton：CRC Press，2006.

12. KILLION K H，KASTRUP E K. Drug facts & comparisons. 57th ed. St. Louis：Facts and Comparisons，2003.

## 二、有关期刊

### （一）中文期刊

1. **中国新药杂志**  NMPA 主管，中国医药科技出版社有限公司、中国医药集团有限公司和中国药学会共同主办，药学类学术期刊，1992 年创刊。

2. **中国医药工业杂志**  上海医药工业研究院、中国药学会和中国化学制药工业协会共同主办，医药学综合性期刊，1970 年创刊。

3. **中国新药与临床杂志**  中国药学会和上海市食品药品监督管理局科技情报研究所共同主办，全国性医药科技期刊，1982 年创刊。

4. **中药新药与临床药理**  NMPA 主管，广州中医药大学和中华中医药学会主办，医药卫生科技期刊，1990 年创刊。

5. **药物生物技术**  中华人民共和国教育部、NMPA 和中国科学技术协会共同主管，中国药科大学、中国医药科技出版社和中国药学会联合主办，医药卫生科技期刊，1994 年创刊。

6. **世界临床药物**  上海医药工业研究院主管，上海医药工业研究院和中国药学会主办，综合性药学学术期刊，1980 年创刊。

7. **中国食品药品监管**  NMPA 主管，中国健康传媒集团主办，国家重点学术期刊，2003 年创刊。

8. **中国药物评价**  NMPA 主管，NMPA 信息中心主办，医药科技学术性期刊，2012 年创刊。

9. **中国药品标准**  国家药典委员会主办，国家级期刊，2000 年创刊。

### （二）英文期刊

1. Journal of Medicinal Chemistry，美国，1963 年创刊。

2. Journal of Natural Products，美国，1979 年创刊。

3. Biomacromolecules，美国，2000 年创刊。

4. International Journal of Pharmaceutics，荷兰，1978 年创刊。

5. Journal of the American Chemical Society，美国，1879 年创刊。

6. Annual Review of Pharmacology and Toxicology，美国，1976 年创刊。

7. Natural Medicine，美国，1995 年创刊。

8. Nature Reviews Drug Discovery,英国,2002 年创刊。

### 三、有关数据库

#### (一) 药学政策信息检索

Pharmaprojects 是世界药物研制开发处于领先地位的智能型数据库。自 1980 年建库以来含有 30 000 多个品种。它监控着国际上处于研发活跃阶段的每一个重要新药,提供给客户产品开发的全面资料,每月都有 1 000 余个药物更新。注册和调研人员首先通过设定专利失效时间段在 Pharmaprojects 数据库中检索出未来 5 年内专利将失效的品种目录;然后,锁定某个品种后,从 Pharmaprojects 中可查得该药的 CAS 号以及化合物专利号,根据查得的 CAS 号进入美国化学文摘(CA)或 Scifinder 数据库检索与该化合物相关的期刊文献,根据首篇文献的发表年代判断该化合物是否已经失去新颖性(首篇文献的发表时间迄今已经超过 20 年则无化合物专利保护),借此推断化合物专利是否失效。更精准的方法是利用专利号进入美国、日本、欧洲专利局或中国专利信息网、国家知识产权局网站检索,通过专利申请时间和批准状态,判断品种的失效情况,确定将要开发的新药化合物不会引起法律侵权,是立项调研的首要目的和新药开发的前提;同时,通过 NMPA 网站的法规文件、公告通告两个栏目和 CDE 网站的政策法规栏目,检索与新药申报相关政策法规信息,其中 NMPA 网站的搜索框内搜索“药品行政保护”关键词可查询 1993 年以后进入中国的进口药品行政保护情况;此外,通过中华人民共和国科学技术部网站的搜索框内查询了解“国家重点研发计划”“创新基金项目”动态信息。经过收集这些信息,新药研发项目一旦启动,注册人员则可以通过提交相应的审查资料,最终为新药开发获得政策和资金上的支持。

除上述 Pharmaprojects 外,还有 IMS Health 公司旗下的 IMS R&D Focus、Thomson 公司的 Thomson Pharma、Ensemble 数据库,以及免费的 Pharmalive 数据库等可供调研人员检索。

#### (二) 药学市场信息检索

Drugs@FDA、FDA Online Label Repository 和 DailyMed 数据库可查询新药的说明书。EMA 的人用药品公众评估报告可查询该品种在欧洲的疗效评价信息。根据说明书和人用药品公众评估报告可了解该品种的生产厂家、适应证和安全性信息。以 Singulair 和 Zyprexa 为例,分析其治疗领域。抗过敏药 Singulair 的适用人群大于抗精神分裂药 Zyprexa 的适用人群,意味着前者的市场容量大于后者。但还需研究竞争产品信息,检索到与 Singulair 处于相同或相似治疗领域或药理分类下的药物有孟鲁司特、扎鲁司特、齐留通和布地奈德等,依次检索这些药物的适应证、疗效、给药途径、用法用量和安全性等信息,将这些信息逐项对比,最终确定该药是否具有研发价值。在新药疗效的研究与比对中,以下数据库提供了丰富的临床信息。

Facts & Comparison 数据库创建于 1945 年,2010 版主要收载了 22 000 余种处方药以及 6 000 种非处方药的通用名、商品名以及别名和类别名称;使用了 3 000 多个图表从多个方面对比描述药物的性质,同一药物组中药物疗效对比信息非常丰富和专业。

Micromedex 的 Drugdex 数据库是 1974 年 Micromedex 公司建立的基于证据的临床医药知识专业数据库。它主要针对药品临床使用信息,以药品通用名称为线索编撰,再经国际专家评审而成独立专论。其中药品涵盖 FDA 批准药、在研处方药、非处方药及非美国制剂,共收录超过 2 300 个药物专论。每篇专论详细探讨每个药物的使用情况,其中引用了大量的案例、文献来源和药物治疗的比较信息,信息量极大,每季度更新 1 次,具有很高的参考价值和权威性。

此外,Drugdex-Trade Name Drugs 和 Martindale Tradename Products 数据库可查询同种活性成分的不

同制剂、商品名和上市国家情况,有助于了解目标新药在其他国家的上市情况。

### (三) 药学经济信息检索

国外的 Drugstore 和 Michigandrugprices 网站可以检索到某些已在国外上市、中国尚未开发的新药制剂价格,一些国外企业的官方网站、财务报表分析中也涉及与该品种相关的价格、销售信息。

### (四) 药学技术信息检索

技术信息主要是指新药的制备工艺及临床研究资料等,对这些信息进行初步评判,确定企业是否具有相应的研发能力和生产条件。如有的新药化合物性质特殊,小试可以达到制备条件,但中试和放大生产时存在温度条件无法达到、易燃易爆、对环境危害较大、反应周期长和收率不佳等一系列问题。因此,在立项前,注册人员通过查阅 Reaxys 数据库,初步筛选出一些制备路线并对路线的专利情况进行评判,然后提交给研发人员,研发人员再根据已有的路线进行优化,最终确定新药的制备工艺。

Reaxys 数据库的前身是德国久负盛名的 Beilstein 数据库和 Gmelin 数据库,2010 年,Elsevier 将 Beilstein 和 Gmelin 数据库以及专利数据库用全新的界面通过在线方式推出后,更名为 Reaxys 数据库。它能帮助用户快速全面地查询化合物的理化数据,设计经济、高效的合成路线包括起始原料和中间体,最大程度地节省时间和成本。其最大的特点是能通过结构式、关键词等碎片信息快速查询到具体数据、实验操作步骤、原文出处等核心科研信息,节省阅读全文的时间。

除了 Reaxys 数据库外,美国化学文摘开发的 Scifinder 数据库(包括免费的制备工艺数据库、药物在线的有机反应数据库和国际药用辅料协会网站等)也在新药研发过程中使用频繁。

长期以来,新药的临床资料被各制药公司视为商业机密保护,注册人员很难检索得到相关信息。但可以利用新药代码或药名在 Medline 等文摘型数据库中进行广泛检索,也可收集到与该品种临床研究相关的文献。同时,美国国立图书馆的 Clinicaltrials 数据库(共有 170 多个国家的超过 12 个临床试验在其数据库注册)可查询到新药部分临床研究信息。注册人员可根据药物名称或新药代号检索已上市药物的临床研究以及未上市药品各阶段的临床研究信息。这些信息包括委托研究的单位、研究机构、受试者情况和数量、研究目的(适应证、剂量等)、研究的状态(结束或正在进行)、剂量方案等信息,有的临床研究会把研究结果所发表的文献地址列出来。除 Clinicaltrials 外,毒理数据库 TOXNET 也可为临床调研提供药学毒理信息。

### 四、有关网站

目前常用与新药注册有关的网址见表 13-1。

表 13-1　有关药物分析的信息和文献检索网址

| 检索机构 | 网址 | 作用 |
| --- | --- | --- |
| NMPA | https://www.nmpa.gov.cn/ | 法规文件、政策解读、公告通告和药品查询等 |
| CDE | https://www.cde.org.cn/ | 药品注册审批情况及辅料数据库等 |
| FDA | https://www.fda.gov/ | 上市信息、审评综述(化学和生物药剂学)、辅料数据库和橘皮书(专利情况) |

续表

| 检索机构 | 网址 | 作用 |
| --- | --- | --- |
| EMA | https://www.ema.europa.eu/ema/ | 说明书、上市信息和简单制剂工艺 |
| MHRA | https://www.mhra.gov.uk/ | 说明书及获批上市信息 |
| PMDA | https://www.pmda.go.jp/ | 上市信息、IF 文件(溶出、药物理化信息及稳定性信息)和审评综述(简单制备工艺) |
| ICH | https://www.ich.org/ | ICH 简介、指导原则和动态 |
| 药物合成路线数据库 | https://www.drugfuture.com/synth/synth_query.asp | 提供合成路线文献、结构式及合成路线图 |
| 化学物质毒性数据库 | https://www.drugfuture.com/toxic/ | 收载约 15 万个化合物的毒理学方面的数据,如急性毒性、长期毒性、遗传毒性、致癌与生殖毒性及刺激性数据等 |
| 药品标准查询数据库 | https://www.drugfuture.com/standard/index.html | 收载国内外药品标准目录及部分全文 |
| USP-China | https://www.usp.org/usp-china | 标准物质常见问题、溶出度性能确认测试和药典工具等 |
| DrugBank | https://www.drugbank.com/ | 药物理化性质 |
| Handbook of Pharmaceutical Excipients | https://www.drugfuture.com/excipients/index.html | 辅料物理性质基本数据,如沸点、松密度和轻敲密度、压缩性、潮解性、流动性、熔点、含水量、粒度分布、流变性、比表面积和溶解度等 |
| CRS Catalogue | https://crs.edqm.eu/ | 欧洲药品与食品质量管理对照品查询 |
| 中国知网 | https://www.cnki.net/ | 中文期刊 |
| 万方数据知识服务平台 | https://g.wanfangdata.com.cn/ | 中文期刊 |
| 维普中文期刊服务平台 | https://qikan.cqvip.com/ | 中文期刊 |
| ACS | https://pubs.acs.org/ | 英文期刊 |
| RSC | https://pubs.rsc.org/ | 英文期刊 |
| Elsevier | https://www.sciencedirect.com/ | 英文期刊 |
| Springer | https://link.springer.com/ | 英文期刊 |
| Wiley | https://onlinelibrary.wiley.com/ | 英文期刊 |

# 本 章 小 结

本章主要介绍了新法规下新药注册的策略、各国 MAH 的情况和我国执行 MAH 的原因及进展;提出了作为新药注册人员的基本能力要求;汇总了新药注册与审评相关的专著、专业性期刊、数据库和网站。

(都述虎)

# 参 考 文 献

［1］柏林,范平安,史录文,等.从美国1985—2019年新药批准情况看新药研发和审批趋势.中国新药杂志,2021,30(20):1830-1835.

［2］祁鸽,刘文轩,李亦兵.中美双报重点考量因素及申报策略建议.中南药学,2022,20(1):226-229.

［3］郭静,玄振玉,谢燕.中药复方新药药学研究中的问题与思考.中草药,2020,51(8):2267-2272.

［4］周莉婷,罗建辉.生物制品上市申请药学申报资料常见问题和审评关注要点分析.中国新药杂志,2020,29(3):264-268.

［5］谢静,龚易昕悦,朱亚晗,等.抗COVID-19新药开发策略—来自MERS-CoV和SARS-CoV的借鉴.中国医院药学杂志,2020,40(9):955-959.

［6］马勇,胡芸琦,翟燕锢.新型冠状病毒疫苗研发策略综述.华南预防医学,2021,47(8):1003-1011.

［7］李晓静,王丽,赵春华,等.从药学视角探讨间充质干细胞产品研发的策略与进展.基础医学与临床,2021,41(9):1338-1341.

［8］戴学栋,孙涛,黄芳华,等.改良型新药非临床研究的一般考虑及需要关注的问题.中国新药杂志,2017,26(18):2121-2127.

［9］董旻,武志昂,崔晶.我国药品注册行政受理的发展历程及实施现状.中国新药杂志,2022,31(18):1793-1800.

［10］李轩,杨庆,周斌.欧盟药品加速审评政策及实证分析.中国药房,2019,30(4):443-447.

［11］祁鸽,刘文轩,李亦兵.中美双报重点考量因素及申报策略建议.中南药学,2022,20(1):226-229.

［12］尹华静,戴学栋,尹茂山,等.新药非临床药效学评价关注点.中国临床药理学杂志,2019,35(20):2645-2648.

［13］张润华,潘岳松,姜勇,等.脑血管病临床研究设计的方法简介和实例分析.中国卒中杂志,2022,17(1):26-30.

［14］魏敏吉,王水强.创新药物Ⅱ期临床研究设计的一般考虑.中国新药杂志,2021,30(8):673-679.

［15］张军涛,王淑静,周莹君.FDA的架构、新药研发/注册流程及其法规查询概述.机电信息,2017(20):9-14.

［16］WONG C H,SIAH K W,LO A W. Estimation of clinical trial success rates and related parameters. Biostatistics,2019,20(2):273-286.

# 参考的网站

| 序号 | 网站名称 | 网址 |
|------|----------|------|
| 1 | 国家药品监督管理局官网 | https://www.nmpa.gov.cn |
| 2 | 国家药品监督管理局药品审评中心官网 | https://www.cde.org.cn |
| 3 | FDA 官网 | https://www.fda.gov |
| 4 | EMA 官网 | https://www.ema.europa.eu/en |
| 5 | EDQM 官网 | https://www.edqm.eu/en/ |
| 6 | MHW 官网 | https://www.mhlw.go.jp/index.html |
| 7 | PMDA 官网 | https://www.pmda.go.jp/english/ |
| 8 | 国家药品监督管理局药品审核查验中心官网 | https://www.cfdi.org.cn/cfdi |
| 9 | 国家药品监督管理局药品评价中心官网 | https://www.cdr-adr.org.cn |
| 10 | 中国食品药品检定研究院官网 | https://www.nifdc.org.cn/nifdc/ |
| 11 | 国家药典委员会官网 | https://www.chp.org.cn |
| 12 | 中华人民共和国中央人民政府官网 | https://www.gov.cn |
| 13 | ICH 指导原则 | https://www.ich.org |
| 14 | 日本厚生劳动省官网 | http://www.mhlw.go.jp |

# 参考的法律法规

［1］全国人民代表大会常务委员会.中华人民共和国药品管理法.2019.

［2］全国人民代表大会常务委员会.中华人民共和国中医药法.2017.

［3］全国人民代表大会常务委员会.中华人民共和国疫苗管理法.2019.

［4］国务院.中华人民共和国药品管理法实施条例.2019.

［5］国家市场监督管理总局.药品注册管理办法.2020.

［6］国家药品监督管理局.化学药品注册分类及申报资料要求.2020.

［7］国家药品监督管理局.生物制品注册分类及申报资料要求.2020.

［8］国家药品监督管理局.中药注册分类及申报资料要求.2020.

［9］国家药品监督管理局.药品附条件批准上市申请审评审批工作程序(试行).2020.

［10］国家药品监督管理局.药品附条件批准上市技术指导原则(试行).2020.

［11］国家药品监督管理局.药物临床试验适应性设计指导原则(试行).2021.

［12］国家药品监督管理局.药物临床试验盲法指导原则(试行).2022.

［13］国家药品监督管理局.药物临床试验非劣效设计指导原则.2020.

［14］国家药品监督管理局.以临床价值为导向的抗肿瘤药物临床研发指导原则.2021.

［15］国家药品监督管理局.人用狂犬病疫苗临床研究技术指导原则(试行).2022.

［16］国家药品监督管理局.药物警戒质量管理规范.2021.

［17］国家食品药品监督管理局.药物非临床研究质量管理规范.2003.

［18］国家食品药品监督管理局.中药、天然药物一般药理研究学研究技术指导原则.2005.

［19］国家食品药品监督管理局.化学药物一般药理研究学研究技术指导原则.2005.

［20］国家食品药品监督管理局.化学药物长期毒性试验技术指导原则.2005.

［21］国家食品药品监督管理局.中药、天然药物长期毒性试验技术指导原则.2005.

［22］国家食品药品监督管理局.健康成年志愿者首次临床试验药物最大推荐起始剂量的估算指导原则.2012.

［23］国家食品药品监督管理局.药物Ⅰ期临床试验管理指导原则(试行).2011.

［24］国家食品药品监督管理总局.药物临床试验的生物统计学指导原则.2016.

［25］国家食品药品监督管理总局.药物临床试验的一般考虑指导原则.2017.

［26］国家药品监督管理局,国家卫生健康委员会.药物临床试验质量管理规范.2020.

［27］国家药品监督管理局. 真实世界证据支持药物研发与审评的指导原则（试行）. 2020.

［28］中华人民共和国卫生部药政管理局. 中药新药研究指南（药学 药理学 毒理学）. 1994.

［29］中华人民共和国卫生部药政局. 新药（西药）临床及临床前研究指导原则汇编（药学 药理学 毒理学）. 1993.

［30］卫生部. 药品不良反应报告和监测管理办法. 2011

［31］日本厚生省. 日本新药毒性试验指导原则. 1989.

［32］ICH. S7A：Safety pharmacology studies for human pharmaceuticals. 2001.

［33］ICH. S7B：Safety pharmacology studies for assessing the potential for delayed ventricular repolarization（QT interval prolongation）by human pharmaceuticals. 2005.

［34］ICH. M3（R2）：Guidance on nonclinical safety studies for the conduct of human clinical trials and marketing authorization for pharmaceuticals. 2009.

［35］ICH. E4：Dose-response information to support drug registration. 1994.

［36］ICH. S3A：Note for guidance on toxicokinetics：The assessment of systemic exposure in toxicity studies. 2007.

［37］ICH. E9：Statistical principles for clinical trials. 1998.

［38］CHMP，EMA. Questions and answers on the withdrawal of the "Note for guidance on single dose toxicity". 2010.

［39］Cordier A. Single dose toxicity：industry perspectives//D'Arcy P F，Harron D W G. Proceedings of the first international conference on harmonization. Brussels：1991.

［40］FDA. Redbook 2000 IV. C. 2003，2007.

［41］FDA. FDA Guidance for industry skin irritation and sensitization testing of generic transdermal drug products. 2000.

［42］FDA. FDA guidance for industry photosafety testing. 2013.

［43］FDA. FDA guidance for industry immunotoxicology evaluation of investigation new drug. 2002.

［44］FDA. Guidance for industry botanical drug products. 2016.

［45］EPA. EPA health effects test guidelines OPPTS 870. 7800 immunotoxicity. 1998.

［46］EPA. EPA health effects test guidelines OPPTS 870. 2500 acute dermal irritation. 1998.

［47］EPA. EPA health effects test guidelines OPPTS 870. 2600 skin sensitization. 2003.

［48］EPA. EPA health effects test guidelines OPPTS 870. 2400 acute eye irritation. 1998.

［49］EMA. EMA non-clinical local tolerance testing of medicinal products. 2015.

［50］EMA. Note for guidance on non-clinical local tolerance testing of medicinal products. 2001.

［51］EMA. Guideline on repeated dose toxicity. 2010.

［52］OECD. OECD guidelines for testing of chemicals. 1992.

［53］ISO 10993-10. Biological evaluation of medical devices-Part 10-tests for irritation and delayed-type hypersensitivity. 2002.

［54］CDER，FDA. Guidance for industry：single dose acute toxicity testing for pharmaceuticals（Final）. 1996.